오행미용경락학 이론 및 실기

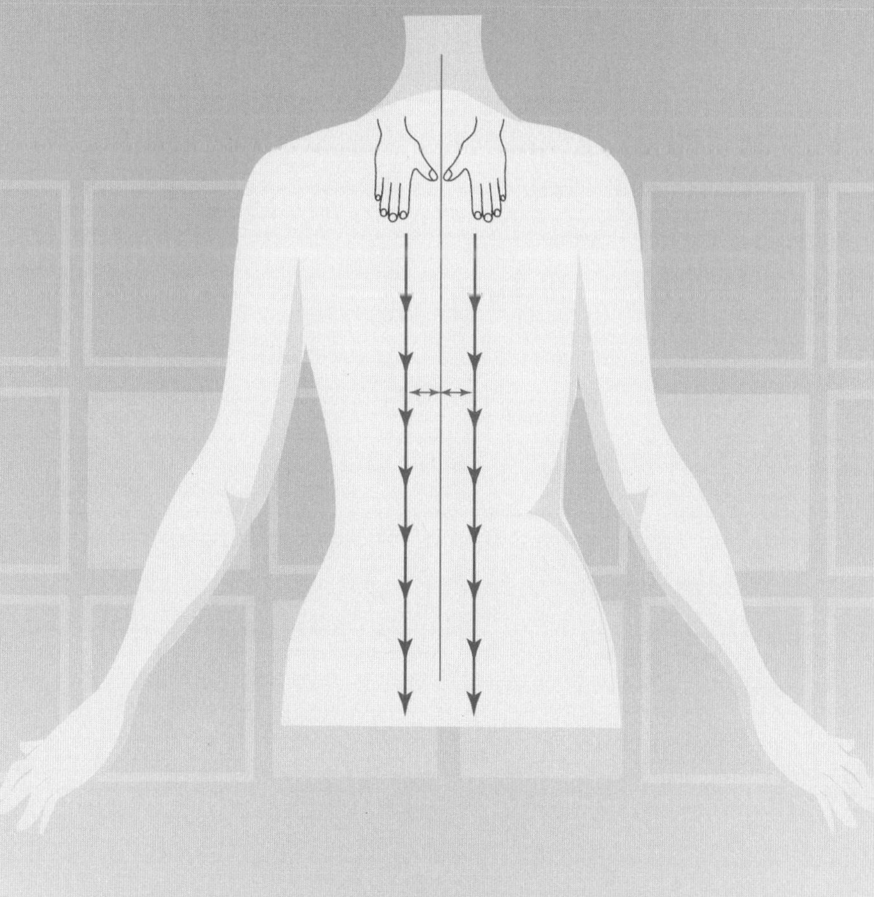

청구문화사

머리말

대학의 현장에서 학생들에게 피부미용의 실습과목을 가르칠 때 피부미용경락이라는 과목은 항상 욕심은 앞서는데 결과적으로는 많은 아쉬움과 부족함을 주었습니다.

동양의학의 깊고 넓은 학문을 기초로 미용이라는 현장에 접목시켜 활용할 수 있게 하기 위해 나름대로 핵심을 정리하고 응용해야 하는 어려움도 있었지만, 인체를 다루는 학문이다 보니 각자의 업무범위에 대한 이해와 실천 또한 어려운 과제였다고 봅니다.

본 교재는 동양의학을 주로 다루는 경락교재라기보다는 피부미용업계에서 피부미용사로서의 업무를 수행하게 될 대학의 피부미용과 학생들을 위한 학습교재입니다. 그러므로 한방미용학의 기본적 이론과 피부미용경락마사지에 대한 내용은 실무현장에서 다뤄지는 미용경락마사지의 테크닉을 체계적으로 다루어 보았습니다. 물론 이 과목의 학습을 위해서는 피부학, 해부생리학, 기초 피부미용 실습(얼굴과 전신관리) 등이 선행되어져야 한다고 봅니다.

본 교재를 통해 피부미용전문인을 목표로 학습하는 학생들의 현장업무에 대한 준비단계로 도움이 되길 바랍니다.

그리고 음양오행을 물리학으로 증명하여 그동안 명확히 해석할 수 없었던 한의학의 분야를 밝히시고 입체음양오행을 풀이하신 고불 박용규 선생님께 감사드립니다. 제가 학문이 부족하여 이 책에서는 입체오행을 소개정도만 다루게 되어 정말 죄송스럽게 생각합니다. 앞으로 좀 더 공부하고 연구하여 원리를 깨우치도록 노력하여 경락학에 많이 활용하도록 하겠습니다.

저자 일동

목 차

1 총 론

1. 정(精) · 신(神) · 기(氣) · 혈(血) · 진액(津液)

1) 정(精)

정(精)은 생명의 뿌리로 생식활동과 생명활동을 가능하게 하는 물질로 하단전의 기운으로 음이다.

(1) 정의 형성

① 선천(先天)의 정

부(父)의 정액(精液)과 모(母)의 정혈(精血)이 이루는 정이다.

② 후천(後天)의 정

수곡(水穀)과 청기(淸氣)로부터 장부가 생성하여 쓰고 신(腎)에 보관된다.

(2) 정의 기능

생식, 생명활동, 정신의 기초가 되고 신에 저장되어 신의 기능에 관여한다.

2) 신(神)

신은 상단전의 기운으로 양이며 생명활동 자체를 말한다.

(1) 신의 형성

① 선천의 신

부모의 정(精)이 서로 결합하여 형성된 생명력이라 한다.

② 후천의 신

수곡정미(水穀精微)의 흡수로 기혈진액이 충양되어 생성된다.

(2) 신의 기능

몸 전체를 순환하며 심에 보관되며 온몸을 다스린다.

3) 기(氣)

기혈(氣血)은 양의 기(陽氣 ; 원기, 종기, 영기, 위기, 장부지기 등)와 음의 액(陰液 ; 혈액, 진액, 정액 등)을 총칭하며 인체의 생명활동을 유지하기 위해서 필요한 기혈의 운행은 경락의 전달 수송을 거쳐 전신에 운송되어 기능을 발휘한다.

(1) 기(氣)의 개념

기는 생명력과 활동의 근원이 되는 힘(ENERGY)을 말하며 인체의 생명활동을 유지하는 가장 기본이 되는 물질의 개념으로 자연계 및 인간, 하늘, 땅, 그 밖의 모든 사물의 발생, 발전, 소멸의 작용력이라고 할 수 있다.

(2) 기의 형성

선천의 기인 정기(精氣)는 부모로부터 받은 정(精)에 의해 화생되어 명문에 저장되어 삼초의 근원이 되고 단전에 머물며 신(腎)이 다스린다.

후천의 기인 청기(淸氣)는 자연계에 존재하는 기로 주로 호흡을 통하여 얻어지며, 단중에 머물며, 폐가 다스린다. 그리고 곡기(穀氣)는 음식물의 영양물질에 의해 생성되며, 영기와 위기를 자양하고 비위가 다스린다.

(3) 기의 종류

① 원기(元氣)

선천의 진기(眞氣)이며, 신(腎)에서 생성되어 하단전에 저장되며 삼초(三焦)인 상초, 중초, 하초의 통로를 통해 전신에 작용하여 인체 생명활동의 원동력이 된다.

② 종기(宗氣)

후천지기로 자연계의 청기와 수곡의 기인 영기(營氣)가 결합되어 생성되고, 인후에서 나와 호흡작용, 언어, 음성의 조절을 하고 기의 출입을 담당한다. 상초의 심장과 폐에 저장되어 심장의 혈액순환에 관여하며 기혈의 운행과 전신의 체온조절 작용을 한다.

③ 영기(營氣)

후천지기로 맥관 내에서 혈과 함께 순행하는 기로써 음식물의 섭취에 의해서 생기므로 비위에서 만들어져 중초로 나온다. 혈액을 만들며 오장육부와 전신에 영양을 공급하는 중요한 생리작용을 한다.

④ 위기(衛氣)

후천지기로 맥관 외에서 흐르는 기로 음식물에서 생긴 빠른 기를 가리킨다. 양에 속해 신체의 표면에 분포하여 장부, 기육, 피부 등을 따뜻하게 하고 땀의 분비를 조절하고 외사(外邪)의 침입을 막아 인체를 보호한다.

⑤ 경락지기(經絡之氣), 장부지기(臟腑之氣) 등

(4) 기의 생리기능

① 추동작용

체액을 밀어 올리는 작용으로 혈액과 진액의 흐름이 원활하게 한다.

② 온후 작용

인체의 에너지원으로 혈액순환을 촉진시킴으로써 체온을 조절하는 작용을 한다.

③ 방어작용

주로 위기에 의해 이루어지는데 외사를 막아 인체를 보호하는 작용을 한다.

④ 고섭작용

혈, 진액, 정액 등의 체내의 체액의 유실을 통제한다.

⑤ 기화작용

음식물을 섭취하고 소화하여 신진대사 작용에 의해 에너지로 전환하고 노폐물을 배출시킨다.

⑥ 영양작용

생리활동에 필요로 하는 영양물질을 비의 수곡운화작용에 의해 오장육부와 전신에 공급하여 장부의 생리기능 활동에 원동력이 된다.

4) 혈(血)

(1) 혈의 형성

혈은 맥 속에 들어간 진액이 중초의 기를 받아 변화하여 영기(營氣)의 작용으로 폐맥 속으로 들어가 혈로 변하며 전신을 순환한다. 심은 혈의 순환을 주관하고 간은 혈을 저장하며, 비는 혈을 통솔한다.

(2) 혈의 기능

인체에 영양을 공급하며 정신활동의 기초이다.

5) 진액(津液)

진액은 인체 내에 있는 모든 정상적인 체액을 말한다. 타액, 위액, 장액, 정액, 땀, 눈물, 콧물, 오줌 등을 포함하며 진(津)은 양에 속하며 성질이 맑고 유동성이 좋고 액(液)은 음에 속하며 성질이 탁하고 유동성이 적은 편이다.

2. 지상의 생성변화

1) 태극(太極)

동양철학에서 물질 생성과정의 맨 먼저 등장하는 것이 시작의 처음을 무극(無極)이라 하고 무극이란 有가 태어나기 직전의 기운을 뜻하며 무극과 유극의 종시점(무극의 끝이며 유극의 시작)을 태극(太極)이라 한다. 태극은 음과 양이 아직까지 확연하게 드러나지 않은 음도 아닌, 양도 아닌 음양이 분리되기 이전이다. 태극은 출발이지만 태극이라는 극(極)은 출발도 되면서 제일 끝을 말한다. 태극이 발전되어 처음으로 구분되어 음(--)과 양(—)으로 표현한 것을 음양이라 한다.

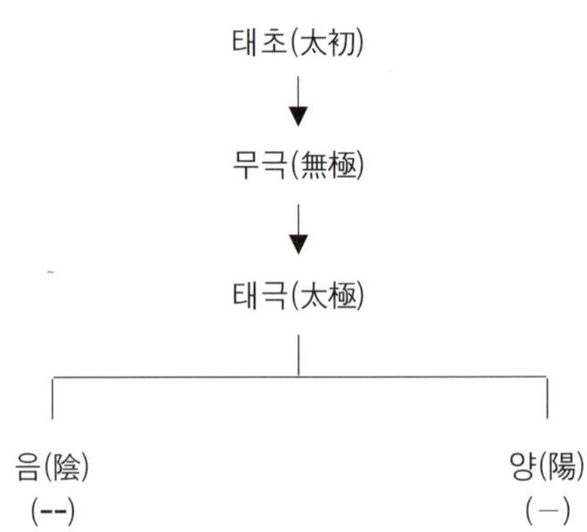

그림 1-1. 태 극

2) 음양(陰陽)

(1) 음양의 개념

음양이라는 것은 우주법칙을 표현하는 부호이다. 음양은 하나이면서 둘인 만물의 상반된 기운, 조화의 기본으로서 수학적 값이나 절대적인 가치가 아닌 상대적인 가치이다. 그래서 음양은 떨어져 있을 수 없고, 떨어져 있는 것 같아도 붙어 있으며 개체가 아니고 합(合)이며 집합인 것이다. 아무리 작아도 끊임없이 나누어도 음양은 존재하며 자연계에 존재하는 사물 또는 생물, 무생물, 현상간의 대립된 두 관계 등 모두 그 내부에 음양이라고 하는 것이 서로 의존하면서 대립하고 있다.

모든 것이 음양으로 이루어져 있다는 사실은 우주의 생성이 냉기와 열기의 교류에 기인하고 있기 때문이다. 따라서 통일체를 구성하고 있는 두 개의 측면 중에서 음에 해당하는 것은 우주의 냉기적인 성격을 가지고 있어, 차갑고, 어둡고, 정적이고, 소극적인 성격의 것이나 양이 활동하는 기반(배경)이 된다.

(2) 음양의 속성

양(陽)	하늘	해	낮	남	위	봄 여름	동 남	외	기	고	부	명	열	등	六腑	표	실
음(陰)	땅	달	밤	여	아래	가을 겨울	서 북	내	혈	저	모	암	한	배	五臟	리	허

(3) 천지(天地)의 음양(陰陽)

天은 陽이고 땅은 陰이다.

뿐만 아니라 북극성에서 보는 천체의 운동방향은 모두 시계반대방향(왼쪽방향)으로 회전하므로 귀신이 하느님 흉내를 낸다하여 무속에서 사용하는 오행은 목-중심오행(주역에선 토-중심오행, 의술에선 화-중심오행, 금, 수-중심오행도 있다)을 사용하고, 모든 것은 왼쪽방향 것(새끼 꼬는 방향, 매듭 등)을 사용하니 陽(陰)=天(地)=左(右), 즉 天은 左요 陽이며, 地는 右요 陰이다.

(4) 음양의 법칙

① 음양은 서로 의존하면서 대립하고 있는데 이것을 길항협력하고 있다고 말한다. 만물은 이와 같은 음양의 통일체이다.

② 음양 속에 또 음양이 존재한다.

③ 음양은 서로 길항협력하고 있지만, 이 경우에는 의존협력이 주요한 관계를 이루는 경우와 대립길항이 주요한 관계를 형성하는 두 가지 경우로 크게 나뉜다.

④ 음양은 양(量)적 관계에 있어서 늘 상대적이며 언제나 둘을 합하면 100%의 통일체를 형성하고 있지만, 서로의 비율은 고정되어 있지 않고 끊임없이 변화한다(양방향순환, 음방향순환).

어느 한쪽이 증대하면 다른 한쪽은 반드시 상대적으로 감소하게 되고 한순간도 정지하는 일이 없다.

⑤ 음이 극도로 되면 양이 되고, 양이 극도로 되면 음이 된다.

(5) 효(爻)의 음양 표기법

음양을 奇遇(홀짝)의 획으로 살피면 한 획(－)으로 陽을 표시하고, 두 획(--)으로서 陰을 상징한다.

(6) 수(數)의 음양 표기법

주역에서 표시하는 象으로는 陽은 3획이 합쳐진 3획($\frac{111}{3}$)의 한 획으로 3에 3이니 9이므로 숫자9(九)를 양(陽)의 (+)기호로 대신 사용하나, 陰은 3획 중 2획($\frac{-1\,1\,1-}{2}$)으로 3에 2가 6이므로 숫자6(六)을 음(陰)의 (-)기호 대용으로 한다.

〈예〉

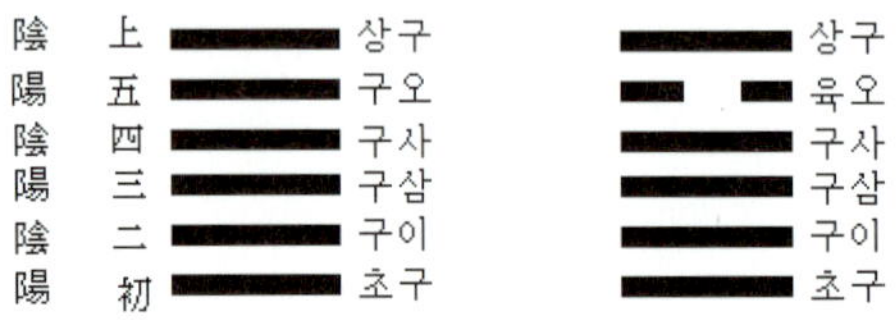

(7) 팔강(八綱)

세상의 모든 병은 음양(陰陽), 허실(虛實), 표리(表裏), 한열(寒熱)으로 나뉜다.

3) 삼재(三才)

음양론에서는 우주를 2元으로 표현하는데 삼재론에서는 우주의 기능을 3元으로 표현한다.

(1) 삼재의 성립과정

1 더하기 2는 3, 즉 음과 양이 합하여 변화된 것이 3이다. 양을 1로 하고 음을 2로 하면 1과 2는 합하여 3이라고 하는 통일체가 만들어진다. 그러므로 '만물은 음양의 통일체이다'라는 것은 '만물은 삼재다'라는 뜻이 성립된다.

(2) 천인지(天人地)의 三才

'1+2=3'이라는 숫자에 '1=天', '2=地', '3=人'이라는 부호를 붙여 표시한 것이 天人地의 三才이다. 지상의 만물은(이것을 총칭해서 '人'이라고 한다) 우주라는 天과 지구의 대지(地)의 활동에 의해 모두 만들어져 있다.

(3) 생왕묘(生旺墓)의 三才

음양의 공식에서 만물은 '생성-발전-성숙-소멸-생성...'의 과정을 반복하는 운동체라고 하였지만 삼재에서는 이 과정을 '生(생성에서 발전까지)', '旺(발전-성숙-쇠퇴까지),' '墓(쇠퇴에서 소멸까지)'라고 표현하고 있다.

통일체	生의 期	旺의 期	墓의 期
계절	겨울부터 봄의 활동	봄부터 여름, 여름부터 가을의 활동	가을부터 겨울의 활동
하루	밤부터 아침의 활동	아침부터 낮, 낮부터 저녁의 활동	저녁 무렵부터 한밤중까지의 활동
작용	생성, 발전	성숙	내재, 응결, 고갈, 노화
인생	약년	장년	노년
한달	상순	중순	하순
식물	싹트기	번영과 무성	낙엽
위로 던진 공	상승	정점	하강
물의 흐름	샘	도랑, 강	바다
물	얼음	물	수증기
편지	인사말	본문	맺음말
혈액	동맥혈	조직액	정맥혈
질병	발병기	극성기	회복기
자동차 운행	시동	주행	정지
삼양	소양	양명	태양
삼음	소음	태음	궐음

(4) 三이 갖는 의미

동양철학에서 3이라는 숫자는 '무한'이나 '모든'의 의미를 가지고 있다고 여겨진다. 이것은 음양은 만물의 부모이고 '1+2'는 무한한 것으로 바꾸어 갈 수 있기 때문이다. 즉 양의 시작인 1과 음의 시작인 2의 합이 3으로 나타나는 것이다. '1+2=3'으로 되는 통일체는 또 다른 통일체를 이루면서 새로운 통일체를 계속 형성해 갈 수 있다.

이 끝없이 계속되어 가는 생성의 관계를 숫자로 표현하면 '3×3=9'인데, 이 9라는 숫자는 생성 수 마지막 최고의 숫자이다. 9 다음의 숫자는 10이 되어, 0의 太極으로 환원되어 버린다. 이렇게 해서 3이라는 숫자는 무한대의 數로도 나갈 수 있다는 것을 나타낸다.

4) 사상(四相)

(1) 사상의 개념

태극이 발전되어서 처음으로 음(陰)과 양(陽)으로 구분되고 이 음, 양 중에서도 보다 양적인 것보다 음적인 것이 있다. 이 음양이 더욱 발달하면 양 안에서도 음・양, 음 안에서도 음・양이 다시 나뉘어져 사상이 된다.

사상의학에서 말하는 사상의 기초는 아래의 그림과 같다.

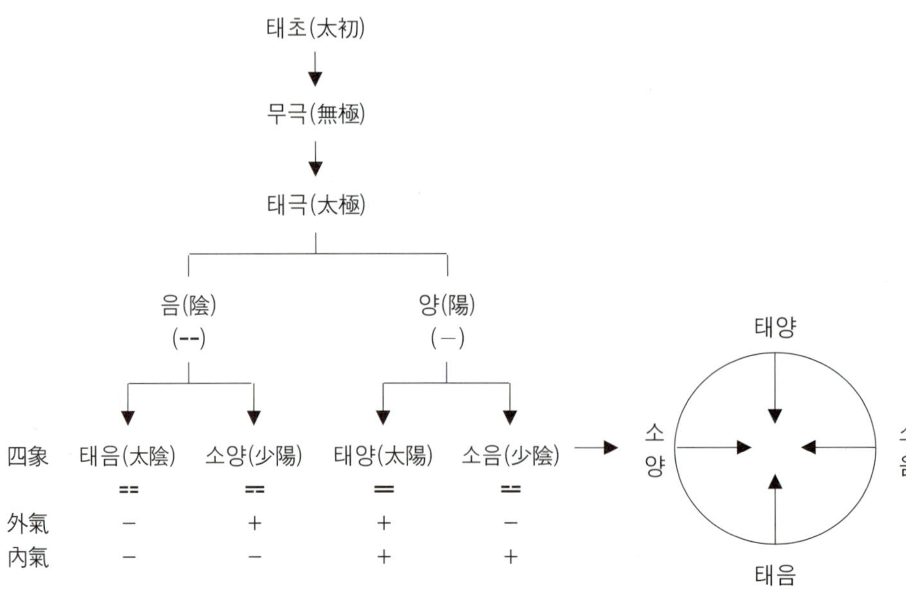

그림 1-2. 사상의 기초

사상이란 그 기운이 상승(上昇)과 하강(下降)으로 인한 변화의 구분으로 보면, 사상 중 태양(太陽 : ⚌)은 태음(太陰)에 비해 바탕(內氣)은 양(陽)이고, 기(氣 : 外氣)가 양(陽)이므로 내재된 힘이 양이고 외부로 발산하는 기가 양이므로(陽 中 陽) 하루 중에 낮이고 계절적으로 여름에 해당된다.

이와 반대이며 대립된 태음(太陰 : ⚏)은 바탕(내기)이 음이고, 기(외기)도 음이므로 내재된 힘이 음이고, 외부로 발산하는 기가 음이므로(陰 中 陰), 하루 중에 밤이고 계절적으로 겨울에 해당된다.

소양(少陽 : ⚎)은 소음(少陰)에 비교되어 바탕(내기)이 음이고, 기(외기)가 양이므로 내재된 힘이 음이고, 외부로 발산하는 기가 양이므로(陰 中 陽), 하루 중에 서서히 기가 강해지는 아침이고, 계절적으로 봄에 해당된다.

이와 반대이며 대립된 소음(少陰 : ⚍)은 바탕(내기)이 양이고, 기(외기)가 음이 되어 내재된 힘이 양이고, 외부로 발산하는 기(외기)가 음으로(陽 中 陰) 하루 중에 기가 점점 약해지는 저녁이고, 계절적으로 가을에 해당된다.

하루의 시작인 아침, 낮, 저녁, 밤의 순서로 소양, 태양, 소음, 태음의 속성이 된나.

태음(太陰)과 닮은 기(氣)를 목기(木氣)라 하고
소양(少陽)과 닮은 기(氣)를 토기(土氣)라 하며
태양(太陽)과 닮은 기(氣)를 금기(金氣)라 하고
소음(少陰)과 닮은 기(氣)를 수기(水氣)라 한다.

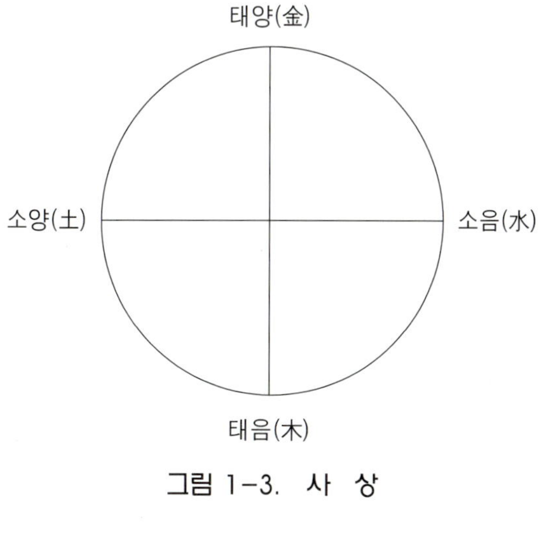

그림 1-3. 사 상

즉, 사상이란 토, 금, 수, 목의 요소를 가진 집합으로서 그 강하고 약한 것이 서로 대칭되어 상대가 강한 것은 자신이 약하고, 상대가 약한 것은 자신이 강한 독특한 특성을 가지게 된다.

표 1-1. 사상의 속성

	태음(太陰)	소양(少陽)	태양(太陽)	소음(少陰)
음양	陰中陰(⚏)	陰中陽(⚎)	陽中陽(⚌)	陽中陰(⚍)
외기(外氣)	음	양	양	음
내기(內氣)	음	음	양	양
때	밤	아침	낮	저녁
계절	겨울	봄	여름	가을
방향	뒤	왼쪽	앞	오른쪽
방위	동	남	서	북
활동성	여성	적극적인 여	남성	소극적인 남
장(臟)	간(木)	비장(土)	폐(金)	신장(水)
부(腑)	담(木)	위장(土)	대장(金)	방광(水)
오행	木 (木의 속성들을 가장 크고 강하게, 金의 속성을 가장 약하고 작게 타고남)	土 (土의 속성들을 가장 크고 강하게, 水의 속성을 가장 약하고 작게 타고남)	金 (金의 속성들을 가장 크고 강하게, 木의 속성을 가장 약하고 작게 타고남)	水 (水의 속성들을 가장 크고 강하게, 土의 속성을 가장 약하고 작게 타고남)
	간대폐소 (肝大肺小)	비대신소 (脾大腎小)	폐대간소 (肺大肝小)	신대비소 (腎大脾小)

(2) 체질

「동의수세보원」에서 심(心 : 오행에서 화(火)에 속함)을 '중앙지태극'이라 하여 사상인의 장부대소를 논할 때 제외했다. 그래서 폐와 간의 짝으로 태양인과 태음인의 2체질, 비와 신의 짝으로 소양인과 소음인의 2체질의 사상인이 탄생한 것이다. 그 4체질의 상태에서 각 체질별로 장(臟)계와 부(腑)계의 배열 2가지씩 정함으로써 8체질이 된다.

① [태음]$_2$=간이 강하고 폐가 약한 체질
② [태음]$_1$=담이 강하고 대장이 약한 체질
③ [소양]$_2$=비이 강하고 신이 약한 체질
④ [소양]$_1$=위가 강하고 방광이 약한 체질
⑤ [태양]$_2$=폐가 강하고 간이 약한 체질
⑥ [태양]$_1$=대장이 강하고 담이 약한 체질
⑦ [소음]$_2$=신이 강하고 비가 약한 체질
⑧ [소음]$_1$=방광이 강하고 위가 약한 체질

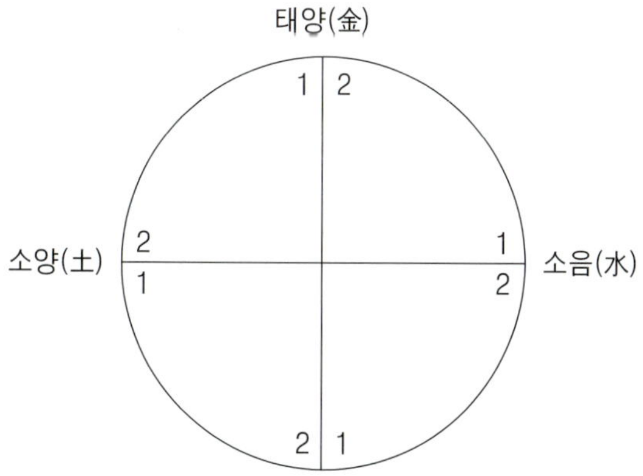

그림 1-4. 8체질

5) 팔괘(八卦)

사상이 또 발전하면 사상 안에도 또 음양이 있는 단계가 팔괘(八卦)이다. 이 팔괘가 서로 규합해서 만물(萬物)이 생성된다.

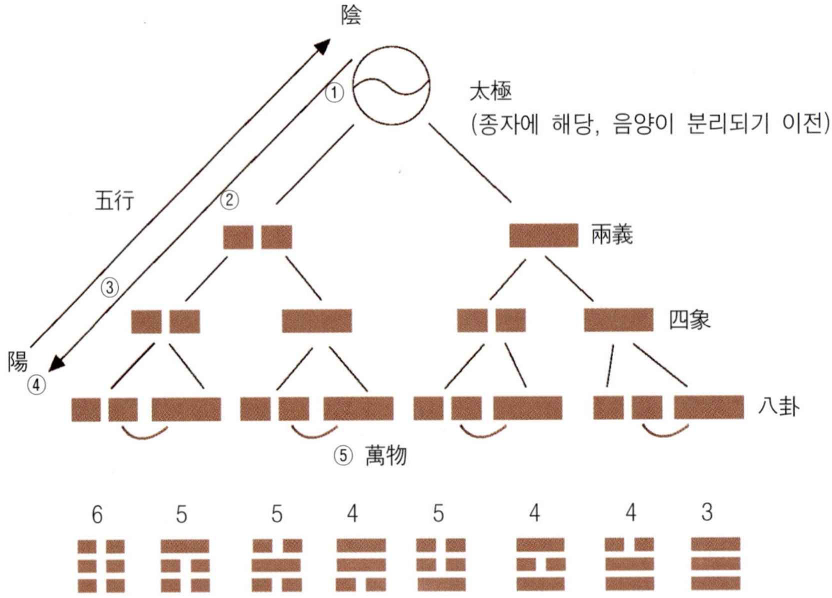

그림 1-5. 팔 괘

6) 오행(五行)

(1) 周易에서의 오행의 개념

오행에서 '行'이라는 것은 '순환'의 의미이다. 음양론에서 만물은 '생성-발전-성숙-쇠퇴-소멸'의 과정을 거치는 운동체라고 했다. 이것은 음양의 양적 비율이 끊임없이 변화함으로써 이루어지는데, 이 변화에는 陽이 증대하는 양방향순환과 陰이 증대하는 음방향순환의 두 가지가 있다. 이 두 순환의 활동을 좀 더 자세히 나누어 나타낸 것이 주역에서의 木火金水의 기능이다. 이 네 개의 氣가 구체적으로 활동하는 장소가 土가 된다. 이렇게 하여 木火土金水의 다섯 계통의 구조와 기능을 가지게 되어 오행이 성립하게 되는 것이다.

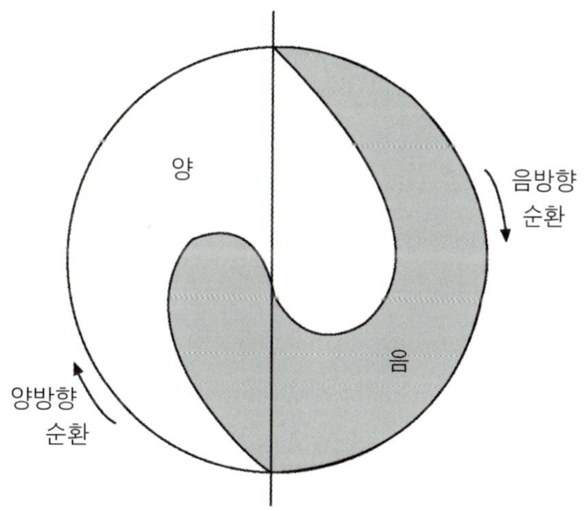

그림 1-6. 음 · 양방향 순환

목화금수의 사이를 연결하고 있는 틈(間)은 각각의 4개의 기가 약해지는 시기가 되고 지기(地氣)가 왕성해지는 때로 '토왕(土旺)'이라고 부르는데 '土化作用이 강하게 작용한다.'라고 하는 의미이다. 이것은 계절의 변화 시기 즉, 환절기에 해당하며 입춘, 입하, 입추, 입동 앞의 각각 18일간이 되고 있다. 그러므로 土氣는 지상의 모든 사계절의 변화에 포함되어 있어서 계절의 사이사이에 변화작용을 하지만, 특히 계절이 바뀌는 사이에서 그 변화가 가장 크기 때문에 이때 두드러지게 나타나는 것이다.

여름의 土旺은 토화작용이 가장 강하여 木火土金水의 오행을 나열할 때도 土는 火 다음에 놓이고 사계절에서는 여름 다음의 土旺에 위치한다. 또한 일 년 중에서는 여름의 土旺인 장하(長夏)와 하루 중에서는 오후인 미·신(未·伸)의 시각이 가장 土氣의 왕성한 활동시기이다.

이렇게 해서 춘하추동의 사이에는 지기(地氣)가 왕성한 土旺이 있게 된다. 그러나 특별히 춘하추동의 계절 사이에만 있는 것이 아니고, 모든 시간과 시간 사이에 다 있다. 결국 모든 것은 土에 의해서 만들어지고 끊임없이 변화하고 있으므로 '사이(間)'는 있게 되고, 춘하추동의 환절기에 그 변화가 크기 때문에 두드러지게 나타날 뿐이다.

표 1-2. 토왕(土旺)

<table>
<tr><th>오행</th><th>木氣</th><th>土</th><th>火氣</th><th>土</th><th>土氣</th><th>金氣</th><th>土</th><th>水氣</th><th>土</th></tr>
<tr><td rowspan="2">天氣</td><td>따뜻함</td><td rowspan="10">봄의 土用</td><td>더위</td><td rowspan="10">여름의 土用</td><td>사이(間)</td><td>서늘함</td><td rowspan="10">가을의 土用</td><td>추위</td><td rowspan="10">겨울의 土用</td></tr>
<tr><td>북회귀선</td><td>북극회로</td><td>우주</td><td>남회귀선</td><td>남극회로</td></tr>
<tr><td rowspan="4">五季(地)</td><td>봄</td><td>여름</td><td rowspan="2">다습성대기</td><td>가을</td><td>겨울</td></tr>
<tr><td>산소성대기,
風氣</td><td>수소성대기,
熱氣</td><td>질소성대기,
건조한 기운</td><td>염소성대기,
寒氣</td></tr>
<tr><td>싹</td><td>나무</td><td>대지</td><td>과실</td><td>씨앗</td></tr>
<tr><td>초목이 상징</td><td>태양이 상징</td><td>대지가 상징</td><td>금속이 상징</td><td>물이 상징</td></tr>
<tr><td rowspan="4">기능</td><td>反開작용
신장작용
시동작용</td><td>全開작용
최대팽창
全動작용</td><td>변화작용
이작용</td><td>반닫힘
수렴작용
감속,
응고작용</td><td>완전히 닫힘
동결작용 정지,
내연작용</td></tr>
<tr><td>양방향
순환운동의
생성, 발전</td><td>양방향
순환운동의
성숙</td><td rowspan="2">평형통괄
작용</td><td>양방향
순환운동의
쇠퇴</td><td>양방향
순환운동의 소멸</td></tr>
<tr><td>음방향 순환
운동의 쇠퇴</td><td>음방향 순환
운동의 소멸</td><td>음방향 순환
운동의 생성,
발전</td><td>음방향 순환
운동의 성숙</td></tr>
<tr><td>가열작용</td><td>서열작용</td><td>지기왕성</td><td>가냉작용</td><td>냉각작용</td></tr>
</table>

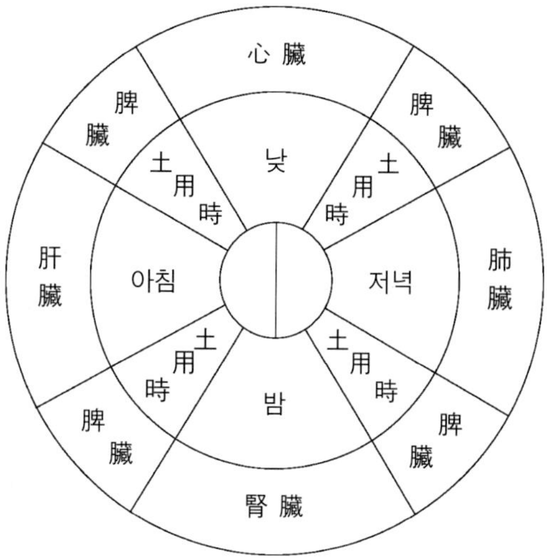

그림 1-7. 24시간과 오장의 관계

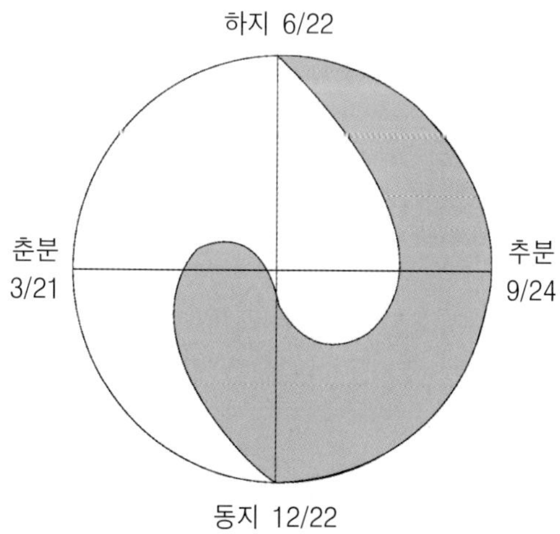

그림 1-8. 하늘의 사계변화

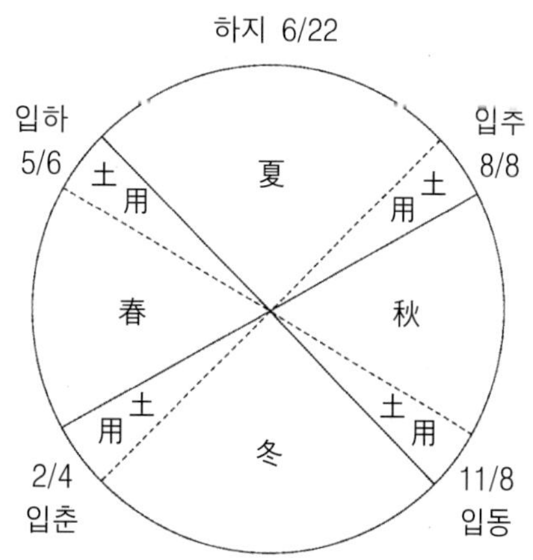

그림 1-9. 지상의 사계변화

(2) 입체(立體)음양오행

주역(周易)에서는 조직의 운용에 관한 土-중심 오행을 주장하고, 무속에서는 목_중심 오행만 사용하며, 한의학에서는 생명의 활동으로 火-중심 오행으로만 이해해 왔는데, 그와 더불어 내부 순환을 원활히 하는데 水-중심 오행이 있고, 외적(병원균에 대한 질병)을 물리치는데 金-중심 오행, 독소(해독작용)를 해소시키는데 木-중심 오행까지 기능이 있는 모든 곳에 각자가 처해 있는 불균형을 해소시키기 위해 오행이 끊임없이 변화하고 있다.

氣라는 힘(에너지)은 오행의 다섯 가지요소가 모두 동일한 자격(모두가 독립변수)인 것은 평면오행으로 정-오행이라 하지만 이는 변화의 마지막에만 만들어지는 것으로 아무것도 할 수 없는 것이다. 네 요소가 사상의 독립변수를 이루어 그에 따라 종속변수의 꼭지점이 만들어지는 입체오행이어야만 변화의 모든 조건을 포함할 수 있다. 그러므로 목・화・토・금・수의 각각의 중심 오행은 서로 다른 자격을 갖는 것이다. 그러므로 기능이 있는 곳에는 각자가 처해 있는 불균형을 해소하기 위해 반드시 음양오행이 끊임없이 변화하고 있다는 것이다. 중심-오행 따라 중심(中心)아래 사상(四象)의 형태와 임무 또한 달라지므로 이를 보강하지 않으면 안 된다.

즉, 물리학적으로는

정-오행 ··· 목+화+토+금+수=0(똑같은 요소의 합은 영이다)

입체오행행 ··· 목+화+토+금+수=k(같은 자격이 아니므로 그 합은 어떤 값(k)을 가진다.)

자연은 항상 k가 0이 되려는 방향으로 흘러가므로 k=0은 변화의 마지막인 죽음이므로 정-오행으로는 아무것도 할 수 없는 것이다. 목+토+금+수=화를 화-중심오행이라 한다.

마찬가지로 토-중심오행이란 목+화+금+수=토가 된다.

① 오행(五行)의 탄생

아래의 그림에서 목・화・토・금・수는 원소가 아니고 집합이다.

그래서 서로 대응하는 성질을 가진 [태양=금〉〉〉목]과 [태음=목〉〉〉금], [소양=토〉〉〉수]와 [소음=수〉〉〉토]가 서로 대응하면 중심에 중력에 반대되며 어디서 보나 동일한 모양의 힘(이를 火라 하자)이 발생하게 된다.

따라서 이 힘을 상쇄하려는 회전모멘트(火를 상쇄하려는 힘이므로 相火가 된다)가 발생하여 정지 상태의 토(土), 금(金), 수(水), 목(木)氣에 화기(火氣)가 일어나므로 화(火), 토(土), 금(金), 수(水), 목(木)이 되고, 화(火)에 의해 생성된 회전 우력인 상화(相火)에 의해 전체가 움직이기 시작하므로 밤인 [태음]이 아침으로 태어나고, 아침인 [소양]은 낮으로, 낮인 [태양]은 저녁으로, 저녁인 [소음]은 밤으로 태어나 목(木), 화(火), 토(土), 금(金), 수(水)의 동(動 : 생명을 가진)의 사상인 오행(五行 : 다섯 가지의 행함)이 탄생(물질의 탄생)한 것이다.

결국 오행(動의 사상)은 정(靜)의 사상 +90도의 위상 변화가 이루어진 것이다.

이때 오행이 사상보다 위상이 90도 빠르지만 성질은 그대로 가지고 자리 변동만 있게 된다.

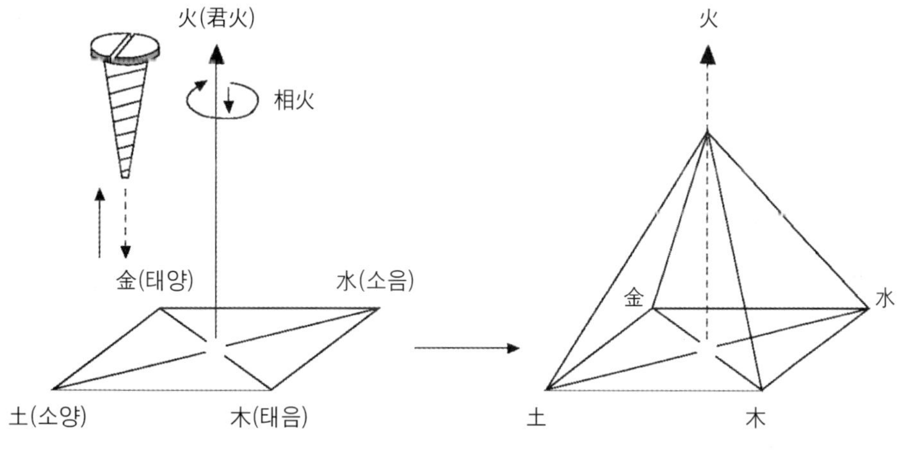

그림 1-10. 오행의 탄생

② 입체오행

㉠ 화(火)를 중심으로 한 오행(五行) : 순환기계

화기(火氣 : 血, 心)를 원활하게 하여 건강한 몸을 이루어 내기 위한 것으로 기본 오행이라고도 한다(한의학에서의 오행).

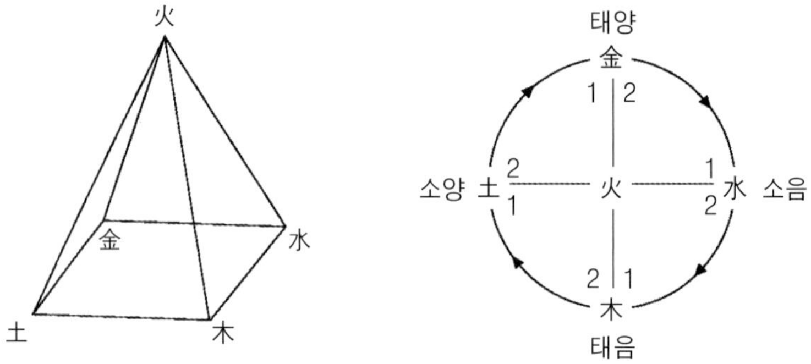

그림 1-11. 화(火) 중심 오행

㉡ 토(土)를 중심으로 한 오행(五行) : 소화기계

토기(土氣 : 肉, 型)는 몸의 구조적 안정을 기하는 것으로 구조 오행이라 한다(주역에서의 오행 : 正오행이라고도 한다).

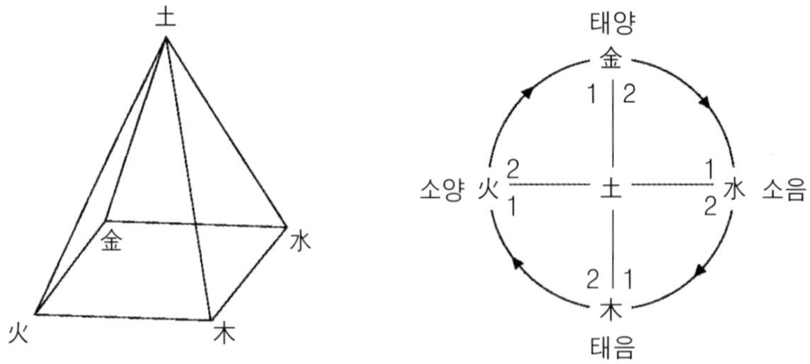

그림 1-12. 토(土) 중심 오행

㉢ 금(金)를 중심으로 한 오행(五行) : 호흡기계

금기(金氣 : 皮, 보호)를 원활하게 하기 위한 요소들의 역할 분담으로 방어 오행으로 외부(공기)와 접촉하는 신체의 내외부위를 원활히 하기 위한 것이다.

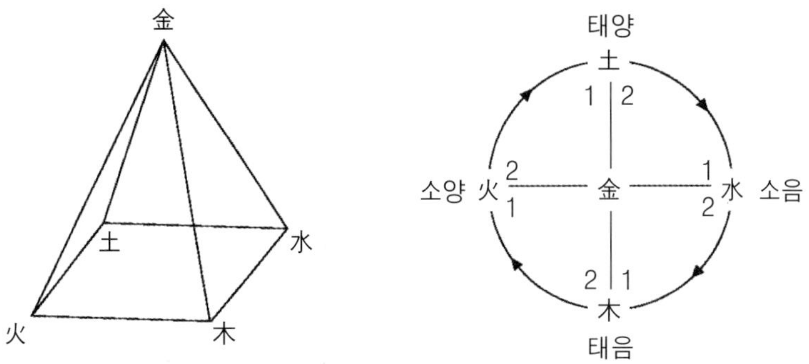

그림 1-13. 금(金) 중심 오행

㉣ 수(水)를 중심으로 한 오행(五行) : 내분비계

수기(水氣 : 骨, 내분비)를 원활하게 하기 위한 요소들의 역할 분담으로 유통 오행으로 내분비의 불균형을 해소하기 위해 내부순환을 원활히 하기 위한 것이다.

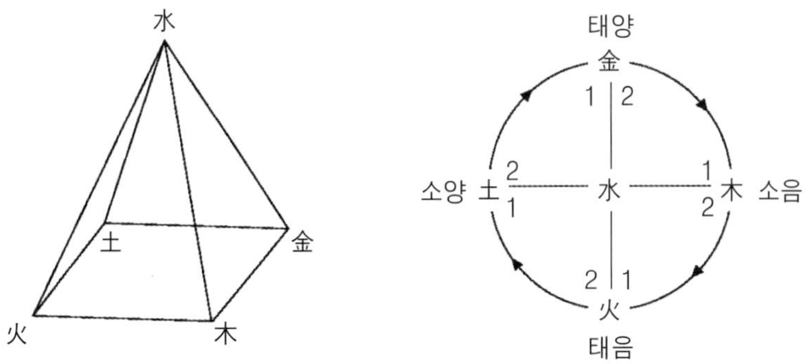

그림 1-14. 수(水) 중심 오행

㉤ 목(木)를 중심으로 한 오행(五行) : 소화기계(보조)

목기(木氣 : 筋), 분해(또는 에너지화)를 원활하게 하기 위한 요소들의 역할 분담으로 토기를 보조함으로써 보조 오행이라 할 수 있다(하늘의 오행이라고도 하는데 무속에서 사용).

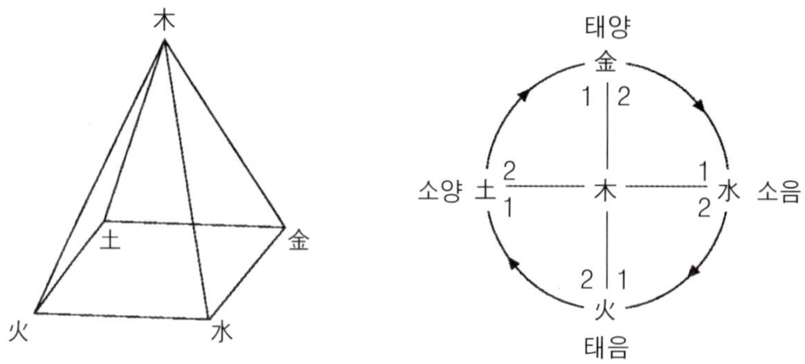

그림 1-15. 목(木) 중심 오행

③ 오행의 속성

㉠ 음양의 수렴과 발산

사상이 태어나는 과정을 보면,

사상의 속성		태음(太陰)	소양(少陽)	태양(太陽)	소음(少陰)
내외	외기(外氣)	(−)	(+)	(+)	(−)
	내기(內氣)	(−)	(−)	(+)	(+)
상하	상기(上氣)	(−)	(+)	(+)	(−)
	하기(下氣)	(−)	(−)	(+)	(+)
효(爻)		(==)	(==)	(=)	(==)

양(陽)은 발산하고 음(陰)은 수렴하므로 음양의 변환이 사상이 되어 태양(太陽)은 하기(下氣 : 內氣)와 상기(上氣 : 外氣)가 모두 발산하여 네모난 얼굴이며, 소음(少陰)은 하기(下氣 : 內氣)가 발산하고 상기(上氣 : 外氣)가 수렴하여 이마가 좁고 볼 부위가 넓은 얼굴이고, 소양은 하기(下氣 : 內氣)가 수렴하고 상기(上氣 : 外氣)가 발산하여 이마가 넓고 턱이 좁은 얼굴이며, 태음은 하기(下氣 : 內氣)와 상기(上氣 : 外氣)가 모두 수렴하여 전체적으로 둥근 얼굴로 예측할 수 있다.

또한 자율신경계에서는 내기(內氣)가 음이면 기를 수렴(부교감신경 : 긴장형, 수축)하고, 내기(內氣)가 양이면 기를 발산(교감신경 : 흥분형, 확장)하므로 내기가 음인 태음과 소양체질은 부교감신경 긴장체질이고, 내기가 양인 소음과 태양체질은 교감신경 흥분체질이라 볼 수 있다.

㉡ 체질에 다른 기질

氣의 수렴과 발산으로 체질별 얼굴 모양의 특색을 설명했듯이 이제마가 「동의수세보원」의 〈확충론〉에서 기질을 설명함에도 내·외기(內外氣)의 음양에 따라 체질에 따른 성품을 간략하게 요약하면 아래의 표와 같다.

표 1-3. 체질에 따른 성품(「동의수세보원」의 요약)

	태음인	소양인	태양인	소음인
재간 (정복)	居處 (목극토)	事務 (토극수)	交遇 (금극목)	黨與 (수극금)
장점	일을 성취	굳세고 용감함	사리에 밝게 통함	단정하고 침착
마음 (원인, 병)	겁내는	두려워하는	급박한	불안정한
강건 상태	땀이 많음	대변 소통 원활	소변이 많음	소화 양호
시기	유년(1~16)	소년(17~32)	장년(33~48)	노년(49~64)
계절	春	夏	秋	冬
好	견문	용맹	교우	계책
추락 (행동)	게으름	사치	편급	욕심

(3) 상생(相生)

① 오행의 상생

각 요소들이 생겨날 때 방향과 순서를 가지고 있어 역행할 수 없고 상생(서로 生을 주고받는 것이 아니고 순환되어 돌아온다는 방향성)은 목생화(木生火), 화생토(火生土), 토생금(土生金), 금생토(金生水), 수생목(水生木)이라는 방향성을 말한다.

② 상생의 보사(補瀉)법칙

오행의 요소 중 어느 한 요소를 보(補)하려면 그 요소의 모(母)를 보(補)하고, 사(瀉)하려면 그 요소의 자(子)를 사(瀉)해야 한다.

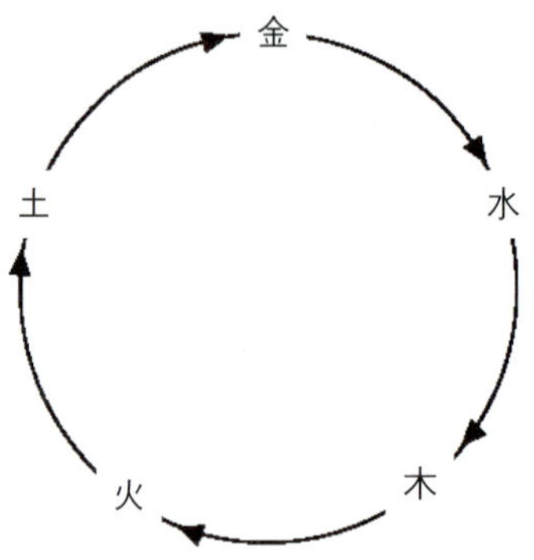

그림 1-16. 상생도

예를 들어, 수(水)를 보(補)하려면 모(母)인 금(金)을 보(補)하고, 수(水)를 사(瀉)하려면 자(子)인 목(木)을 사(瀉) 해야 한다.

(4) 상극(相剋)

① 오행의 상극

상극(서로 剋을 주고받는 것이 아니고 순환되어 돌아온다는 방향성)은 목극토(木剋土), 토극수(土剋水), 수극화(水剋火), 화극금(火剋金), 금극목(金剋木)이 방향성을 가지고 상대를 견제 하는 것으로 서로 이기려고 상대를 억누르는 것이 아니고 나를 극한 상대에게는 복종과 순응만이 있을 뿐이다.

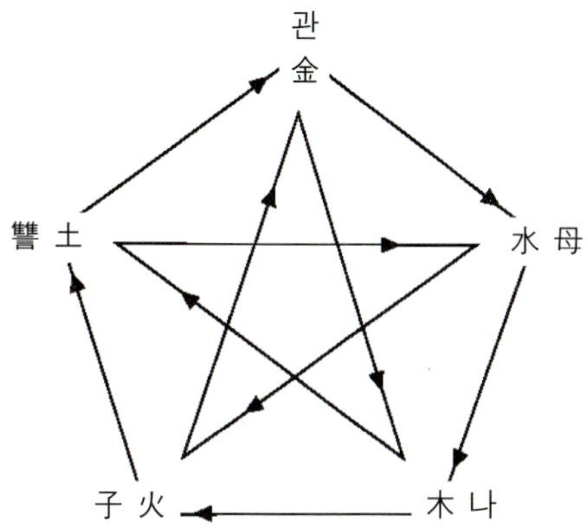

나를 木이라 할 때 오행의 방향성

그림 1-17. 상극도

관(官) : 나를 극(剋 : 제어)하는 요소(능동적인 요소)
수(讐) : 나에게서 극(剋 : 제어)을 당하는 요소(수동적인 요소)
모(母) : 나를 낳(生)은 요소
자(子) : 내가 낳(生)은 요소

② 상극의 보사(補瀉)법칙

오행의 요소 중 어느 한 요소를 보(補)하려면 그 요소의 관(官)을 사(瀉)하고, 사(瀉)하려면 관(官)을 보(補)해야 한다.

예를 들어, 수(水)를 보(補)하려면 관(官)인 토(土)를 사(瀉)하고, 수를 사(瀉)하려면 관(官)인 토(土)를 보(補)해야 한다.

(5) 오행(五行)의 기본(基本)법칙

다섯 요소(오각형)는 이웃 간의 도움과 견제가 평등하게 이루어져 영원한 평등관계를 유지하며 화합을 이루어 나간다. 자연은 거꾸로 흐르지 못한다. 보다 안정된 방향으로만 흐르는 것이 자연의 이치이다.

상극의 보사법칙은 상생의 보사법칙에 비해 두 배로 효과가 크다.

상생 : a

상극 : a+b

상생 〈 상극

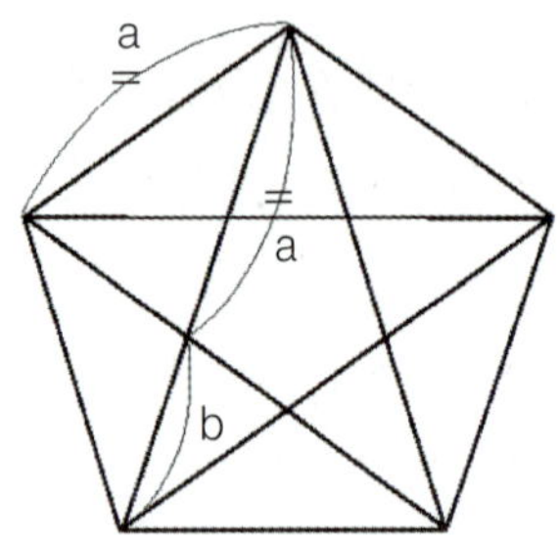

그림 1-18. 오각형 황금비율

보(補)하려면 그 관(官)을 사(瀉)하고 모(母)를 보(補)하며, 사(瀉)하려면 그 관(官)을 보(補)하고 자(子)를 사(瀉)한다.

나를 補하려면 瀉官補母하고, 나를 瀉하려면 補官瀉子하라.

(6) 오행(五行)의 특성

「내경(內經)」에서 정기(精氣)가 심(心)에 병합하면 기뻐(喜)하고

폐(肺)에 병합하면 슬퍼(哀, 悲)하며

간(肝)에 병합하면 노(怒)하고

비(脾)에 병합하면 노심초사(思, 憂)하며

신(腎)에 병합하면 놀라(驚)고 무서워(恐)한다.

심(心)은 열(熱)을 싫어하고

폐(肺)은 한(寒)을 싫어하며(대장이 조(燥)를 싫어한다)

간(肝)은 풍(風)을 싫어하고

비(脾)는 습(濕)을 싫어하며

신(腎)은 조(燥)를 싫어한다(방광이 한(寒)을 싫어한다).

표 1-4. 오행의 속성표

오행의 속성	목(木)	화(火)(상화)	토(土)	금(金)	수(水)
천(天)	갑(甲)	병(丙)	무(戊)	경(庚)	임(壬)
간(干)	을(乙)	정(丁)	기(己)	신(辛)	계(癸)
지(地)	인(寅)	오(午)	진(辰), 술(戌)	신(申)	자(子)
지(支)	묘(卯)	사(巳)	축(丑), 미(未)	유(酉)	해(亥)
장(음)(리)	간	심(심포)	비	폐	신
오부(양)(표)	담(쓸개)	장(삼초)	위	대장	방광
역할	운동	순환	소화	호흡	배설, 생식
신체(身體)	신경계	순환계	근육계	조직계	혈액계
오관(官)	눈	혀	입	코	귀
오체(體)	筋	脈(血)	肉	皮毛(氣)	骨
오지(志)	노(怒)	희(喜)	사(思)	우(憂), 비(悲)	공(恐)
五行	視(色)	臭	味	聲	液
오색(色:木)	청	적	황	백	흑
오취(臭:火)	노린내	단내	향내	비린내	썩는 내
오미(味:土)	신맛	쓴맛	단맛	매운맛	짠맛
오성(聲:金)	호(呼)	소(笑)	가(歌)	율곡(哭)	신음신(呻)
오액(液:水)	눈물	땀	침	콧물	가래
오기(氣)	풍(風)	열(熱)	습(濕)	조(燥)	한(寒)
오음(音)	각	치	궁	상	우
오계(季)	봄	여름	환절기	가을	겨울
오방(方)	동	남	중앙	서	북
오시(時)	아침	낮	한낮	저녁	밤
오상	인(仁)	예(禮)	신(信)	의(義)	지(智)
오정	혼	신	의	배	지

오사	교육	산업	종교	혁명	법관
상생	목생화	화생토	토생금	금생수	수생목
상극	목극토	화극금	토극수	금극목	수극화
발성	어금니음 (ㄱ,ㅋ)	혀음 (ㄴ, ㄹ, ㄷ, ㅌ)	입술음 (ㅁ, ㅂ, ㅍ)	목구멍음 (ㅇ, ㅎ)	이빨음 (ㅅ, ㅈ, ㅊ)
반사	한숨	딸꾹질	트림	재채기	하품
관절	고관절	팔굽, 어깨(상화)	무릎	손목	발목
팔다리	발	상완, 손	대퇴부	하완	정강이
손가락	엄지	검지	중지	약지	소지

① 체질별로 오행의 강약에 따라 건강상태가 좋지 않으면 해당되는 오행의 화색(華色 : 안면(木)의 색, 입술(火)의 색, 토(土)의 색, 털(水)의 색)에 木의 간은 청색, 火의 심장은 붉은 색, 土의 비장은 노란색, 金의 폐는 흰색, 水의 신장은 검은 색으로 나타난다.

② 폐가 병들면 코에 이상이 생기고, 간이 병들면 눈 꼬리가 푸르며, 비장이 병들면 입술이 누렇게 된다. 심장이 병들면 혀의 이상과 양쪽 볼이 붉게 된다. 신장이 병들면 귀와 양 볼이 검어지고 마른다.

③ 맛이 신(酸) 것은 근(筋)을 상하고, 쓴(苦) 것은 골(骨)을 상하며 단(甘) 것은 육(肉)에 이롭지 못하고, 매운(辛) 것은 기(氣)를 패하며 짠 것은 수(壽)를 재촉하니 음식을 편식하지 말아야 한다.

음식은 체질에 따라서 모자라는 것(不及)은 아무리 먹어도 영향이 거의 없으나 과한 것(太過)은 조금만 먹어도 더욱 불균형의 영향을 끼치게 되므로 주의하여야 한다.

(7) 오행과 체질

체질을 분류하는 방법 중 오행학설에 의해 신체의 형태와 피부, 비만의 형태, 성격 등을 5가지 체질로 분류할 수 있다.

표 1-4. 오행체질

분류		목(木)형	화(火)형	토(土)형	금(金)형	수(水)형
얼굴	특징	건조하고 탄력 없는 피부, 색소침착, 긴 얼굴형	붉고 화농성여드름, 넓은 이마, 좁은 하관	둥근 얼굴, 코주변 지성, 비류, 눈 주위 처짐, 미인형	피부건조, 볼 예민, 하관이 넓고 네모난 사람	검은 피부와 모발, 다크 써클, 입주변 여드름, 피부처짐
	피부색	청색	적색	황색	백색	흑색
	형태	직사각형 ▯	역삼각형 ▽	둥근형 ○	정사각형 □	삼각형, 물방울형 △, 💧
신체		어깨와 등이 굽음, 목과 발목의 비대, 허벅지와 옆구리 비대, 셀룰라이트, 탄력 저하 및 부종	상체의 비대, 손바닥 열증, 기의 상승, 부종	어깨와 등이 좁고, 상복부비만, 허벅지 비만	어깨가 구부정하고 복부 비만, 변비, 상부의 열, 승모근과 상완 비대	지적, 지구력, 정력, 부종, 골수염, 손발이 차고 붓기
성격		온화함, 진취적, 교육적, 노기	정열적, 예의바름, 예술적, 잘 놀람, 사리가 분명, 교만	신의, 생각이 많고 우울증, 게으름, 종교성, 모성애적, 욕심	준법정신, 의지가 강하고 청렴, 비관적이고 우울	공포감, 이해심
장부		간, 담	심, 소장	비장, 위장	폐, 대장	신장, 방광

(8) 오행의 기혈(氣血), 경락의 육기(六氣)의 운행

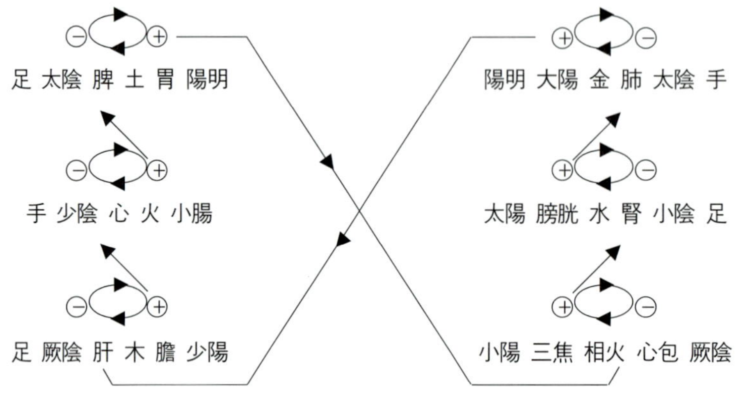

그림 1-19. 육기의 흐름

기(氣)의 흐름은 전기적으로 그림과 같이 (−)(+)(−)(+)(−)(+)(−)(+)(−)(+)(−)(+)(−)로 재순환되어야 한다.

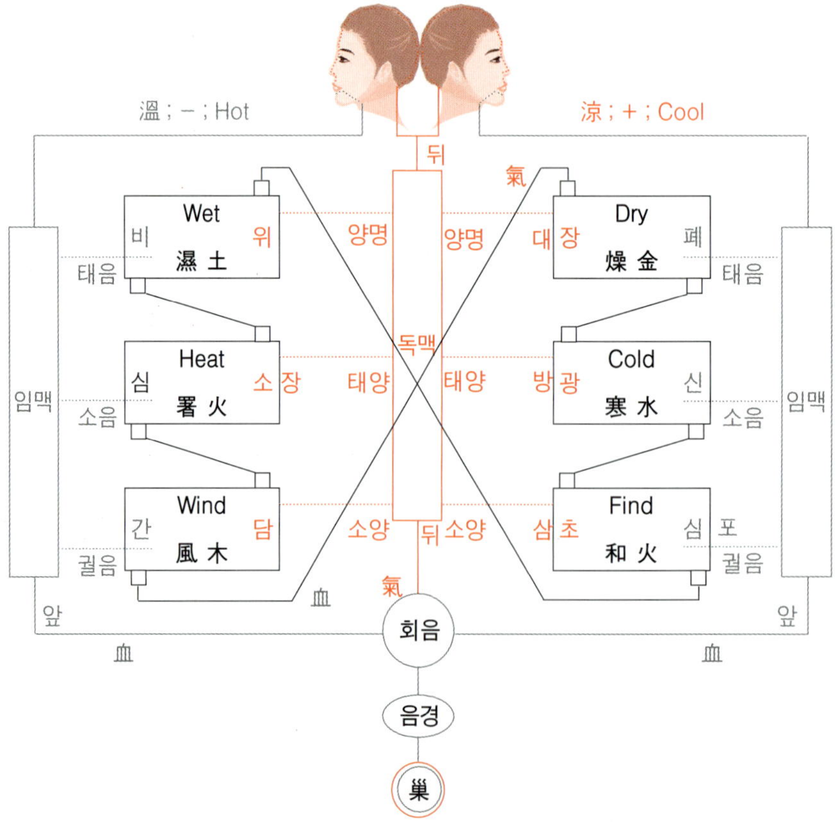

內經에 의하면 五臟의 不安한 것을 六腑가 閉塞된 所致이다.
생리적인 관계가 아니라 병리적인 상관관계로

① 心膽相通 : 心病 − 溫膽爲主 ; 膽病 − 補心爲主
② 肝大腸相通 : 肝病 − 大腸疏通을 爲主 ; 大腸病 − 平肝爲主
③ 脾小腸相通 : 脾病 − 小腸火를 瀉 ; 小腸病 − 潤脾土
④ 肺膀胱相通 : 肺病 − 淸利爲主 ; 膀胱病 − 潤肺爲主
⑤ 腎三焦相通 : 腎病 − 三焦調理를 爲主 ; 三焦病 − 補腎爲主

上記한 治法을 合一之妙라 한다. [醫學入門]

이것이 위 그림을 정확히 증명하고 있다.

중요한 것은 입의 아래위에서 임맥과 독맥이 만나지 않으면 기혈(氣血)은 흐를 수 없는 것이다.

2 경락(經絡)과 경혈(經穴)학

1. 경락(經絡)

1) 경락의 개념

경락(經絡)은 경맥과 낙맥을 합친 말이며 기혈(氣血)이 운행하는 길이다.

경맥을 주 통로로 하고 낙맥을 경유하여 인체의 모든 곳에 연결되어 오장 육부의 기관을 연결하고 상하(경맥), 내외(낙맥)을 소통시키며 전신의 기혈(氣血)을 운행하고 음양(陰陽)을 조화롭게 하여 기능 활동을 조절한다.

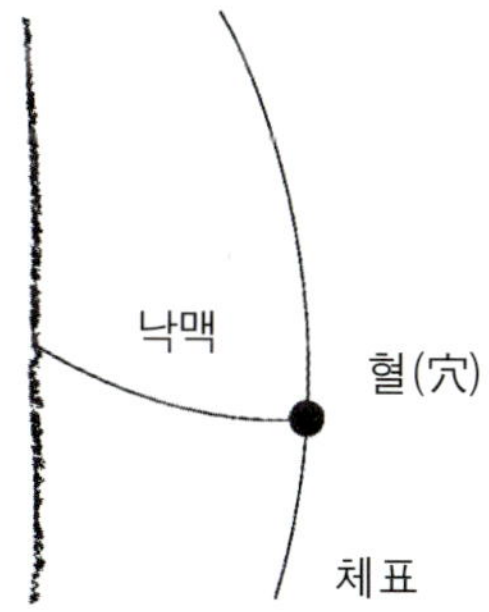

그래서 경(經)은 수직의 기본 줄기를 말하며 낙(絡)은 연락이란 뜻으로 경에서 갈라져 나와 수평으로 운행하는 작은 가지를 가리킨다.

인체는 살아 움직이는 유기체이므로 경락이 막히면 오장육부의 기능이 저하되고 통증이 유발되는 등 각종질병이 발생된다.

2) 경맥의 개념

통로라는 뜻으로 세로로 뻗은 간선이고 대부분 인체의 위·아래로 흐르는 비교적 심층부위에 순행하고 팔다리에 연결된다.

(1) 십이경맥(十二經脈)

기혈이 순환하는 주요한 통로로서 각각 손끝, 발끝에서 시작되거나 끝나 다른 경맥으로 도달된다. 12경맥은 음경과 양경으로 나뉘는데 음경은 사지의 안쪽, 몸체의 앞쪽으로 양경은 사지의 바깥쪽, 몸체의 뒤쪽으로 흐른다. 음경은 각각 하나의 장(간, 심, 비, 폐, 신, 심포)에 연계되고, 양경은 각각 하나의 부(담, 소장, 위, 대장, 방광, 삼초)에 연계되어 소속되는 장부(臟,腑), 음양(陰陽), 수족(手足), 온량(溫凉) 및 육기(六氣 : 소음, 태음, 소양, 양명, 태양, 궐음) 등을 통틀어 이름을 지은 것으로 삼음삼양(三陰三陽)으로 세분화된다. 경맥을 통하여 경기가 해당 장부와 기관들에 가서 정상적인 기능을 유지하게 한다.

(2) 기경팔맥(寄經八脈)

12경맥처럼 규칙적이지 않고 오장육부와 직접 관계가 없으며 음양 표리(陰陽表裏)관계를 가지고 있지 않다. 임, 독맥을 12경맥의 축으로 공유하면서 12정경맥과는 다른 경로를 갖는 또 다른 경락 체계이다. 임맥, 독맥, 충맥, 대맥, 음교맥, 양교맥, 음유맥, 양유맥으로 구성된다.

(3) 십이경별

12경맥과 별도로 체강 내를 관통하여 종횡으로 연락하는 분지로서 정경과 같이 영기가 유주하여 영양을 공급하는 역할을 한다.

3) 낙맥(絡脈)

경맥에서 갈라져 나온 가지를 말하며 옆으로 비스듬히 비교적 경맥보다는 가늘고 얕은 표피층에 그물망처럼 분포되어 있고, 몸의 겉 피부와 근육에 연결된다.

음양의 경맥을 이어주는 것이 낙맥이며 그 혈이 낙혈이다.

표 2-1. 경락계통의 구성

경락	경맥	십이경맥	기혈 운행의 주요 간선, 장부와의 연계
		십이경별	경맥에서 분리된 후 다시 경맥으로 합함
		기경팔맥	십이경맥을 종횡으로 연결
	낙맥	십오별락	낙맥 중 크고 주된 줄기
		손 락	낙맥보다 더 가늘게 분포하는 분지 (피부 위에서 볼 수 있는 낙맥)
		부 락	체표에 드러나는 가장 가는 낙맥 (낙맥에서 다시 갈라진 미세한 것)
	십이경근	해당경락이 미치는 부위의 기가 공급되는 근육조직의 범위 인체의 모든 근육관절을 연결, 자양하고 운동을 관리	
	십이피부	12경맥의 기능 활동이 인체의 표면에 반영되는 부분	

4) 경락의 분류

경락을 크게 나누면 음양에 따라 음경락과 양경락으로 분류한다. 이것은 다시 천지인(天地人)의 삼위일체로 세 개씩 이루어져 각각 태음(太陰), 소음(少陰), 궐음(厥陰) 그리고 양명(陽明), 태양(太陽), 소양(少陽)이 된다. 이것을 다시 수족(手足)으로 나누면 여섯 개씩 나누어지는데 음, 양경락을 모두 합치면 12개가 된다.

12경맥의 명칭은 양경은 양명(陽明), 태양(太陽), 소양(少陽)으로 나누고, 음경은 태음(太陰), 소음(少陰), 궐음(厥陰)으로 나뉘어 각각 사지로 뻗어 있다.

5) 경락의 작용

(1) 생리적 작용

① 경기(經奇)는 12경맥과 그 분지는 종횡으로 교차되어 내외, 상하로 장부와 연결되어 소통되고, 인체의 조직기관이 유기적으로 연계되어 통일체를 구성한다.

② 기혈은 경락을 통하여 온몸에 운행되고 신체에 영양을 공급한다.

③ 경락의 기혈운행은 위기의 작용으로 외부의 사기를 막고 신체를 보위한다.

(2) 병리적 작용

① 외사가 인체의 장부에 침입하면 경락을 통하여 체표에 반응 작용이 나타난다.

② 질병의 발생 후 경락을 따라 장부와 장부, 조직기관 사이에 서로 영향을 미치고 반영한다.

(3) 치료적 작용

기혈과 음양의 실조에 의해 질병이 발생되었을 때, 장부의 이상변이가 나타나는 체표의 반응부위는 진단처와 동시에 치료처가 된다.

6) 경맥의 이해

(1) 십이경맥의 구성

경맥의 삼양삼음(三陽三陰)은 음기(陰氣)와 양기(陽氣)의 강하고 약함에 따라 나누어진다. 그 음기와 양기는 위에서 아래로 갈수록 점차 감소하고, 삼음과 삼양 간에는 기(氣)가 많고 적음에 따라 대응관계를 이룬다. 경맥은 순행하는 부위가 상체인지 하체인지에 따라 수경(手經)과 족경(足經)으로 나누어진다.

또한, 장부(臟腑)의 음양 속성에 따라 음경(陰經)은 장(臟)에 속하고 양경(陽經)은 부에 속하며 삼음·삼양의 대응관계가 장부의 표리관계와 일치하게 된다.

표 2-2. 십이경맥의 구성 1

순행 부위	수족 · 음양	경맥
상체의 안쪽	수삼음경(手三陰經)	수태음경, 수소음경, 수궐음경
상체의 바깥쪽	수삼양경(手三陽經)	수양명경, 수태양경, 수소양경
하체의 안쪽	족삼음경(足三陰經)	족태음경, 족소음경, 족궐음경
하체의 바깥쪽	족삼양경(足三陽經)	족양명경, 족태양경, 족소양경

표 2-3. 십이경맥의 구성 2

	내(內) · 음(陰)	외(外) · 양(陽)
전면(前面)	태음경(太陰經)	양명경(陽明經)
측면(側面)	궐음경(厥陰經)	소양경(少陽經)
후면(後面)	소음경(少陰經)	태양경(太陽經)

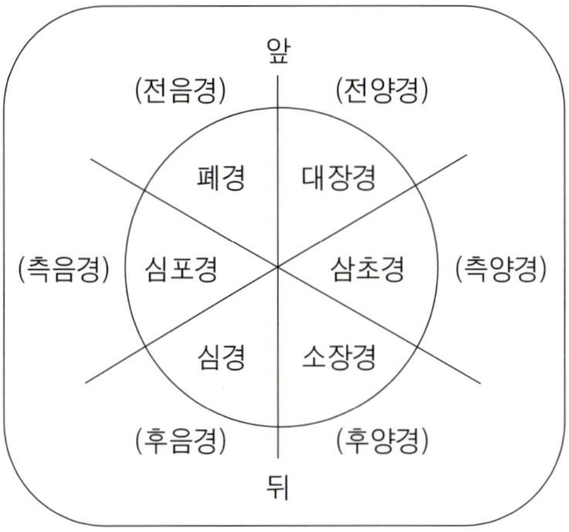

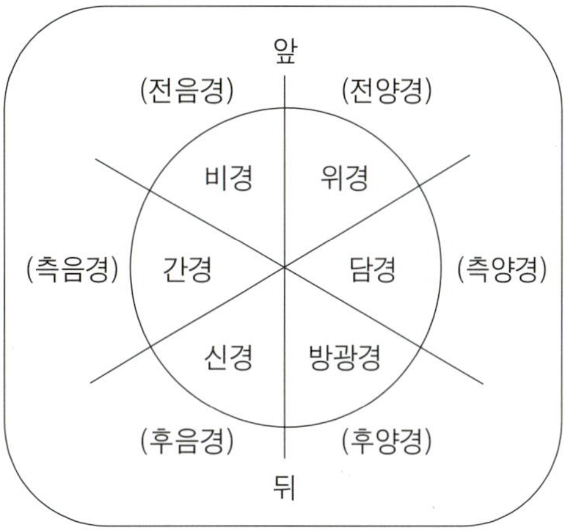

그림 2-1. 십이경맥의 구성(경락도)

(2) 십이경맥이 표리(表裏)

수, 족 삼음경과 삼양경은 음경과 양경으로 구성된 여섯 쌍의 표리관계가 이루어지고 표리관계를 이루는 경맥은 사지 안팎 양쪽으로 상대되는 위치로 순행하며 손과 발에 접속된다.

표 2-5. 장부의 표리

오행		목(木)	화(火)	토(土)	금(金)	수(水)
음(장)	리	간	심(심포)	비장	폐	신장
양(부)	표	담	소장(삼초)	위	대장	방광

표 2-6. 12경맥의 표리관계

표(表) : 부	리(裏) : 장
수양명대장경	수태음폐경
족양명위경	족태음비경
수태양소장경	수소음심경
족태양방광경	수소음심경
수소양삼초경	수궐음심포경
족소양담경	족궐음간경

(3) 경락과 오장육부

음경은 각각 하나의 장에 연계되고, 양경은 각각 하나의 부에 연계되어 소속되는 장부의 이름이 붙는다.

장(臟)은 속이 채워져 있어 음이고 간, 심, 비, 폐, 신의 오장과 심포를 더하여 육장이라고 한다. 장은 정, 기, 신을 주관하고 사람의 생명이 있는 한 한시도 쉬지 않고 활동한다. 부(腑)는 속이 비어 있어 양이고 담, 소장, 위, 대장, 방광, 삼초가 있다. 음식의 소화와 배설하는 통로가 되는 것으로 필요에 따라 활동한다.

소문(素問) 「오장별론(五臟別論)」에서는 오장육부의 생리 기능을 "오장이란 정기(精氣)를 저장하되 배출하지 않는 까닭에 충만한 상태를 유지하되 가득 차는 것은 아니다. 육부는 음식물을 소화, 운송하지만 저장하지는 않으므로 가득차지만 충만하지는 않다."고 설명하고 있다.

(4) 십이경맥의 종류

① **수태음폐경**(手太陰肺經)

음에 속하고 오행속성상 금(金)경인 폐경에는 인체 좌우로 각각 11개씩의 경혈이 분포되어 있으며 어깨 앞쪽 중부에서 시작하여 엄지손가락의 소상에서 끝난다.

② **수양명대장경**(手陽明大腸經)

양에 속하고 오행속성상 금(金)경인 대장경에는 인체의 좌우로 각각 20개씩의 경혈이 분포되어 있으며 검지손가락 끝의 상양에서 시작하여 코 옆의 영향에서 끝난다.

③ 족양명위경(足陽明胃經)

양에 속하고 오행속성상 토(土)경인 위경에는 인체 좌우로 각각 45개씩의 경혈이 분포되어 있으며 눈 밑의 승읍에서 시작하여 둘째발가락 끝 여태에서 끝난다.

④ 족태음비경(足太陰脾經)

음에 속하며 오행속성상 토(土)경인 비경에는 인체의 좌우로 가각 21개씩의 경혈이 분포되어 있으며 엄지발가락 안쪽 은백에서 시작하여 옆구리의 대포에서 끝난다.

⑤ 수소음심경(手少陰心經)

음에 속하고 오행속성상 화(火)경인 심경에는 인체의 좌우로 각각 9개씩의 경혈이 분포되어 있으며 겨드랑이 아래 극천에서 시작하여 새끼손가락의 소충에서 끝난다.

⑥ 수태양소장경(手太陽少腸經)

양에 속하고 오행속성상 화(火)경인 소장경에는 인체의 좌우로 각각 19개씩의 경혈이 분포되어 있으며 새끼손가락의 외측단 소택에서 시작하여 귀 앞의 청궁에서 끝난다.

⑦ 족태양방광경(足太陽膀胱經)

양에 속하고 오행속성상 수(水)경인 방광경에는 인체의 좌우로 각각 67개씩의 경혈이 분포되어 있으며 눈 안쪽 끝 정명에서 시작하여 새끼발가락의 지음에서 끝난다.

⑧ 족소음신경(足少陰腎經)

음에 속하고 오행속성상 수(水)경인 신경에는 인체의 좌우로 각각 27개씩의 경혈이 분포되어 있으며 발바닥의 용천에서 시작하여 윗 가슴 쇄골 아래의 유부에서 끝난다.

⑨ 수궐음심포경(手厥陰心包經)

음에 속하고 오행속성상 상화(相火)경인 심포경에는 인체의 좌우로 각각 9개씩의 경혈이 분포되어 있으며 젖꼭지 옆의 천지에서 시작하여 가운데 손가락의 소충에서 끝난다.

⑩ 수소양삼초경(手少陽三焦經)

양에 속하고 오행속성상 상화(相火)경인 삼초경에는 인체의 좌우로 각각 23개씩의 경혈이 분포되어 있으며 넷째손가락의 관충에서 시작하여 눈썹 바깥의 사죽공에서 끝난다.

⑪ 족소양담경(足少陽膽經)

양에 속하고 오행속성상 목(木)경인 담경에는 인체의 좌우로 각각 44개씩의 경혈이 분포되어 있으며 눈꼬리 옆의 동자료에서 시작하여 넷째발가락 바깥쪽 끝 규음에서 끝난다.

⑫ 족궐음간경(足厥陰肝經)

음에 속하고 오행속성상 목(木)경인 간경에는 인체의 좌우로 각각 14개씩의 경혈이 분포되어 있으며 엄지발가락의 대돈에서 시작하여 가슴 제 6늑간의 기문에서 끝난다.

(5) 기경팔맥(奇經八脈)

기경팔맥은 임맥, 독맥, 충맥, 대맥, 음교맥, 양교맥, 음유맥, 양유맥으로 구성되어 있다. 12경맥과 달리 규칙적이지 않고, 오행혈, 원혈, 극혈, 모혈, 배유혈이 없고 낙혈만 있으며 오장육부에 직접 연계되는 관계가 없으며 경맥간의 음양표리관계를 가지고 있지 않다.

기경팔맥은 12경맥 사이를 가로 세로로 지나면서 12경맥의 작용을 보충하고 연락하며 기혈을 조절한다. 기경팔맥 중 양유는 양을 연계하여 모든 양경을 조합하고, 음유는 음을 연계하여 모든 음경을 조합한다. 대맥은 허리부위의 가로맥을, 충맥은 세로맥을 통하여 삼양과 삼음을 관할하며, 독맥은 양을 총괄하고 임맥은 음을 총괄한다.

통상의 동양의학에서는 임맥과 독맥이 입까지만 도착하는 것으로 설명된 것이 아니고 임맥과 독맥이 서로 독립되어서는 기혈이 흐르지 않으므로 양(陽)의 기(氣+)로서 시계방향으로 흘러 순환하고, 음(陰)의 혈(血－)로서는 반시계방향으로 흘러 순환하는 것이다.

① 임맥(任脈)

인체의 음측 부분인 복부 중앙선을 상행하며 흐르고 있으며 모든 음경이 임맥과 연결되어 음경의 기혈을 조절한다(陰脈之海). 정(精), 혈(血), 진액(津液) 등도 임맥에 의해 조절되고 여성의 월경, 대하 등 부인과 질환에 관계가 깊고 임(任)은 임신한다는 뜻으로 충맥과 함께 임신을 주관한다.

※ 순행

- 경맥의 순행 : 포궁(胞宮 : 여자는 자궁, 남자는 고환)에서 시작되어 회음부(會陰部)을 지나 음부를 거쳐 뱃속으로 이어지며 관원혈(關元穴)로 나와 복부, 흉부의 정중선을 지나 후두를 거쳐 아래턱을 아랫입술 밑에 이른다. 여기서 다시 둘로 나뉘어 상행하여 은교에서 독맥과 만나고 좌우로 갈라져 안면으로 나와 눈 밑에서 양교맥, 족양명위경과 만난다.
- 낙맥의 순행 : 구미혈(鳩尾穴)에서 아래로 내려가며 복부에서 퍼진다.

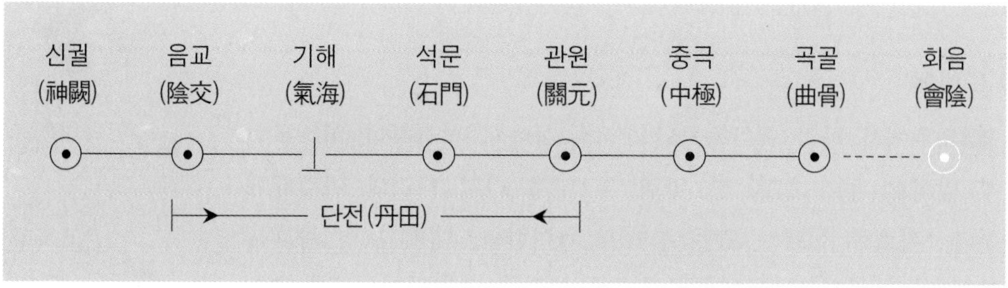

그림 2-2. 배꼽 아래 일곱 혈(穴)의 위치

• 중요혈(배꼽 아래 일곱 혈은 오행의 水(腎 : 콩팥)에 해당하며 50여 가지의 호르몬을 가진 부신(副腎 : 겉 콩팥 : 자율신경에 의해서만 조절가능)을 가지고 있어 임상에서 비뇨기계통, 생식기계통의 질병 및 노화방지, 다이어트 등에 응용되어진다.

② 독맥(督脈)

인체의 양측 부분인 척주의 정중앙을 따라 상행하며 흐르고 있어 양측을 대표하는 곳으로 여섯 개의 양경은 모두 독맥과 대추에서 만나며 양경의 기혈을 조절한다(陽脈之海). 독(督)은 전부라는 뜻으로 양맥이 전부 모인 맥으로 남자의 주된 맥이다. 생식기능을 주관하며 뇌로 들어가고 신(腎)을 연결시키므로 뇌, 척수, 신의 기능을 반영한다. 경맥은 있어도 소속 장부가 없으며 양경이면서도 아래에서 위로 흐름이 12경맥과 차이점이다.

※ 순행

회음에서 시작하여 꼬리뼈와 항문사이를 지나 척주 속을 따라 상행하여 풍부혈에 이르고 뇌로 들어가서 정수리로 나와 이마, 코, 윗입술, 윗잇몸에서 이른다.

③ **대맥**

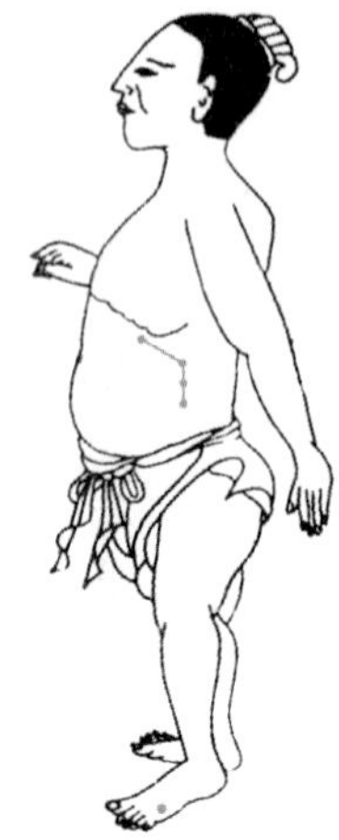

제2요추에서 나와 제11늑골단의 장문혈에서 시작하여 비스듬히 복부 앞쪽을 돌아 몸을 한 바퀴 돈 다음 다시 내려와 아랫배에 이른다. 세로로 흐르는 모든 경맥에 관여한다. 대맥의 병 증후는 주로 부인의 월경이 고르지 못하거나 대하를 주관하며, 복부팽만, 허리부위의 근육무력으로 아랫배의 통증과 처짐 등이 나타난다.

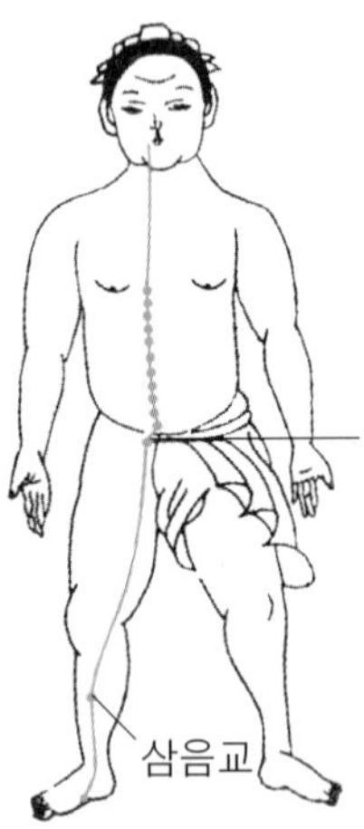

④ **충맥**

충(衝)은 토한다는 의미이다. 회음을 나와 독맥을 만난 후 척주 안을 타고 상행한다. 온 몸을 순행하는 기혈의 요충으로 임맥, 독맥과 연결되어 12경맥과 오장육부의 기혈을 조절하고 남녀의 생식기능에 관여한다.

⑤ **음교맥**

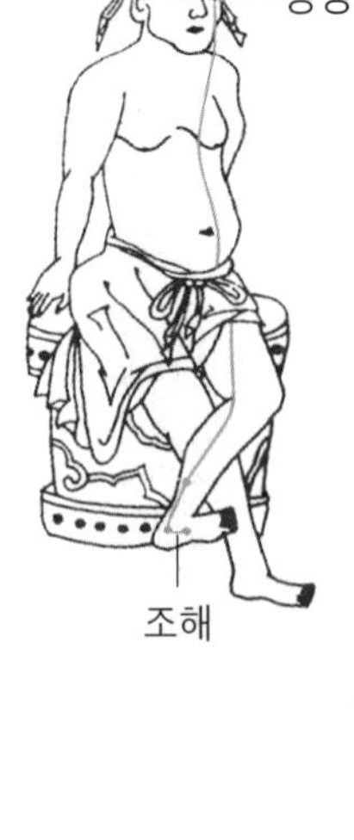

교(蹻)는 교접한다는 의미이다. 안쪽 복사뼈 아래에서 시작하여 족소음경을 따라 올라 정명혈에 이른다. 인체의 좌우측 음을 주관하고 눈을 뜨고 닫음과 하지의 운동을 주관한다.

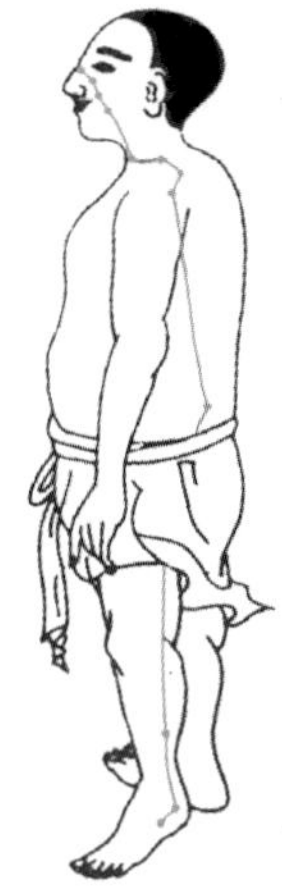

⑥ 양교맥

바깥쪽 복사뼈 아래에서 시작하여 족태양방광경을 따라 올라와 눈꼬리에서 음교맥과 만난 후 목덜미에서 족소양담경과 만난다. 인체의 좌우측 양을 주관하고 음교맥과 같이 눈을 뜨고 닫음과 하지의 운동을 주관한다.

⑦ 음유맥

유(維)란 연결과 그물을 의미한다. 유맥은 전신 음양의 기를 망라하는 그물 같은 맥으로 음유맥은 족삼음, 수궐음심포경, 임맥과 연계하여 모든 음경을 조합한다. 하지의 안쪽을 따라 복부로 올라와 족태음비경, 족궐음간경과 만나고 인후에서 임맥과 만난다.

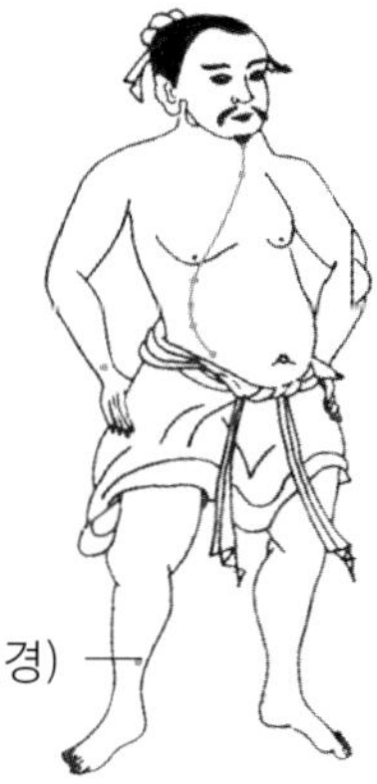

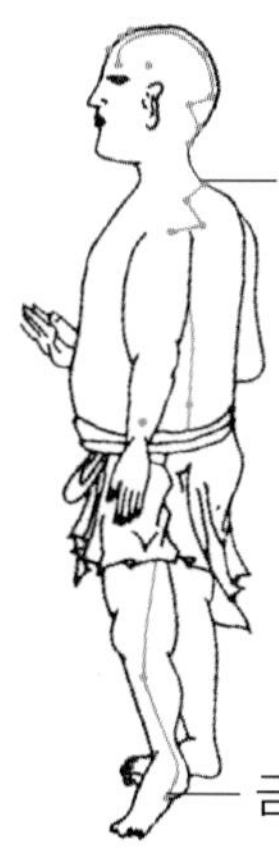

⑧ 양유맥

수족삼음경과 독맥과 연계하여 인체의 양경을 조합한다. 하지의 바깥쪽인 족소양담경을 따라 상행하여 겨드랑이 뒤에서 어깨에 이르고 목과 귀 뒤를 지나 이마부위에서 갈라져 독맥과 만난다.

(6) 경맥의 유주(流注)

손을 위로 뻗은 상태에서 모든 양경은 위에서 아래를 향해 흐르고 모든 음경은 아래에서 위를 향해 흐른다.

① 手(陰) : **가슴(胸)→손(指)**

수삼음경은 가슴에서 시작하여 손의 말단으로 흐른다.

② 手(陽) : **손(指)→얼굴(面)**

수삼양경은 손의 말단에서 시작하여 얼굴부위로 흐른다.

③ 足(陽) : **얼굴(面)→발(趾)**

족삼양경은 얼굴부위에서 시작하여 발의 말단으로 흐른다.

④ 足(陰) : **발(趾)→가슴(胸)**

족삼음경은 발의 말단에서 시작하여 가슴부위로 흐른다.

이 유주의 규칙은 그림과 같이 ①→②→③→④의 순서대로 진행되어 세 바퀴(모지, 소지, 중지의 세 부위)를 돌면 12경락을 모두 돌게 된다.

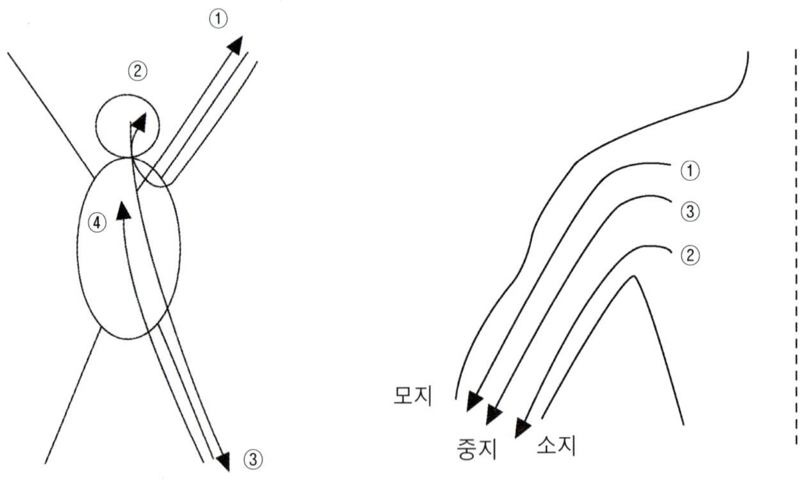

그림 2-3. 12경맥의 유주

표 2-7. 12경맥 장부표리 유주표

음.리.장					부.표.양		
태음	수	폐	①	②	대장	수	양명
	족	비	④	③	위	족	
소음	수	심	⑤	⑥	소장	수	태양
	족	신	⑧	⑦	방광	족	
궐음	수	심포	⑨	⑩	삼초	수	소양
	족	간	⑫	⑪	담	족	

유주는 십이경맥을 도는 경기(經氣)의 흐름인데 수태음폐경에서 시작하여 수양명대장경 → 족양명위경 → 족태음비경 → 수소음심경 → 수태양소장경 → 족태양방광경 → 족소음신경 → 수궐음심포경 → 수소양삼초경 → 족소양담경 → 족궐음간경의 십이경맥을 경과하여 순차적으로 끊임없이 순환한다.

(7) 오기(五氣)와 오장(五臟)

오장(五臟)의 활동과 오기에서의 旺相

오장은 四季와 24시간의 자연 활동에 의해서 시간이 흐름에 따라 변화가 일어나고 있다.

표 2-8. 오장의 기능이 왕성해지는 시기 · 조건

오장	간	심	비	폐	신
사계절	봄	여름	장하	가을	겨울
24시	아침	낮	오후	저녁	밤
主働	발동, 발열	동력, 보온	소화, 흡수	酸入, 氣入, 수렴	체액조정, 몸의 정비
체온	상승조정	보온, 냉각조정	냉각조정	상하조정	보온조정
대기	산소성	수소성	수소성	질소성	염소성
온도	가열	서열	여름의 서늘함	감열	한랭
습성	습성	습성	습성	건성	건성
풍향	동	남	서남	서	북

사계절의 춘하추동은 지구의 공전에 의해서 생겨나고 하루의 24시간은 지구의 자전에 의해서 이루어진다. 이 자전과 공전은 동시에 윤회하고 있기 때문에 공통점이 성립하게 된다.

그러므로 같은 활동을 하고 있는 아침과 봄을 통틀어서 '木氣', 낮과 여름을 '火氣', 오후와 장하를 '土氣', 저녁과 가을을 '金氣', 밤과 겨울을 '水氣'라고 한다.

모든 시간과 시간 사이에 土는 다 있다. 결국 모든 것은 土에 의해서 만들어지고 끊임없이 변화하고 있으므로 '사이(間)'는 있게 된다.

2. 경혈(經穴)

1) 경혈의 정의

경혈은 경락 상에 존재하는 공혈(孔穴)이란 뜻인데 경기가 경락을 유주함에 따라서 경혈에는 장부의 생리 및 병리변화에 따라 현저한 반응을 일으키게 하는 십이경맥과 임맥, 독맥을 함께 부르는 14경맥 상에 있는 혈위이다. 경혈은 장부와 관계가 깊고 조직, 기관에 연계되어 있어서 질병이 생기면 해당 경혈 부위에 이상반응이 나타나기도 한다. 그러므로 인체 내부의 병변을 반영하기도 하지만 반대로 외부 자극에 의해서도 생리적, 병리적 반응을 하게 되므로 경혈을 통해 기혈을 조절하여 정기를 돕고 사기를 없애 질병을 예방하고 치료한다.

(1) 경혈의 반응

아래의 그림과 같이 인체 조직 중에서 약한 부분을 뚫고 나오므로 급소이고 인체의 약한 부위에 발생하여 骨間, 肉間, 筋間에 위치하게 된다.

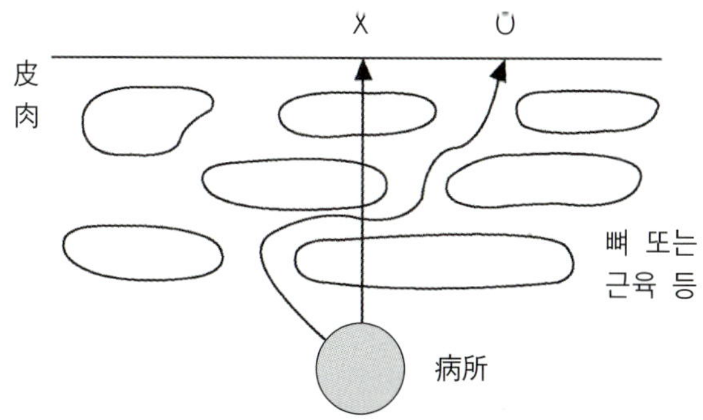

그림 2-4. 경혈의 위치

(2) 경혈의 명칭

부위, 혈 자리의 상태, 장부와의 관련, 오행, 별명, 생리·병리적 작용, 시술하는 방법, 취혈 시의 자세 등의 뜻을 내포하여 무의미한 것이 없다.

※ 수분(水分)의 교류(交流)

우리 인체의 혈액순환을 주관하는 것은 심장이다. 체표로부터의 구조는 심장으로부터 나오는 동맥, 심장으로 들어가는 정맥과 모세혈관, 피부로 이루어져 있다. 혈액의 성분 중 가장 대표적인 적혈구는 아무리 작다 해도 모세혈관 벽에 있는 모세혈관과 주위 조직 간의 물질교환이 이루어지는 구조에 비해 크기가 커서 모세혈관을 빠져 나오지 못한다. 이때 모세혈관 밖으로 나오는 것은 혈액의 80%를 차지하는 수분이고 모세혈관 밖으로 빠져나온 수분은 심장의 지시를 받지 않는다. 그러므로 원활한 혈액순환을 위해서는 이와 같이 모세혈관의 밖으로 나와 심장의 영향을 받지 않는 수분이 잘 빠져나가는 수분의 교류에 있다. 아무리 심장에서 펌프질을 한다 해도 수분의 배출구인 하수구가 막혀 있으면 소통이 잘 되지 않는다는 원리이다. 수분은 근육의 신축운동에 의해 소통되는데, 한의학에서 침을 놓는 장소인 경혈(經穴)이 위치하는 곳이 바로, 수분이 있는 자리로서 몸 속 깊은 곳에 나타나는 것이 아니라 피부에 가까운 장소인 수분이 교류하는 장소에 나타나는데 이곳이 경혈반응이 일어나는 곳이다.

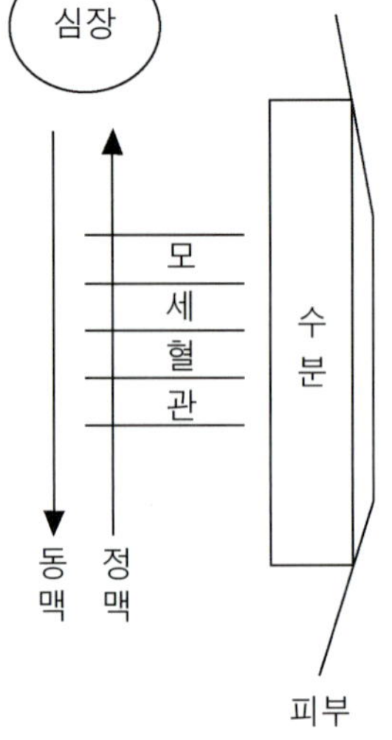

(3) 경혈의 기능

기혈이 흘러들고 나가는 곳이다.
질병의 반응이 나타나는 곳이다.
질병을 예방하고 다스리는 곳이다.

(4) 경혈의 종류

① 14경혈(經穴) : 14경맥 상 즉 12경맥과 기경팔맥 중의 임맥, 독맥 상에 있는 혈
② 기혈(奇穴) : 경혈 이외에 임상적으로 치료효과가 있는 혈(경혈을 보충하는 혈)
③ 아시(阿是)혈 : 일정한 부위가 없고 병처, 국부, 국소의 압통점
부정혈(不定穴), 천응혈(天應穴)
(기혈을 보충하는 혈)
④ 신(新)혈 : 치료효과가 있는 새로운 혈

(5) 주요혈

① 원혈(原穴)

장부의 원기가 머무는 혈장부의 허실을 진단하고 치료하는 혈이다. 「영추」에서는 "오장에 질병이 있으면 마땅히 십이원혈에 반영되므로 십이원혈에 각기 나타나는 반응에 근거하면 그 원인을 명확히 알 수 있고 그 반응을 보면 오장의 병변을 알 수 있어서 오장에 병이 있으면 마땅히 십이원을 취해야 한다"고 했다.

십이경맥은 팔다리에 각각 하나의 원혈이 있는데 음경(陰經)의 원혈은 오수혈(五輸穴) 중 세 번째 수혈(輸穴)이며, 양경(陽經)의 원혈은 세 번째 수혈(輸穴)의 뒤에 따로 자리하고 있다. 양경(陽經)의 원혈이 따로 있는 이유는 원기(原氣)를 이루는 삼초(三焦)의 기운을 음(陰)은 바로 받는데(陽→陰), 양(陽)은 바로 받기 힘들어(陽→陽) 따로 원혈을 둔다.

② 낙혈(絡穴)

음양의 경맥을 이어주는 것이 낙맥이며 그 혈이 낙혈이다. 해당 경맥에서 생긴 병의 증상이 가장 나타나는 혈로서 만성병에 잘 듣는 혈이다.

십이경맥의 낙혈은 팔꿈치와 무릎관절 아래에 각각 하나씩 있고 임맥의 낙혈은 배에, 독맥의 낙혈은 꼬리뼈에 있고 비(脾)의 대락(大絡)은 옆구리에 있다.

③ 극혈(隙穴)

뼈와 살 사이에 틈이 난 곳에 기혈이 깊게 모이는 혈로 허, 실을 진단하고 치료가 가능한 혈이다.

십이경맥 및 음교맥(陰蹻脈), 양교맥(陽蹻脈), 음유맥(陰維脈), 양유맥(陽維脈)에 각각 하나씩 모두 16개가 있는데 대부분 사지의 팔꿈치와 무릎 아래에 분포되어 있다.

④ 복모혈(腹募穴)

장부의 기가 흉부와 복부의 특정한 부위에 모여 있는 혈로 관련 장부의 병변을 진단하고 치유하는 혈이므로 배유혈과 배합하여 상응하는 장부의 병증에 사용된다.

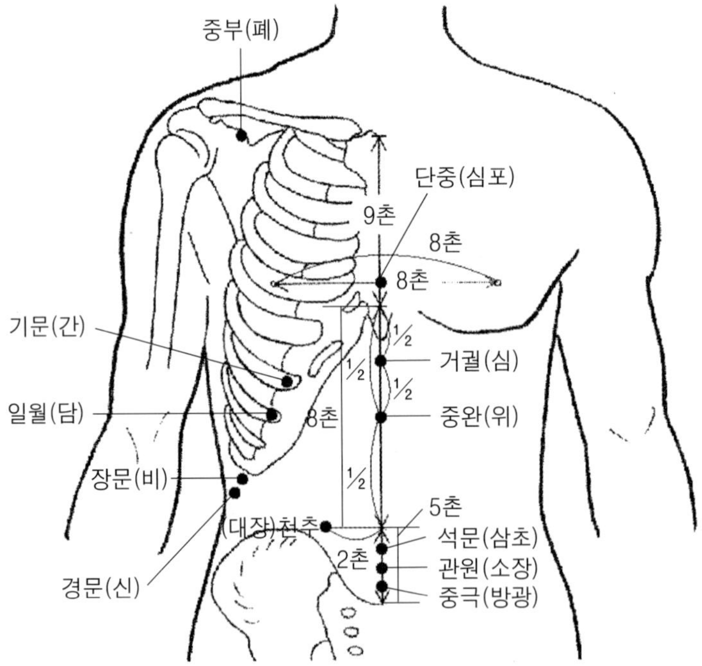

그림 2-5. 복모혈

⑤ 배유혈(背兪穴)

방광경락의 등 부위의 혈(등 쪽의 독맥에서 양쪽으로 1.5촌 떨어진 곳에 있는 혈)로 氣가 허리와 척추 부위로 흘러가는 혈로서 오장육부의 허실과 성쇠를 반영한다. 해당 관련 장부의 기능 이상을 반영한 것이므로 유혈에 여러 이상반응 등 변화가 있을 경우 복모혈과 배합하여 상응하는 장부의 병증에 사용된다.

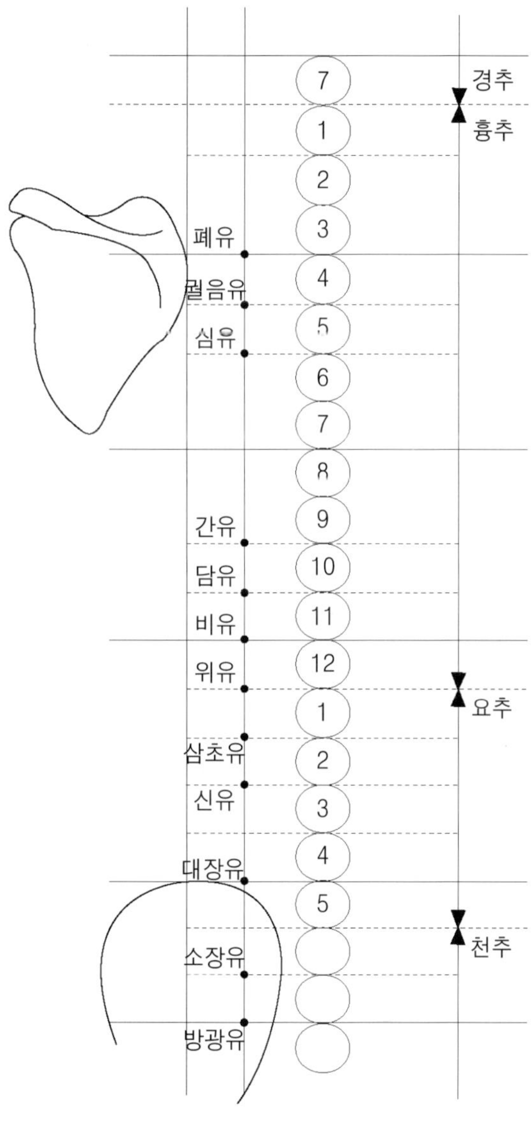

그림 2-6. 배유혈

표 2-7. 경락의 주요혈

경 맥	배유혈	복모혈	원 혈	낙 혈	극 혈
수태음폐경	폐유	중부	태연	열결	공최
수양명대장경	대장유	천추	합곡	편력	온류
족양명위경	위유	중완	충양	풍륭	양구
족태음비경	비유	장문	태백	공손	지기
수소음심경	심유	거궐	신문	통리	음극
수태양소장경	소장유	관원	완골	지정	양노
족태양방광경	방광유	중극	경골	비양	금문
족소음신경	신유	경문	태계	태종	수천
수궐음심포경	궐음유	단중	태릉	내관	극문
수소양삼초경	삼초유	석문	양지	외관	회종
족소양담경	담유	일월	구허	광명	외구
족궐음간경	간유	기문	태충	여구	중극
임맥				구미	
독맥				장강	
음유맥					축빈(신경)
양유맥					양교(담경)
음교맥					교신(신경)
양교맥					부양(방광경)

(6) 특정혈

십사경맥에서 특수한 작용이 있어 특정한 이름으로 불리는 경혈이다.

① 오수혈(五輸穴)

경락 상의 경혈 중 오행의 성질이 강하게 나타나는 혈로 오행 중에 오행으로 구분되는 혈이다. 오행의 기능면에서 정(井), 형(滎), 수(輸), 경(經), 합(合)으로 분류한다. 12경맥의 기가 팔꿈치와 무릎관절에 흘러드는 것을 물이 흐르는 것에 비유하고 있다. 또한 오행혈이 있어서 주로 모든 장기에서 나오는 생기가 너무 강하면 억제하고 약하면 보강해서 균형을 잡아주는 체질적인 침(鍼)술이나 약(藥) 등으로 오장육부(五臟六腑)를 기와 혈로 보하고 사할 수도 있게 된다.

장(음 : 陰)에 속하는 경락에서는 정・형・수・경・합혈이 차례로 목・화・토・금・수의 속성을 갖고, 부(양 : 陽)에 속하는 경락에서는 정・형・수・경・합혈이 차례로 금・수・목・화・토의 속성을 갖는다.

정(井) : 경맥의 기(氣)가 샘이 솟아나는 것에 비유. 조갑 측에 위치
형(滎) : 물이 가늘게 얕게 흘러 고이는 것에 비유.
손, 발, 손바닥, 발바닥 부근에 위치
수(輸) : 물이 점차 크고 깊게 흐르는 것에 비유하여 맥기가 비교적 성한 것.
손목 부근에 위치
경(經) : 물이 왕성하게 흘러가는 것에 비유하여 맥기가 힘차게 운행되는 곳.
팔부위에 위치
합(合) : 강물이 바다로 흘러 들어와 합류되는 것에 비유.
경맥의 기가 깊게 들어가 장부(臟腑)에 이른다.
주관절, 슬관절 부위에 위치

표 2-8. 오수혈

경맥	오 행 혈				
	정(井)	형(滎)	수(輸)	경(經)	합(合)
수태음폐경	목	화	토	금	수
	소상(少商)	어제(魚際)	태연(太淵)	경거(經渠)	척택(尺澤)
수양명대장경	금	수	목	화	토
	상양(商陽)	이간(二間)	삼간(三間)	양계(陽谿)	곡지(曲地)
족양명위경	금	수	목	화	토
	여태(여兌)	내정(內庭)	함곡(陷谷)	해계(解谿)	족삼리(三里)
족태음비경	목	화	토	금	수
	은백(隱白)	대도(大都)	태백(太白)	상구(商丘)	음릉천(陰陵泉)
수소음심경	목	화	토	금	수
	소충(少衝)	소부(少府)	신문(神門)	영도(靈道)	소해(少海)
수태양소장경	금	수	목	화	토
	소택(少澤)	전곡(前谷)	후계(後谿)	양곡(陽谷)	소해(小海)
족태양방광경	금	수	목	화	토
	지음(至陰)	통곡(通谷)	속골(束骨)	곤륜(崑崙)	위중(委中)
족소음신경	목	화	토	금	수
	용천(湧泉)	연곡(然谷)	태계(太谿)	복류(復溜)	음곡(陰谷)
수궐음심포경	목	화	토	금	수
	중충(中衝)	궁(勞宮)	태능(太陵)	간사(間使)	곡택(曲澤)
수소양삼초경	금	수	목	화	토
	관충(關衝)	액문(液門)	중저(中渚)	지구(支溝)	천정(天井)
족소양담경	금	수	목	화	토
	규음(竅陰)	협계(俠谿)	임읍(臨泣)	양보(陽輔)	양릉천(陽陵泉)
족궐음간경	목	화	토	금	수
	대돈(大敦)	행간(行間)	태충(太衝)	중봉(中封)	곡천(曲泉)

② 교회혈(交會穴)

경혈은 하나인데 여러 경맥이 서로 교차하여 회합하는 혈로 팔다리에 있다.

③ 팔회혈(八會穴)

장, 부, 근, 맥, 골, 수, 기, 혈의 정기가 모이는 곳으로 여덟 개의 혈이 있고 '회(會)'란 기가 회합한다는 의미이다.

팔회(八會)	경혈(經穴)	주치(主治)
장회(臟會)	장문(章門)	오장(五臟)의 병증
부회(腑會)	중완(中脘)	육부(六腑)의 병증
근회(筋會)	양릉천(陽陵泉)	운동계통 질환
맥회(脈會)	태연(太淵)	맥의 이상, 순환계 질환
골회(骨會)	대저(大杼)	뼈의 이상
수회(髓會)	현종(懸鍾)	골수의 이상
기회(氣會)	전중(膻中)	기(氣)의 이상, 정서적 질환
혈회(血會)	격유(膈兪)	혈의 이상

④ 하합혈(육합혈)

육부(六部)의 기(氣)가 하지의 족삼양경(足三陽經)과 합해진 경혈을 말하므로 육부의 병을 치료하며 위치는 다리에 있다.

부(腑)	경혈(經穴)	소속경
위	족삼리(足三里)	족양명위경
대장	상거허(上巨虛)	족양명위경
소장	하거허(下巨虛)	족양명위경
방광	위중(委中)	족태양방광경
삼초	위양(委陽)	족태양방광경
담	양릉천(陽陵泉)	족소양담경

(7) 취혈법

① 골도분촌법

뼈마디를 주요한 기준으로 삼아 촌수(寸數)를 정하고 비례로 환산하여 혈의 위치를 정하는 것으로 골도법(骨度法)이라고 하고 피술자의 몸을 기준으로 한다.

㉠ 두부(머리)

전발제에서 후발제 사이 : 12촌

양 두유사이(이마의 두 각 사이) : 9촌

㉡ 경부(목)

후발제에서 대추 사이 : 3촌

좌우 인영 사이 : 3촌

귀 뒤 두 완골 사이 : 9촌

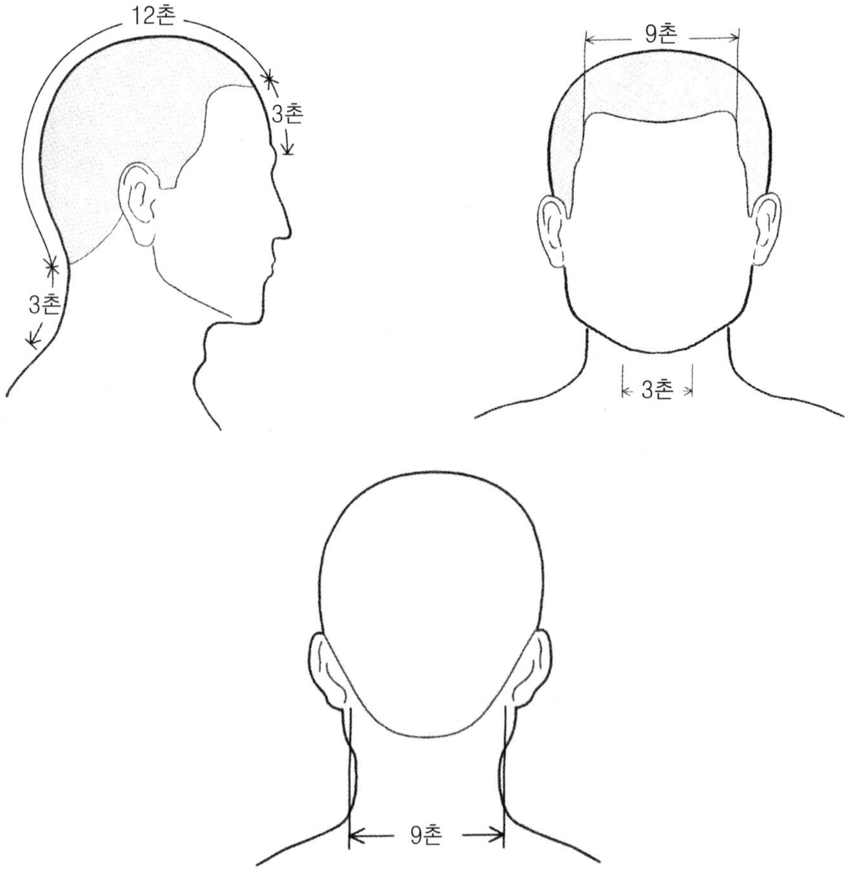

㉢ 흉복부(가슴, 배)

천돌에서 기골 사이 : 9촌

기골에서 배꼽 사이 : 8촌

배꼽에서 치골 사이 : 5촌

양 유두 사이 : 8촌

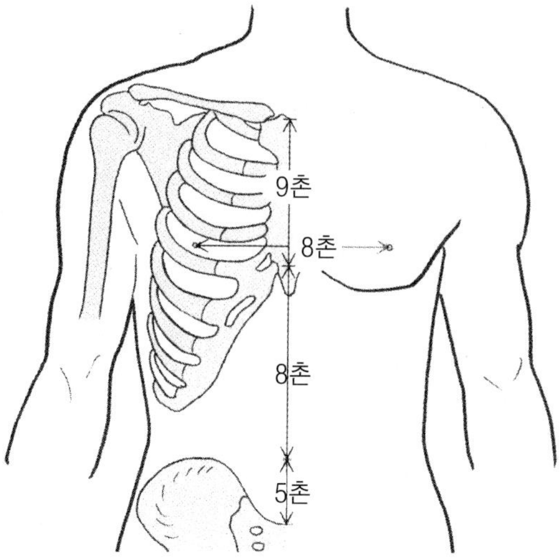

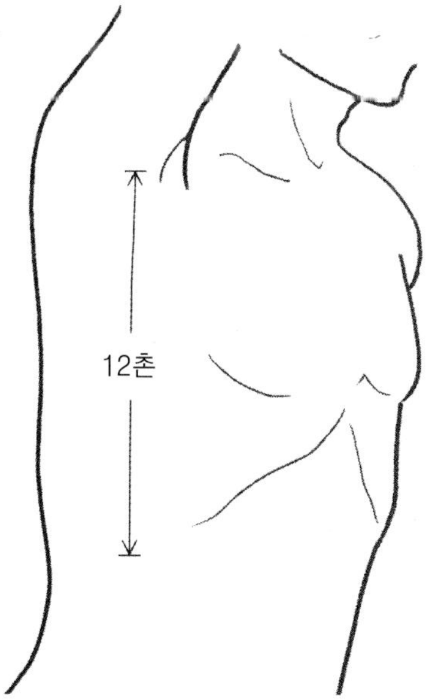

극천(겨드랑이 혈)에서 계륵(제 11늑골 끝, 장문혈) 사이 : 12촌

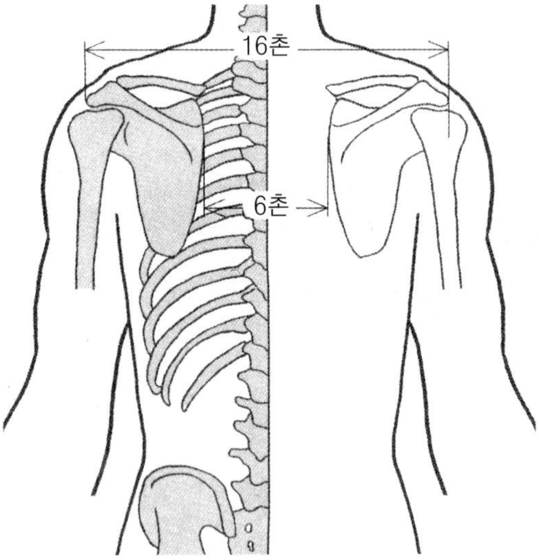

㉣ 요배부(등)

양 견갑골 내측연 사이 : 6촌

양 견갑봉 사이 : 16촌

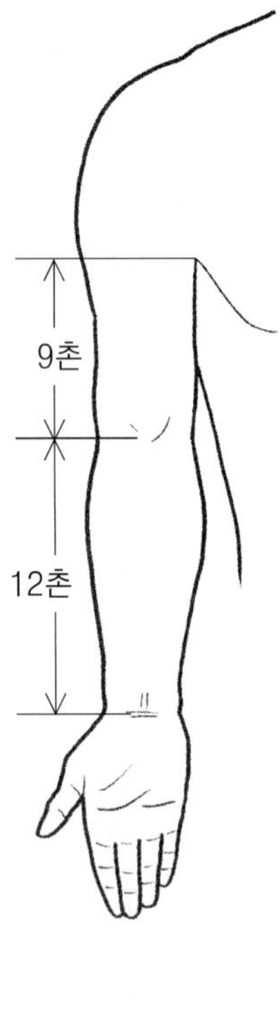

㉤ 상지(팔)

전액횡문두(겨드랑이 끝)에서 주와횡문(팔꿈치 횡문) 사이 : 9촌

주와횡문(팔꿈치 횡문)에서 완와횡문(팔목횡문) 사이 : 12촌

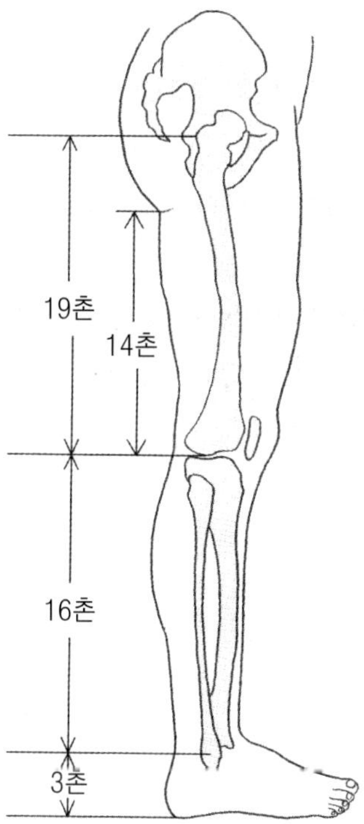

㉥ 하지(다리)

환도에서 독비(슬중, 무릎 중앙) 사이 : 19촌

독비에서 외과첨(바깥 복사뼈) 사이 : 16촌

외과첨에서 발바닥까지 : 3촌

승부(엉덩이 밑 주름)에서 오금횡문 사이 : 14촌

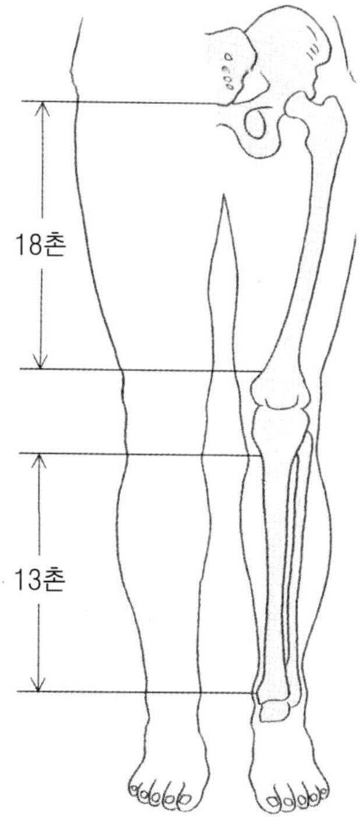

치골위에서 무릎 안쪽 위 사이 : 18촌

무릎 안쪽 아래에서 내과첨(안쪽 복사뼈) 사이 : 13촌

② 동신촌법(지촌법)

손가락의 일정한 비례를 이용하여 취혈하는 방법이다.

㉠ 중지동신촌법 :중지를 구부렸을 때 2번째 마디 안쪽의 횡문의 거리를 1촌으로 한다.

㉡ 모지동신촌법 : 엄지의 끝마디의 횡문의 거리를 1촌으로 한다.

㉢ 횡지동신촌법 : 중지의 둘째 관절을 기준으로 하여 2,3지 관절의 거리를 1.5촌, 2, 3, 4지 관절의 거리를 2촌이라 하고 2, 3, 4, 5지 관절의 거리를 3촌으로 한다.

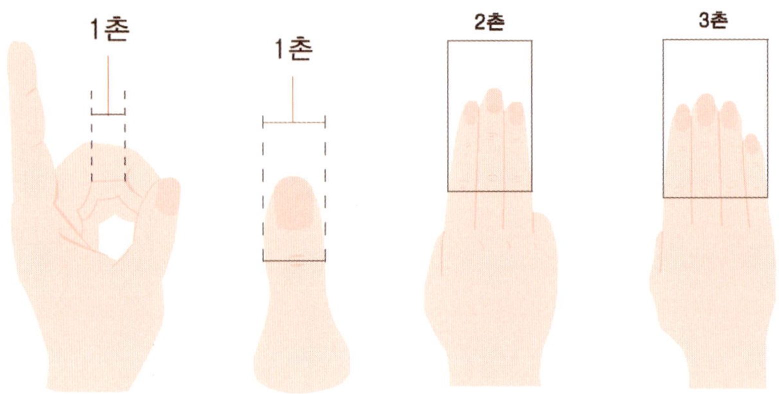

그림 2-7. 동신촌법(지촌법)

③ 약식 취혈법

간편하게 찾기 쉬운 방법으로 임상에서 많이 쓰인다.

㉠ 노궁 : 주먹을 쥐고 중지 끝이 손바닥에 닿는 부위

㉡ 풍시 : 대퇴골의 외측 중앙

㉢ 장문 : 늑골 끝

㉣ 열결 : 좌우 두 엄지와 식지를 벌려 교차한 뒤 한 손의 식지를 다른 한 손목의 두드러진 뼈에 올려놓으면 식지 끝에 오목한 곳

④ 기타

인체에 나타나는 자연표지를 이용하여 혈의 위치를 정하는 방법이다.

㉠ 고정표지 : 예) 코끝의 소료, 두 눈썹 중간에 인당, 두 유두 중간에 전중, 비골소두 앞 아래쪽에 양릉천, 제 7경추 극돌기 아래에 대추혈, 전・후발제의 0.5초 上에 각각 신정혈, 아문혈을 취한다.

㉡ 활동표지 : 관절, 근육, 피부의 활동으로 나타나는 구멍사이, 오목한 곳 등을 말한다.
예) 입을 벌려서 청궁, 팔을 굽혀서 생기는 주름 끝에서 곡지, 팔을 수평으로 벌리면 오목해지는 곳에서 견우와 견료, 엄지손가락을 뒤로 펴면 드러나는 두 힘줄 사이 오목한 곳에 양계혈을 취한다.

3 경락과 경혈의 실제

1. 수태음폐경(手太陰肺經)

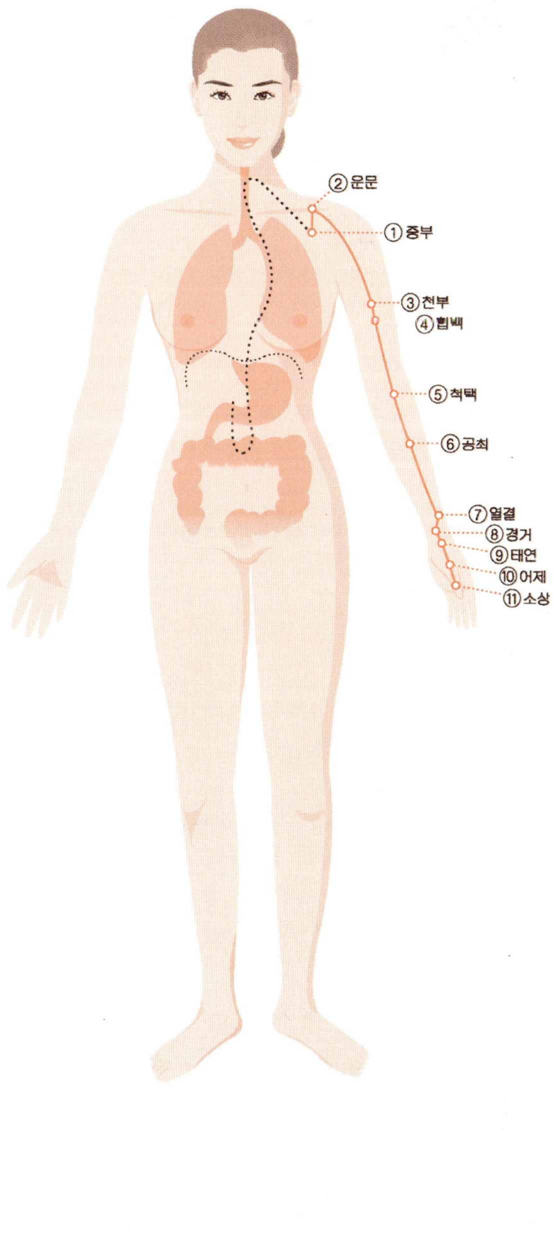

■ 수태음폐경의 경혈

음(陰)에 속하고 오행속성상 금(金)인 폐경에는 인체 좌우로 각각 11개씩의 경혈이 분포되어 있으며 어깨 앞쪽 중부혈에서 시작하여 엄지손가락의 소상혈에서 끝난다.

순번	경혈	주요혈	혈의 위치	취혈법
LU-1	중부 (中府)	폐경의 모혈	쇄골 1촌 아래 (흉부 정중앙선 양방 6촌, 운문 1촌 아래, 고방 2촌 옆)	
LU-2	운문 (雲門)		제 1늑골 위쪽 쇄골아래 오훼돌기내측 가슴살 들어간 곳 (중부 1촌 위, 선기 6촌 옆, 기호 2촌 옆)	
LU-3	천부 (天府)		액하 3촌 (상완이두근 바깥쪽, 척택 6촌 위)	전액횡문단과 척택을 연결한 선(9촌)
LU-4	협백 (俠白)		액하 4촌 (천부 1촌 아래, 척택 5촌 위)	
LU-5	척택 (尺澤)	합수혈	주횡문내측 팔꿈치의 주름 (상완이두근 요측)	팔꿈치를 약간 구부린 자세
LU-6	공최 (孔最)	극혈	완횡문 7촌 위(척택 5촌 아래)	주횡문과 완횡문사이 (12촌) 팔목안쪽
LU-7	열결 (列缺)	낙혈 팔맥교회혈	완횡문 1.5촌 위(태연 1.5촌 위)	
LU-8	경거 (經渠)	경금혈	완횡문 1촌 위(태연 1촌 위)	
LU-9	태연 (太淵)	원혈 (중 맥회) 수토혈	완횡문상(요골경상돌기의 내측)	
LU-10	어제 (魚際)	형화혈	적백육제(제1중수골 중간점)	
LU-11	소상 (少商)	정목혈	모지 요측지갑각 0.1촌	

■ 수태음폐경(手太陰肺經)의 주치증과 미용변증

경혈	주치증	미용변증
중부(中府, LU-1)	숨이 차거나 호흡곤란, 가슴통증, 늑간신경통, 천식, 폐렴, 기관지염	여드름, 부스럼, 탈모, 원형탈모증, 어깨나 유방이 당기는 증상
운문(雲門, LU-2)	가슴이 답답하고 숨쉬기 곤란한, 천식, 흉통, 오십견, 목의 부종	여드름, 알레르기성피부
천부(天府, LU-3)	고혈압, 팔 안쪽의 무력감, 코피, 상비통	
협백(俠白, LU-4)	심통, 심계항진, 헛구역질	피부의 건조, 피부의 무력
척택(尺澤, LU-5)	만성관절, 류마티즘, 오십견, 팔의 통증, 팔 안쪽의 부종 · 저림 · 통증	여드름, 민감 피부, 입과 목이 마르거나 통증
공최(孔最, LU-6)	치질, 천식, 팔꿈치와 상완의 압통	
열결(列缺, LU-7)	수관절 질환, 손바닥에 열, 손과 팔의 무력, 안면신경미비(삼치신경)	피부가 거칠고 건조해짐, 안면트러블, 피부노회
경거(經渠, LU-8)	손바닥의 열, 손목관절의 이상,	안면트러블
태연(太淵, LU-9)	기침, 담, 가슴통증, 호흡기계의 질환, 유행성감기, 피로감, 권대감, 민성관절	기미, 주근깨, 탈모, 눈의 질환
어제(魚際, LU-10)	위장과 간장과의 관계, 폭음, 폭식으로 인한 피곤 시	위열에 의한 피지과다, 땀이 많을 때
소상(少商, LU-11)	손에 열, 손가락과 손바닥이 아플 때	턱이 붓고 경결, 볼 부위의 염증성

■ 주요혈과 특정혈

주요혈		오수혈(오행혈)	
원혈(原穴)	태연(太淵)	정목혈(井木穴)	소상(少商)
낙혈(絡穴)	열결(列缺)	형화혈(滎火穴)	어제(魚際)
극혈(郄穴)	공최(孔最)	수토혈(輸土穴)	태연(太淵)
모혈(募穴)	중부(中府)	경금혈(經金穴)	경거(經渠)
배유혈(背兪穴)	폐유(肺兪)	합수혈(合水穴)	척택(尺澤)
맥회혈(脈會穴)	태연(太淵)		

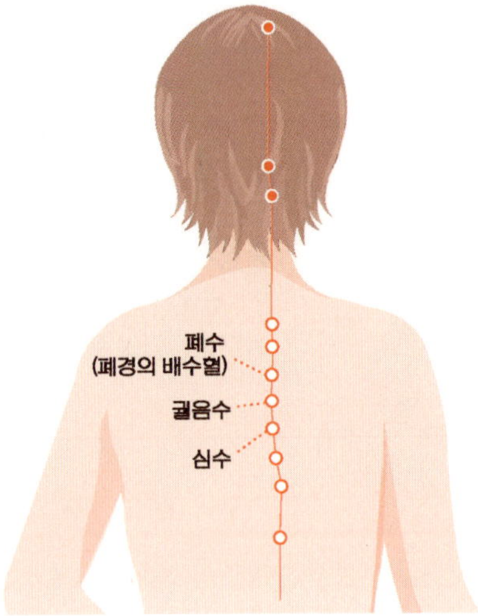
폐수
(폐경의 배수혈)
궐음수
심수

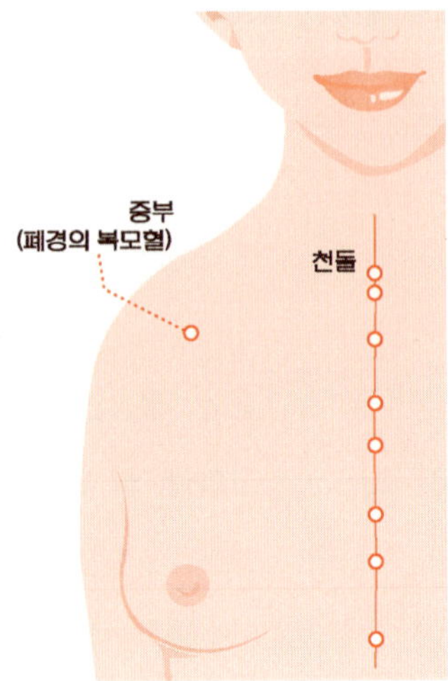
중부
(폐경의 복모혈)
천돌

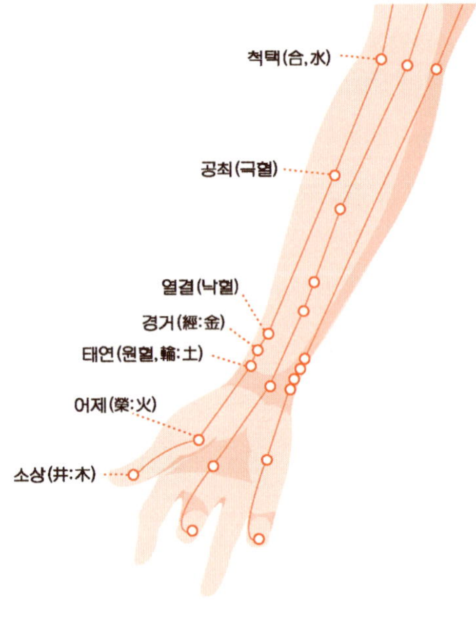
척택(合,水)
공최(극혈)
열결(낙혈)
경거(經:金)
태연(원혈,輸:土)
어제(滎:火)
소상(井:木)

1) 폐의 기능

(1) 기(氣)를 주관

(2) 기를 위로 올리고 흩트리는(선발) 기능
기를 아래로 내리는(숙강) 기능

(3) 수액(水液)의 운행과 배설시키는 통로

(4) 심(心)을 도와 혈액을 순환

(5) 피부를 윤택하게 하고 그 기능은 털(毛)에 관계

(6) 호흡을 담당하고 코는 호흡의 통로로서 폐호흡과 연결되고 콧물은 폐의 진액이 변화한 것이다.

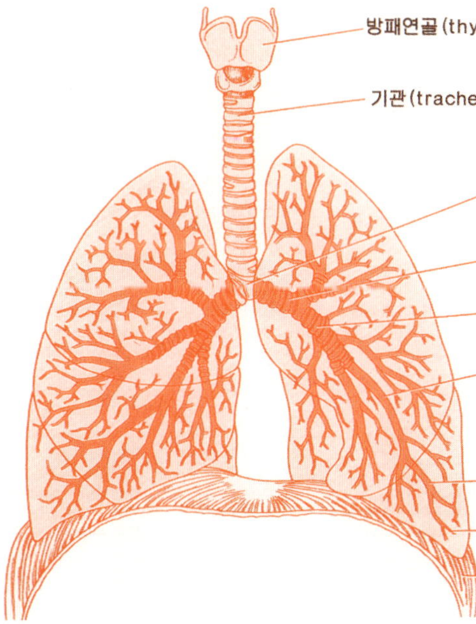

2) 폐경락와 미용과의 관계

폐는 오행상의 배속기관 중 피모(皮毛)가 속한다.

피부는 신진대사의 둔화로 자연보호막인 피지막의 형성이 좋지 않아서 표피층이 얇고 피부가 건조하고 예민하여 노화가 빨리 온다. 전체적인 피부는 흰색이지만 볼 부위가 특히 얇고 붉으며 예민하다. 민감성피부(알레르기와 모세혈관확장증)를 동반한다.

2. 수양명대장경(手陽明大腸經)

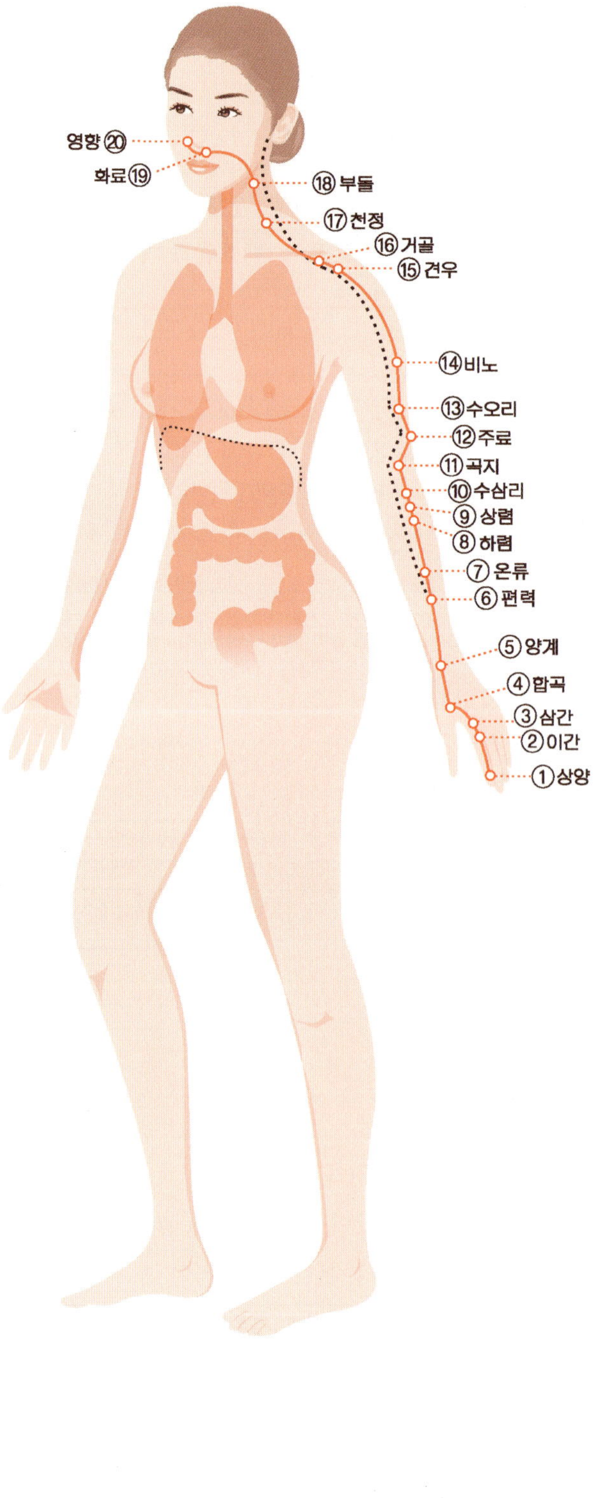

■ 수양명대장경

양(陽)에 속하고 오행속성상 금(金)인 대장경에는 인체 좌우로 각각 20개씩의 경혈이 분포되어 있으며 검지손가락 끝의 상양혈에서 시작하여 코 옆의 영향혈에서 끝난다.

순번	경혈	주요혈	혈의 위치	취혈법
LI-1	상양 (商陽)	정금혈	검지손가락 요측지갑각 0.1촌	
LI-2	이간 (二間)	형수혈	제2중수골과 검지손가락뼈 첫째마디 사이의 관절 앞 오목한 부위	주먹을 가볍게 쥔다.
LI-3	삼간 (三間)	수목혈	검지손가락뼈 관절 뒤 요측 오목한 부위	
LI-4	합곡 (合谷)	원혈	제2중수골의 중간 모지측	
LI-5	양계 (陽谿)	경화혈	손등부분 손목 근처의 두 힘줄사이의 오목한 곳(안관절 요골측)	모지를 위로 올린 자세
LI-6	편력 (偏歷)	낙혈	양계의 3촌 위	주횡문과 완횡문 사이(12촌) -양계와 곡지를 연결한 선
LI-7	온류 (溫溜)	극혈	양계의 5촌 위(편력의 2촌 위)	
LI-8	하렴 (下廉)		곡지의 4촌 아래	
LI-9	상렴 (上廉)		곡지의 3촌 아래(하렴의 1촌 위)	
LI-10	수삼리 (手三里)		곡지의 2촌 아래(상렴의 1촌 위)	
LI-11	곡지 (曲池)	합토혈	팔꿈치가로무늬 위쪽 끝나는 곳	팔꿈치를 구부려 손바닥을 가슴에 댄다.
LI-12	주료 (肘髎)		곡지의 1.5촌 뒤	
LI-13	수오리 (手五里)		곡지의 3촌 위	전액횡문단과 주횡문사이(9촌) 곡지와 어깨 위의 견우를 연결한 선
LI-14	비노 (臂臑)		곡지의 7촌 위	

LI-15	견우 (肩髃)		견봉돌기 아래 오목한 곳	팔꿈치를 구부리고 팔을 어깨높이로 든 자세
LI-16	거골 (巨骨)		쇄골 견봉 끝과 견갑극의 사이	
LI-17	천정 (天鼎)		부돌의 1촌 아래 (천돌의 외방 3촌 위)	반듯이 누운 자세나 앉아있는 자세
LI-18	부돌 (扶突)		후두융기 양방 3촌 옆 (인영의 1.5촌 옆)	
LI-19	화료 (禾髎)		수구(인중)의 0.5촌 옆	반듯이 누운 자세
LI-20	영향 (迎香)		비익 바깥쪽 0.5촌 옆	

■ 수양명대장경(手陽明大腸經)의 주치증과 미용변증

경혈	주치증	미용변증
상양(商陽, LI-1)	발열, 이명증, 난청, 인후통, 중풍, 치통, 손가락마비, 혈압항진	안면여드름, 피부건조, 턱 부분의 결절형 여드름
이간(二間, LI-2)	편도선염, 인후두염, 소아경풍	안면신경마비, 목의 주름
삼간(三間, LI-3)	검지가 붓고 아플 때, 삼차신경	안면부종, 입술건조, 볼 부위의 경직 또는 부종
합곡(合谷, LI-4)	두통, 치통, 잇몸통증, 구내염, 목의 부종, 시력저하, 귀울음, 신경통, 코피, 위경련, 복통, 변비, 설사, 저·고혈압, 안저출혈, 노인성백내장	여드름, 종기, 기미, 주근깨, 탈모, 두드러기, 피부소양증, 안면경직
양계(陽谿, LI-5)	소화불량, 치통, 두통, 안통, 손목통증, 이명증	알레르기, 여드름
편력(偏歷, LI-6)	중이염, 편도선염, 치통, 손등이 시큰거릴 때	안면신경으로 인한 안면마비
온류(溫溜, LI-7)	구강염, 설염, 급성복통, 하지통	안면경직, 피부종양
하렴(下廉, LI-8)	복통, 현운, 유선의 문제, 열	예민한 볼

상렴(上廉, LI-9)	반신불수, 견비통	팔 바깥쪽의 비대나 경직, 복부비만
수삼리 (手三里, LI-10)	잇몸과 치통, 팔의신경통, 안면마비, 위경련, 목의 부종, 편도선염, 설사, 당뇨 등	종기와 만성종양, 얼굴의 여드름, 부스럼, 습진
곡지(曲池, LI-11)	설사와 변비, 위하수, 어깨와 팔 · 가슴 · 머리의 통증	피부병, 당뇨병, 생리불순
주료(肘髎, LI-12)	상완부나 팔꿈치의 통증, 상지마비	상완의 비대, 여드름
수오리(手五里, LI-13)	폐렴, 류마티스, 상지운동마비	상복부 비대, 안면 홍조
비노(臂臑, LI-14)	오십견, 팔 · 손의 통증, 저림, 신경통, 교통사고로 인한 후유증, 손의 부종, 종기	팔과 손의 부종, 닭살, 종기, 팔의 비만
견우(肩髃, LI-15)	만성관절, 류마티즘, 오십견, 어깨 결림, 요통	두드러기나 음부에 생기는 홍색습진
거골(巨骨, LI-16)	어깨와 상완의 비대	습진, 열성여드름
천정(天鼎, LI-17)	목이 붓고 두꺼워짐, 인후염	열성여드름
부돌(扶突, LI-18)	혈압으로 인한 안면홍조, 기관지, 딸꾹질	코 양옆의 여드름
화료(禾髎, LI-19)	이하선염, 후각감퇴, 안면신경마비, 저작근 경련	코밑이 헐거나 코주변 여드름
영향(迎香, LI-20)	만성비염, 급성비염, 축농증, 콧물, 코막힘, 입냄새 등	안면신경통, 코와 입주변의 여드름, 피지과다

■ 주요혈과 특정혈

주요혈		오수혈(오행혈)	
원혈(原穴)	합곡(合谷)	정금혈(井金穴)	상양(商陽)
낙혈(絡穴)	편력(偏歷)	형수혈(滎水穴)	이간(二間)
극혈(郄穴)	온류(溫溜)	수목혈(輸木穴)	삼간(三間)
모혈(募穴)	천추(天樞)	경화혈(經火穴)	양계(陽谿)
배유혈(背兪穴)	대장유(大腸兪)	합토혈(合土穴)	곡지(曲池)

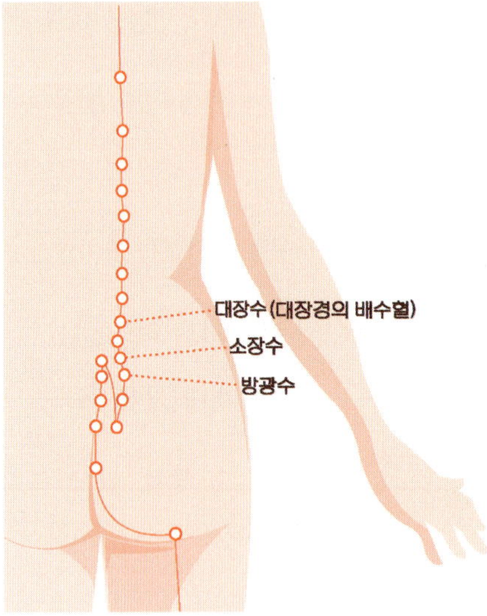
대장수(대장경의 배수혈)
소장수
방광수

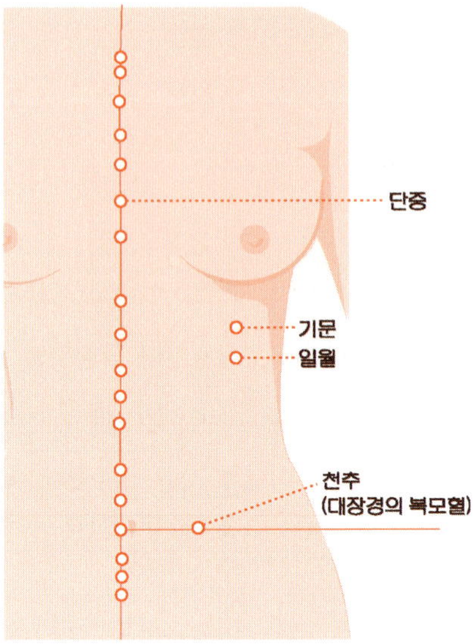
단중
기문
일월
천추
(대장경의 복모혈)

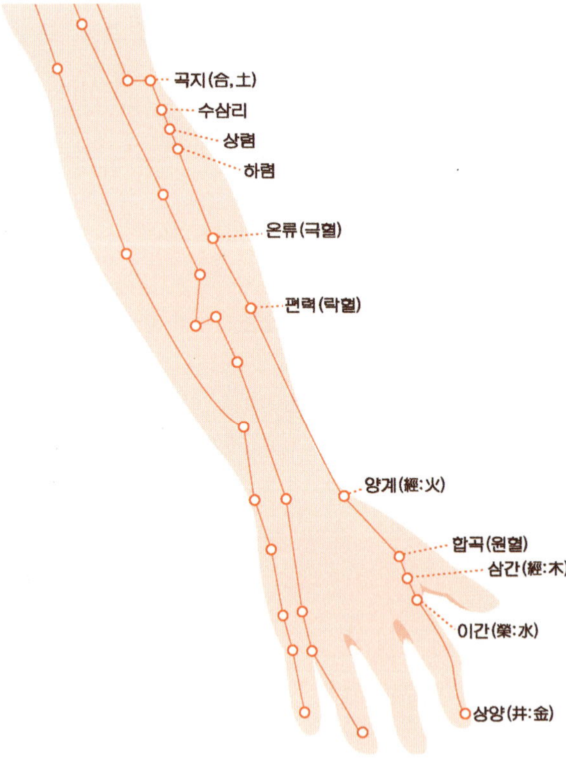
곡지(合,土)
수삼리
상렴
하렴
온류(극혈)
편력(락혈)
양계(經:火)
합곡(원혈)
삼간(經:木)
이간(滎:水)
상양(井:金)

1) 대장의 기능

(1) 수분을 흡수

(2) 소장으로부터 내려온 찌꺼기를 수송하고 대변을 배설하는 기능

(3) 몸에 열이 발생하면 열을 낮추기 위해 수분의 요구량이 증가하여 대장에서 수분을 많이 흡수하게 되면서 나타나는 증상은 변비증이 나타날 수 있다. 반대로 몸이 냉(冷)할 경우는 대장에서 수분을 덜 흡수하게 된다(설사증).

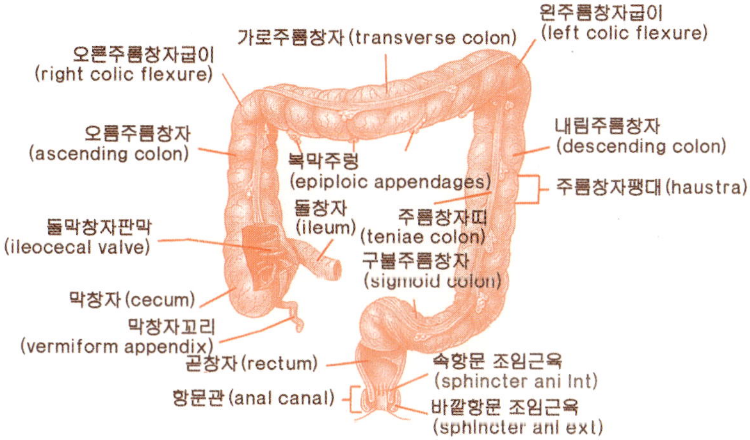

2) 대장경락과 미용과의 관계

대장경은 폐를 돕고 배설작용을 하며 변비, 코막힘, 복부의 가스, 눈의 피로, 목의 통증 등을 수반한다.

대장경의 대표적인 피부증상은 코와 턱주위의 여드름, 거칠고, 윤기가 없고, 황색의 피부이다. 전체적으로 피부의 탄력이 없고 아랫배가 비대해지고 팔뚝이 닭살과 함께 굵어진다. 경추7번의 주위가 단단하고 비대해진다.

※ 폐와 대장

폐와 대장은 오행으로 금(金)에 속하며 서로 음양의 표리관계를 이루고 있고 횡격막을 경계로 위아래에 위치한다.

맑은 것을 아래로 내리는 폐기의 숙강기능에 의해 대장의 수송기능이 발휘되어 대변이 배출된다.

폐는 호흡을 관리하고 폐와 대장은 기를 하강시키는 기능을 가지고 있어 폐와 대장의 기는 서로 통해 대장이 순조롭게 소통되면 폐의 기도 순조롭게 선발되어 호흡이 고르게 된다.

3. 족양명위경(足陽明胃經)

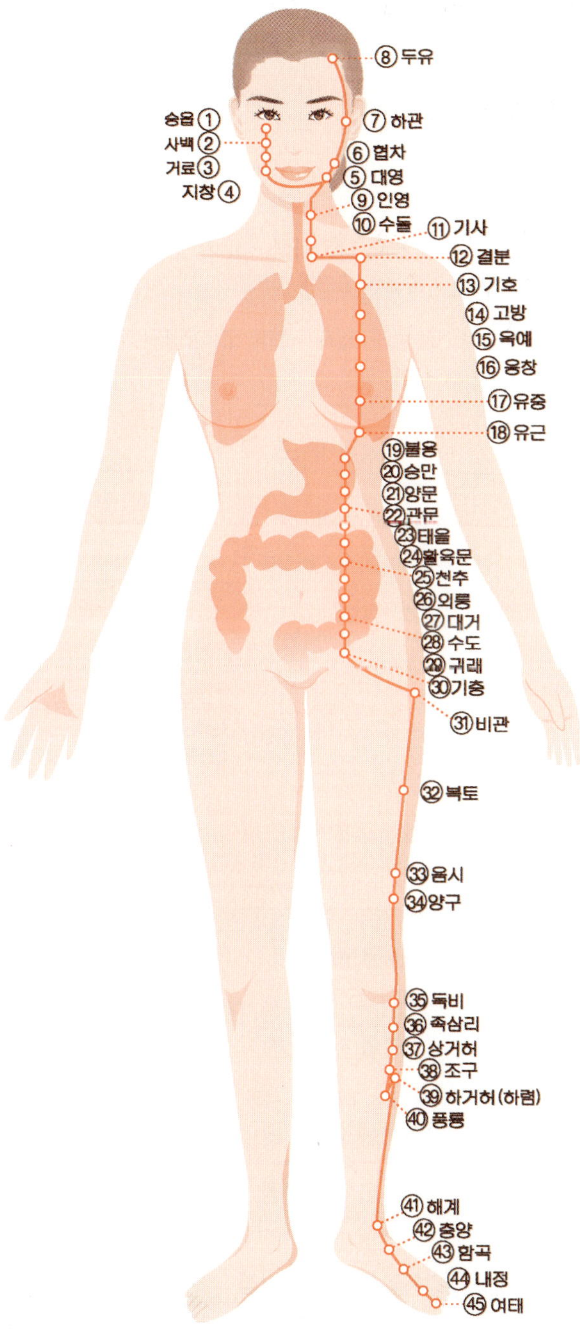

■ 족양명위경의 경혈

양(陽)에 속하고 오행속성상 토(土)인 위경에는 인체 좌우로 각각 45개씩의 경혈이 분포되어 있으며 눈 밑의 승읍혈에서 시작하여 둘째발가락 끝 여태혈에서 끝난다.

순번	경혈	주요혈	혈의 위치	취혈법
ST-1	승읍(承泣)		눈동자 0.7촌 아래	
ST-2	사백(四白)		눈동자 1촌 아래 (승읍의 0.3촌 아래)	정면으로 눈을 뜬 자세
ST-3	거료(巨髎)		눈동자 밑의 선과 코 아래의 선의 교차점	
ST-4	지창(地倉)		구각 끝의 0.4촌 옆	입을 다문 자세
ST-5	대영(大迎)		지창과 하악각을 이은선의 중간점 (협차의 0.5촌 아래)	
ST-6	협차(頰車)		교근의 제일 높은 곳	별명 : 협거
ST-7	하관(下關)		귀 앞의 권골궁 밑의 오목한 곳 (입을 벌리면 없어지고 입을 다물면 들어가는 곳)	입을 다문 자세
ST-8	두유(頭維)		신정 양방 4.5촌 옆 (액발각제의 0.5촌 뒤)	
ST-9	인영(人迎)		후두융기 양방 1.5촌 옆 (경동맥부)	
ST-10	수돌(水突)		인영과 기사의 중간점 (인영의 1촌 아래)	반듯이 누워서 턱을 약간 올린 자세
ST-11	기사(氣舍)		천돌의 바깥 1.5촌 옆 (인영의 2촌 아래)	
ST-12	결분(缺盆)		쇄골 위쪽 중간점 (유두의 직상부, 천돌의 양방 4촌 옆)	
ST-13	기호(氣戶)		쇄골 아래쪽 중간점 (유두의 직상부, 유부와 운문의 중간)	선기, 유부, 기호는 횡열선

ST-14	고방 (庫房)		제1늑간극으로 유두의 직상부(화개의 양방 4촌 옆, 욱중과 중부의 중간)	
ST-15	옥예 (屋翳)		제2늑간극으로 유두의 직상부 (자궁의 양방 4촌 옆)	
ST-16	응창 (膺窓)		제3늑간극으로 유두의 직상부 (옥당의 4촌 옆)	
ST-17	유중 (乳中)		유두 중앙(단중의 양방 4촌 옆)	
ST-18	유근 (乳根)		제5늑간극으로 유방의 직하부 (중정의 양방 4촌 옆)	중정, 보랑, 유근, 식두는 횡열선
ST-19	불용 (不容)		거궐의 2촌 옆(천추의 6촌 위)	
ST-20	승만 (承滿)		불용의 1촌 아래 (천추이 5촌 위, 상완이 2촌 옆)	
ST-21	양문 (梁門)		승만의 1촌 아래 (천추의 4촌 위, 중완의 2촌 옆)	누운 자세
ST-22	관문 (關門)		양문이 1촌 아래 (천추의 3촌 위, 건리의 2촌 옆)	
ST-23	태을 (太乙)		관문의 1촌 아래 (천추의 2촌 위, 하완의 2촌 옆)	
ST-24	활육문 (滑肉門)		태을의 1촌 아래 (천추의 1촌 위, 수분의 2촌 옆)	
ST-25	천추 (天樞)	대장경의 모혈	활육문의 1촌 아래 (배꼽의 2촌 옆)	
ST-26	외능 (外陵)		천추의 1촌 아래(음교의 2촌 옆)	
ST-27	대거 (大巨)		외능의 1촌 아래(석문의 2촌 옆)	관원, 기혈, 수도는 횡열선
ST-28	수도 (水道)		대거의 1촌 아래 (관원의 2촌 옆 기충 2촌 위)	
ST-29	귀래 (歸來)		수도의 1촌 아래(중극의 2촌 옆)	

ST-30	기충 (氣衝)		곡골의 2촌 옆(서혜인대의 안쪽 아래)	양다리를 쭉 펴고 반듯이 누운 자세, 횡골, 기충, 충문은 횡열선
ST-31	비관 (髀關)		전장골극의 수직선과 회음의 수평선의 교차점	양다리를 쭉 펴고 누운 자세나 옆으로 누운 자세
ST-32	복토 (伏兎)		슬개골 외상연 6촌 위 (양구의 4촌 위)	
ST-33	음시 (陰市)		슬개골 외상연 3촌 위 (양구의 1촌 위, 슬개골과 복토의 중간)	
ST-34	양구 (梁丘)	극혈	슬개골 외상연 2촌 위 (비경의 혈해의 반대편)	
ST-35	독비 (犢鼻)		슬개골 하연 (슬개골 인대 외측의 오목한 부위)	무릎을 구부린 자세
ST-36	족삼리 (足三里)	합토혈, 위의 하합혈	외슬안 3촌 아래에서 바깥으로 1촌 (경골 조면 외측 독비의 3촌 아래)	
ST-37	상거허 (上巨虛)	대장의 하합혈	족삼리 3촌 아래	슬중에서 외과첨까지 16촌
ST-38	조구 (條口)		족삼리 5촌 아래	
ST-39	하거허 (下巨虛)	소장의 하합혈	족삼리 6촌 아래	
ST-40	풍륭 (豊隆)	낙혈	조구의 외방 1촌 옆 (외과첨 8촌 위)	
ST-41	해계 (解谿)	경화혈	십자인대 사이	발목 중앙부위
ST-42	충양 (衝陽)	원혈	해계의 1.5촌 아래 발등의 제일 높은 곳(족배동맥부)	발등
ST-43	함곡 (陷谷)	수목혈	제2, 3발가락 사이 전방 1.5촌 위	
ST-44	내정 (內庭)	형수혈	제2, 3발가락 사이의 갈라진 부위	
ST-45	여태 (厲兌)	정금혈	제2발가락 외측지갑각 0.1촌	

■ 족양명위경(足陽明胃經)의 주치증과 미용변증

경 혈	주치증	미용변증
승읍(承泣, ST-1)	충혈, 염증성 안질환, 눈병, 야맹증, 눈물과다, 눈의 피로, 시력저하	눈주름, 눈가 늘어짐 방지
사백(四白, ST-2)	각막염, 근시, 축농증, 눈꺼풀떨림	눈주름, 눈가 늘어짐, 안면근육 경직
거료(巨髎, ST-3)	안면신경마비, 치통, 축농증, 비염	볼처짐 방지
지창(地倉, ST-4)	구안와사, 안면신경마비, 입이 헐거나 갈라짐	입꼬리 처짐
대영(大迎, ST-5)	구안와사, 안면신경마비, 이하선염, 치통	볼 늘어짐방지, 입냄새
협차(頰車, ST-6)	이하선염, 안면신경마비, 쉰 목소리, 악관절질환	턱선, 턱처짐과 턱여드름
하관(下關, ST-7)	치통, 턱 탈골, 잇몸염증	얼굴근육 뭉침 방지
두유(頭維, ST-8)	편두통, 시력감퇴, 뇌충혈, 삼차신경	두통으로 인해 푸석거리는 얼굴
인영(人迎, ST-9)	고혈압, 기관지천식, 갑상선종, 인후통	부종으로 인한 비만
수돌(水突, ST-10)	기관과 후두염, 목이 부을 때, 쉰 목소리	피부 알레르기
기사(氣舍, ST-11)	천식, 기침, 목이 부을 때, 어깨가 두꺼워질 때	목의 주름과 뻣뻣함
결분(缺盆, ST-12)	어깨의 비대, 연하곤란, 늑막염, 만성기관지염, 팔을 들어올리기 힘들 때	열성으로 인한 여드름
기호(氣戶, ST-13)	만성기관지염, 늑막염, 흉부 피부조직의 이상	안면홍조, 화열성 여드름
고방(庫房, ST-14)	호흡곤란, 기관지염, 뇌출혈	모공확장, 미간부위의 여드름
옥예(屋翳, ST-15)	흉부 · 늑간 부위의 비대, 기관지염, 유선염	피부의 예민, 안면홍조
응창(膺窓, ST-16)	흉부 · 늑간 부위의 비대	흉부를 맑게
유중(乳中, ST-17)	유방의 비대나 위축, 유즙분비, 유선염, 여성의 생리기능, 성기능	유방의 균형
유근(乳根, ST-18)	흉부의 팽만감, 유선염, 유즙분비 이상으로 오는 가슴비대나 위축, 늑간신경통	유방의 균형

불용(不容, ST-19)	상복부의 비대, 위통, 구토, 늑간 신경통	
승만(承滿, ST-20)	복부 팽만감, 급만성위염, 위통, 소화불량, 산통	
양문(梁門, ST-21)	급만성 위염, 위궤양, 위신경증	누런 안색
관문(關門, ST-22)	상복부 늘어짐, 비만, 식용감퇴, 위의 팽만감	누런 안색
태을(太乙, ST-23)	위통, 각기, 유노, 정신과질환	
활육문(滑肉門, ST-24)	급만성 신장염, 신경쇠약, 탈항, 소화불량, 십이지장궤양	허리가 두꺼워질 때
천추(天樞, ST-25)	복부의 비대, 늘어짐, 대장질환, 당뇨병	여드름, 맑은 안색, 턱주변 여드름, 복합성피부, 팔의 비만
외능(外陵, ST-26)	복통, 하복부비대, 생리불순, 월경통, 냉증으로 인한 하지비만	
대거(大巨, ST-27)	하복부의 비대, 하체의 비만, 복통, 방광염	
수도(水道, ST-28)	비뇨생식기의 질환, 신장염, 방광염, 고환염	턱주위의 여드름
귀래(歸來, ST-29)	서혜부경직, 허벅지비대	입주변의 탄력저하 · 색소변이
기충(氣衝, ST-30)	남녀 생식기질환, 복부의 팽만감, 난소염, 무월경, 월경통	입주변의 탄력저하 · 색소변이
비관(髀關, ST-31)	복부의 비대, 대퇴부의 경직	
복토(伏兎, ST-32)	복부의 비대, 근육통, 슬관절염, 중풍으로 인한 반신불수	대퇴부 상단의 셀룰라이트
음시(陰市, ST-33)	하복부의 냉증, 복부의 비대	한증 여드름, 복합성피부
양구(梁丘, ST-34)	유선염, 슬관절염, 위염, 위통, 설사	하체 특히, 대퇴부 비만, 볼의 여드름
독비(犢鼻, ST-35)	오금과 혈해 부위의 비대	
족삼리(足三里, ST-36)	식욕과다로 인한 비만, 복부비만, 경골외측 경질	체지방연소, 비만, 알레르기성 피부질환, 복합성피부
상거허(上巨虛, ST-37)	복통, 설사, 장염, 맹장염, 하퇴부 비대, 복부이완	여드름

조구(條口, ST-38)	하퇴부 비대, 발에 열증이나 한증, 슬관절염	
하거허(下巨虛, ST-39)	급만성 장염, 하지마비, 다리부종	입 주위 여드름
풍륭(豊隆, ST-40)	두통, 소아마비, 각기병, 하지비대에 강압	발의 부종, 비만
해계(解谿, ST-41)	전신비대, 종아리의 경직, 두통, 소아마비, 각기병	발의 부종, 장딴지의 경련, 비만, 안면부종
충양(衝陽, ST-42)	다리의 부종, 복부의 경직, 장딴지의 경련	발의 부종, 비만, 안면부종, 얼굴윤곽, 안면근육 경직
함곡(陷谷, ST-43)	결막염, 히스테리, 복통	안면부종, 습성여드름
내정(內庭, ST-44)	삼차신경통, 위염, 편도선염, 치통	안면부종, 볼 부위 여드름, 목의 비대
여태(厲兌, ST-45)	급만성 장염, 위통, 편도선염	부종에 의한 비만, 볼 부위 늘어짐, 안면부종

■ 주요혈과 특정혈

주요혈		오수혈(오행혈)	
원혈(原穴) 낙혈(絡穴) 극혈(郄穴) 모혈(募穴) 배유혈(背兪穴)	충양(衝陽) 풍륭(豊隆) 양구(梁丘) 중완(中脘) 위유(胃兪)	정금혈(井金穴) 형수혈(滎水穴) 수목혈(輸木穴) 경화혈(經火穴) 합토혈(合土穴)	여태(厲兌) 내정(內庭) 함곡(陷谷) 해계(解谿) 족삼리(足三里)

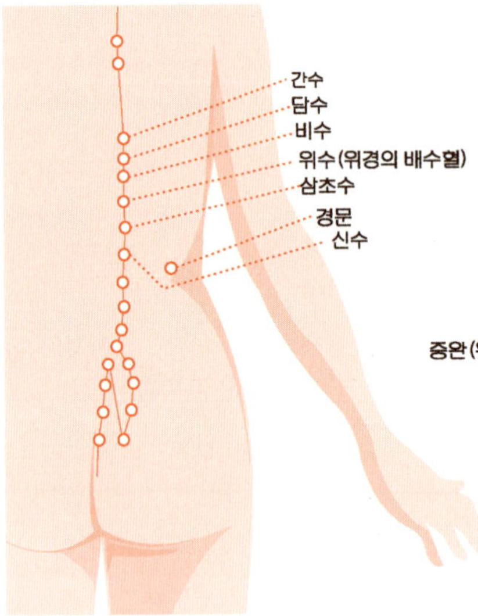
간수
담수
비수
위수(위경의 배수혈)
삼초수
경문
신수

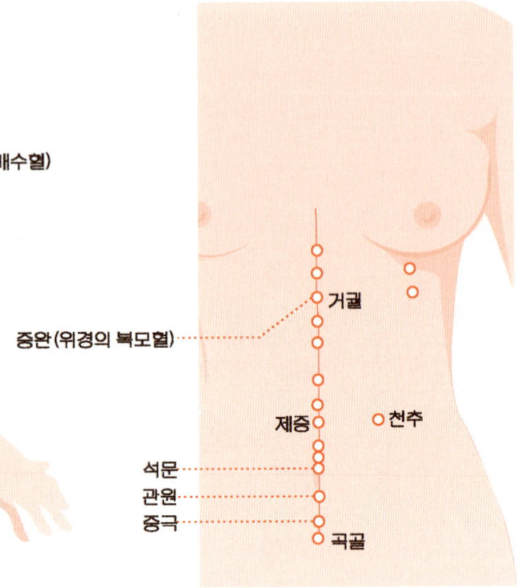
거궐
중완(위경의 복모혈)
제중
천추
석문
관원
중극
곡골

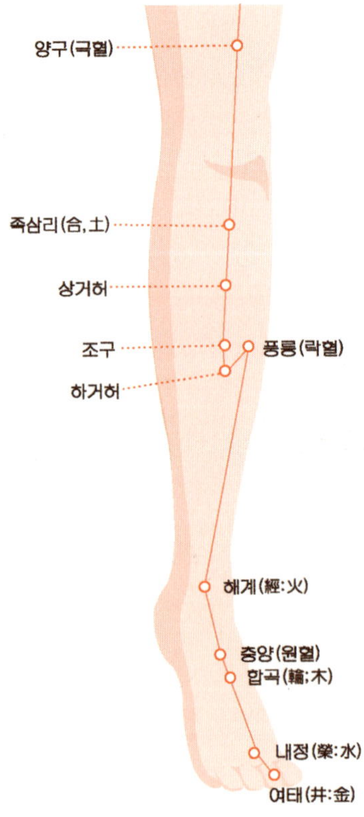
양구(극혈)
족삼리(合,土)
상거허
조구
풍룡(락혈)
하거허
해계(經:火)
충양(원혈)
함곡(輸:木)
내정(滎:水)
여태(井:金)

1) 위의 기능

(1) 인체에 필요한 기혈진액은 모든 음식물로부터 얻어지므로 위는 수곡기혈(水穀氣血)의 바다라고 한다.
(2) 소화관의 총칭으로 횡격막의 아래에 위치한다.
(3) 위의 기는 탁한 것을 아래로 내려 통하게 하는 강탁(降濁)기능을 주관하여 소화하고 남은 찌꺼기를 소장을 거쳐 대장으로 내려 보내 배출하게 한다
(위의 기가 하강하지 못하고 위로 올라가면 토하고 트림하고 메스꺼운 증상 등이 발생하게 된다).

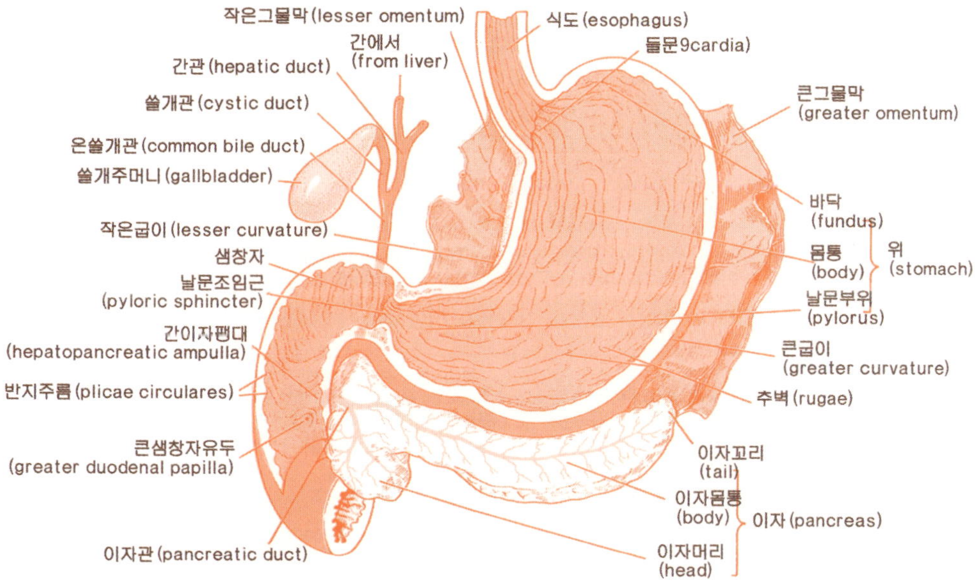

2) 위경락과 미용과의 관계

얼굴에는 많은 경혈들이 있는데 위경락이 차지하는 범위가 크다. 위경락은 얼굴의 볼을 따라 U자형을 차지하고 이 부위의 모공이 넓고 피지와 여드름성 요소가 있는 복합성피부 유형을 나타낼 수 있다.

4. 족태음비경(足太陰脾經)

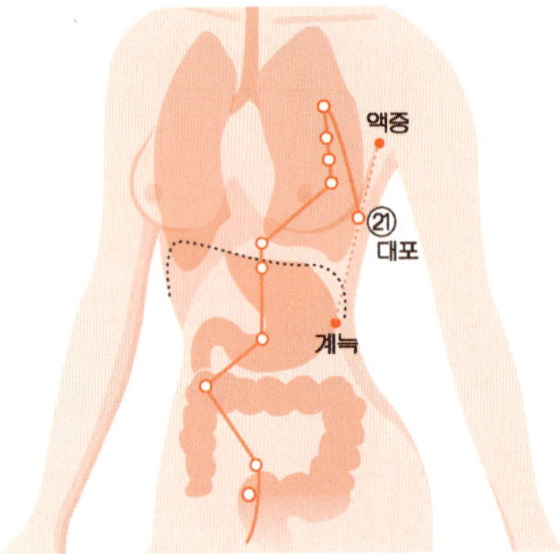

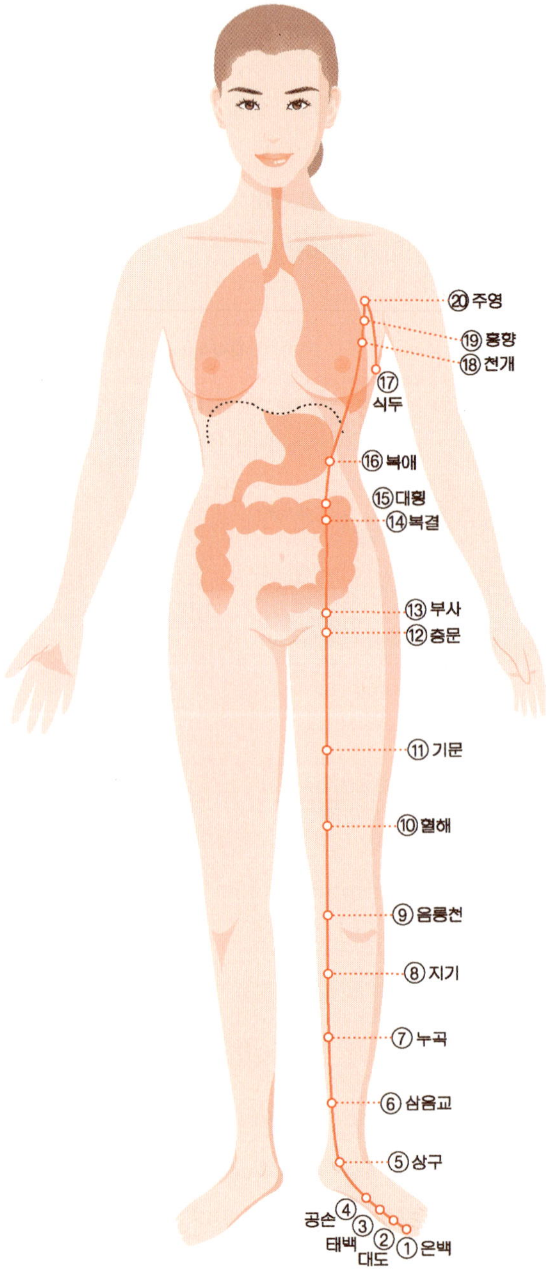

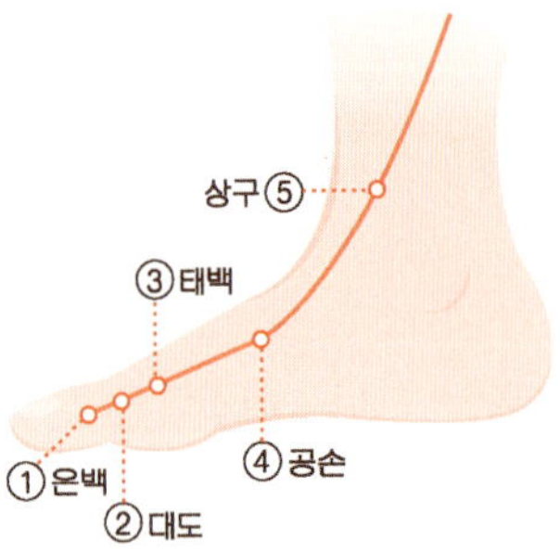

■ 족태음비경

음(陽)에 속하고 오행속성상 토(土)인 비경에는 인체 좌우로 각각 21개씩의 경혈이 분포되어 있으며 엄지발가락 끝의 은백혈에서 시작하여 옆구리의 대포혈에서 끝난다.

순번	경혈	주요혈	혈의 위치	취혈법
SP-1	은백(隱白)	정목혈	족모지 내측지갑각 0.1촌	
SP-2	대도(大都)	형화혈	족모지 제1절의 후내측부	엄지발가락을 구부리면 생기는 횡문 중 뒤
SP-3	태백(太白)	수토혈, 원혈	제1척골 내측의 하연	
SP-4	공손(公孫)	낙혈, 팔맥교회혈-충맥	제1중족골 기저부 전하연의 후방 1촌	
SP-5	상구(商丘)	경금혈	내과의 앞쪽 끝나는 곳의 오목한 부위	
SP-6	삼음교(三陰交)		내과첨의 3촌 위	
SP-7	누곡(漏谷)		내과첨의 6촌 위(삼음교의 3촌 위)	내과첨과 음릉천사이(13촌)경골 후연
SP-8	지기(地機)	극혈	내과첨의 10촌 위(음릉천의 3촌 아래)	
SP-9	음릉천(陰陵泉)	합수혈	경골 후연과 비복근 사이의 오목한 부위(양릉천과 맞서는 부위)	무릎을 구부린 자세
SP-10	혈해(血海)		슬개골 내측 상연 2촌	치골결합상연부와 슬개골 상연사이(18촌)
SP-11	기문(箕門)		혈해의 6촌 위(슬개골 내측 상연 8촌)	
SP-12	충문(衝門)		곡골의 4촌 옆(대횡의 5촌 아래)	
SP-13	부사(府舍)		충문의 0.7촌 위(대횡의 4.3촌 아래)	
SP-14	복결(腹結)		부사의 3촌 위(대횡의 1.3촌 아래)	

SP-15	대횡 (大橫)		제중(배꼽)의 4촌 옆 (천추의 2촌 옆)	
SP-16	복애 (腹哀)		건리의 4촌 옆(대횡의 3촌 위)	
SP-17	식두 (食竇)		유근의 2촌 옆(중정의 6촌 옆)	제5늑간극
SP-18	천계 (天谿)		유중의 2촌 옆(단중의 6촌 옆)	제4늑간극
SP-19	흉향 (胸鄕)		응창의 2촌 옆(옥당의 6촌 옆)	제3늑간극. 옥당, 영허, 응창, 흉향은 횡열선
SP-20	주영 (周榮)		옥예의 2촌 옆(자궁의 6촌 옆)	자궁, 신장, 옥예, 주영은 횡열선
SP-21	대포 (大包)	비의 대락	겨드랑이 6촌 아래	겨드랑이 중앙과 제11늑골의 전단 사이(12촌)

■ 족태음비경(足太陰脾經)의 주치증과 미용변증

경혈	주치증	미용변증
은백(隱白, SP-1)	하지냉증, 월경과다, 하복부팽만, 빈혈, 복부비만	눈밑 처짐, 눈꺼풀의 비립종, 눈의 염증
대도(大都, SP-2)	팔, 다리의 비만, 상복부 비대, 위경련, 하지마비	습열성 여드름
태백(太白, SP-3)	변비, 복부비만	누런안색
공손(公孫, SP-4)	위통, 구토, 복통, 설사, 이질	안면부종, 피부탄력저하
상구(商丘, SP-5)	복창, 설사, 변비, 황달, 족과통, 부종, 치질, 하지부종	
삼음교 (三陰交, SP-6)	비뇨, 생식기계의 질환, 무릎위쪽의 비대, 발목이 부종, 하지내측의 비대	근육의 노화방지
누곡(漏谷, SP-7)	하지냉증, 다리의 근력저하, 엉덩이 늘어짐, 다리내측이 꺼지고 힘이 없어짐	근육의 노화방지
지기(地機, SP-8)	월경통, 허리 급성병, 무릎통증	근육의 노화방지

음릉천(陰陵泉, SP-9)	슬관절, 류마티스, 수종, 하복부 늘어짐	
혈해(血海, SP-10)	혈액순환장애, 생리통, 자궁내막염, 하체 비만, 요실금, 요로염, 무릎통증, 무릎안쪽 비대, 과식 폭식에 의한 비만	습성여드름, 복합성피부
기문(箕門, SP-11)	남녀 생식기병, 비만, 요도염, 고관절통, 혈해부위 비대	습에 의한 비만
충문(衝門, SP-12)	서혜부 및 하복부 경결, 탈장, 복수, 복부 및 대퇴부의 비만	
부사(府舍, SP-13)	허리 비대, 하복부 경결	변비로 인한 피부트러블
복결(腹結, SP-14)	복통, 설사, 대장염, 소장염, 배꼽주위의 통증, 산통, 변비, 늑간부위 융기, 상복부의 비대	
대횡(大橫, SP-15)	설사, 변비, 복통, 복막염, 하복부비대, 하복부의 경결	변비로 인한 피부트러블
복애(腹哀, SP-16)	담낭염, 황달, 상복부 비대, 소화불량, 복통, 변비, 이질	
식두(食竇, SP-17)	천식, 구토, 트림, 딸꾹질, 가슴부위 위축 또는 비대	흉부의 피부이상
천계(天谿, SP-18)	기관 · 기관지염, 기침, 심장질환	안면홍조
흉향(胸鄕, SP-19)	가슴비대, 늑간신경통, 하지비대	
주영(周榮, SP-20)	기침, 폐렴, 늑간신경통, 가슴비대	피부건조, 안면예민 또는 홍조
대포(大包, SP-21)	천식, 늑막염, 폐결핵, 심장병, 사지무력, 습에 의한 비대	

■ 주요혈과 특정혈

주요혈		오수혈(오행혈)	
원혈(原穴)	태백(太白)	정목혈(井木穴)	은백(隱白)
낙혈(絡穴)	공손(公孫) 대포(大包)	형화혈(滎火穴)	대도(大都)
극혈(郄穴)	지기(地機)	수토혈(輸土穴)	태백(太白)
모혈(募穴)	장문(章門)	경금혈(經金穴)	상구(商丘)
배유혈(背兪穴)	비유(脾兪)	합수혈(合水穴)	음릉천(陰陵泉)

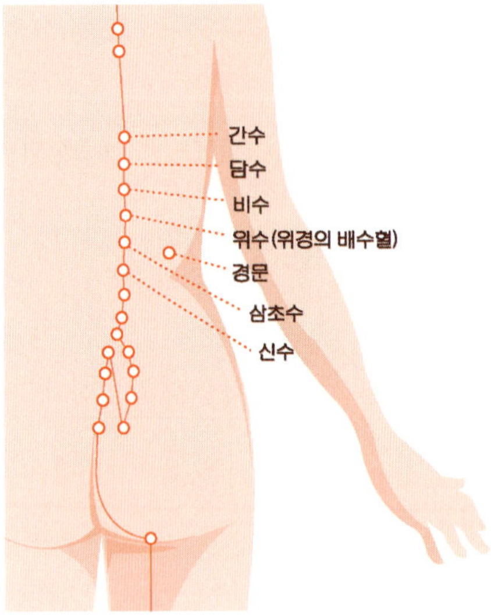
간수
담수
비수
위수(위경의 배수혈)
경문
삼초수
신수

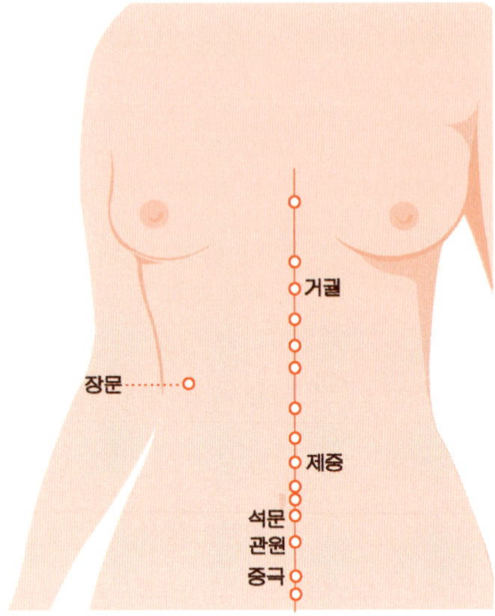
거궐
장문
제중
석문
관원
중극

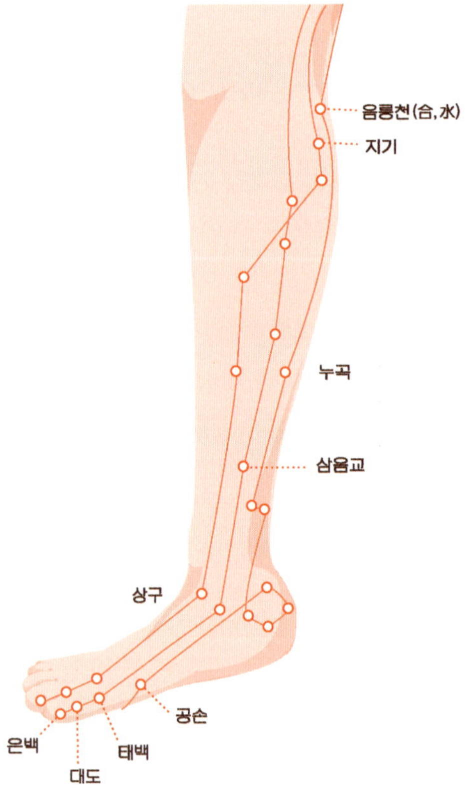
음릉천(合,水)
지기
누곡
삼음교
상구
공손
은백
태백
대도

1) 비의 기능

(1) 비는 운화(運化)기능을 주관한다.

운화는 음식물을 소화하고 영양물질과 에너지로 변화시키는 기능으로 이 기능이 정상적이면 소화·흡수 기능이 원활하고 기혈진액의 생성에 필요한 영양이 공급되며 온 몸의 장부와 조직에 필요한 에너지가 제공된다.

(2) 비는 기혈을 생성하는 원천이며 혈액이 혈맥 속을 운행하는 것을 주관한다.

(3) 비는 수곡정기를 상승시켜 심과 폐가 수곡정기와 청기로 기혈을 생성하게 한다.

(4) 입과 입술은 음식물을 받아들이는 곳이므로 비위와 밀접한 기관이다.

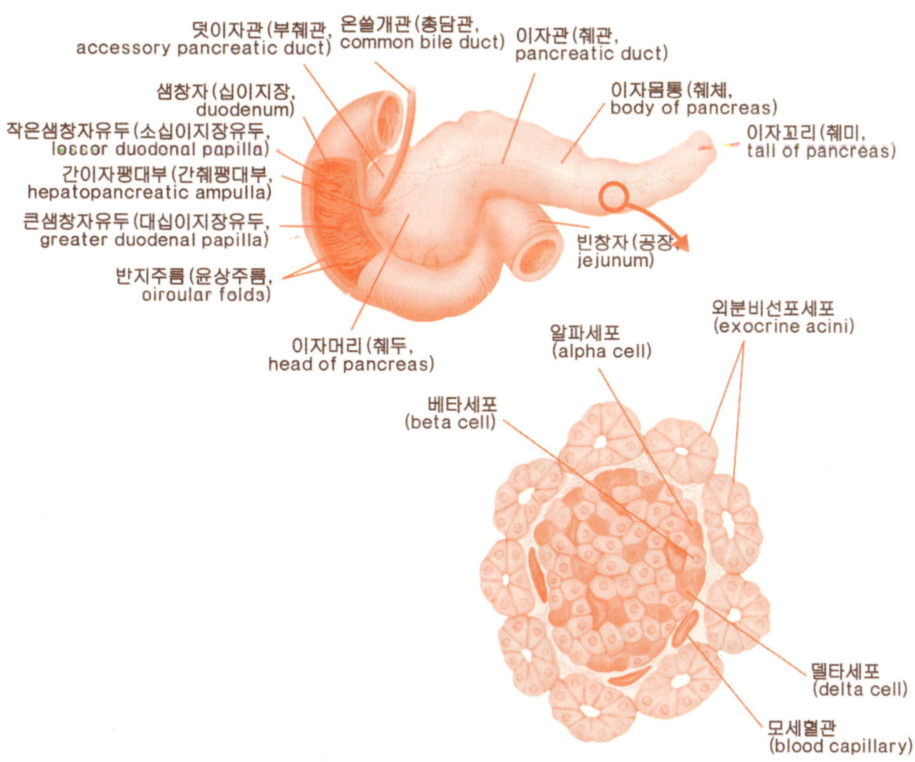

2) 비장경락과 미용과의 관계

비의 기능은 영양과 수분을 흡수하고 전신에 공급하는 역할을 하므로 미용적으로 비만에 영향을 주는데 특히 복부와 무릎 윗부분에 문제가 많다. 피부는 전체적으로 황색을 나타내고 복합성피부, 탄력저하 등이 나타난다. 수분의 공급이 원활하지 않으면 비습으로 인해 부종이 발생할 수 있다.

※ 비와 위

비와 위는 오행으로 토(土)에 속하며 서로 음양의 표리관계를 이루고 있다.
위는 음식물을 받아들여 소화하고 비가 수곡정미를 생성하게 하고, 이것이 위의 활동에 필요한 에너지로 공급된다. 비는 기를 상승시켜 수곡정미가 온 몸으로 퍼질 수 있게 하고, 위는 기를 하강시켜 음식물과 찌꺼기를 수송할 수 있다.

5. 수소음심경(手少陰心經)

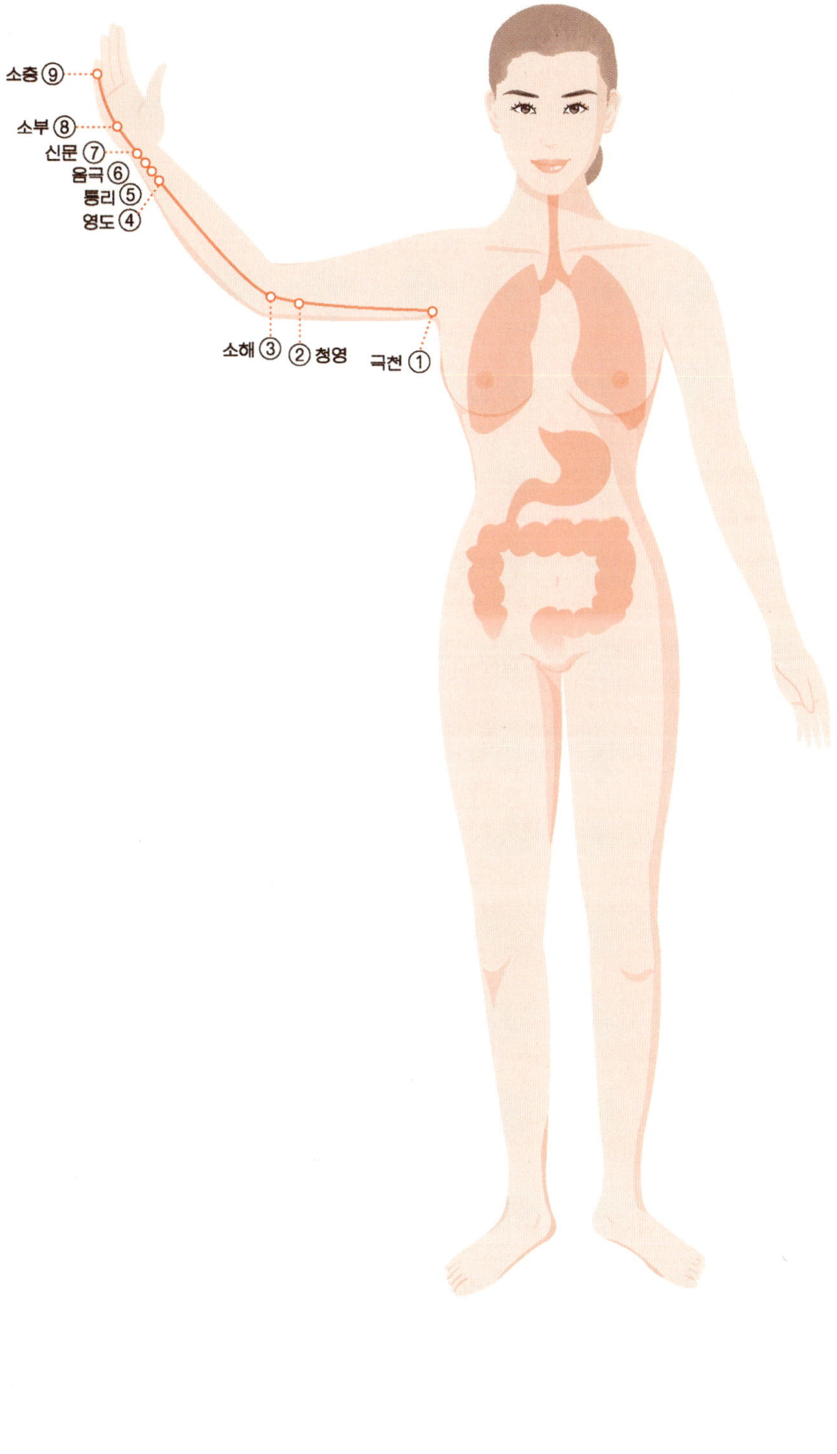

■ 수소음심경의 경혈

음(陽)에 속하고 오행속성상 화(火)인 심경에는 인체 좌우로 각각 9개씩의 경혈이 분포되어 있으며 겨드랑이 아래의 극천혈에서 시작하여 새끼손가락의 소충혈에서 끝난다.

순번	경혈	주요혈	혈의 위치	취혈법
HT-1	극천 (極泉)		겨드랑이 중앙(액동맥부)	겨드랑이를 벌린 자세
HT-2	청령 (靑靈)		소해의 3촌 위	
HT-3	소해 (少海)	합수혈	팔을 구부렸을 때 생기는 안쪽 횡문의 끝	팔꿈치를 구부린 자세
HT-4	영도 (靈道)	경금혈	완횡문(손목횡문)의 척측 1.5촌 위 (동맥부)	완횡문과 주횡문 사이(12촌)
HT-5	통리 (通里)	낙혈	완횡문(손목횡문)의 척측 1촌 위 (동맥부)	
HT-6	음극 (陰郄)	극혈	완횡문(손목횡문)의 척측 0.5촌 위 (동맥부)	
HT-7	신문 (神門)	원혈, 수토혈	완횡문(손목횡문)의 척측(동맥부)	
HT-8	소부 (少府)	형화혈	주먹을 쥐고 새끼손가락의 끝 (제4, 5 중수골 사이)	노궁과 횡열
HT-9	소충 (少衝)	정목혈	새끼손가락의 요측지갑각 0.1촌	

■ 수소음심경(手少陰心經)의 주치증과 미용변증

경 혈	주치증	미용변증
극천(極泉, HT-1)	상완내측과 가슴부위의 비대, 가슴의 처짐	여드름, 유방의 비대
청령(靑靈, HT-2)	상완내측의 비대, 가슴의 처짐	여드름
소해(少海, HT-3)	상완과 하완내측의 경결 또는 비대, 심통, 척골신경통, 늑간신경통, 임파선염	신경성여드름
영도(靈道, HT-4)	하완내측의 경결 또는 비대	미간부위의 여드름
통리(通里, HT-5)	월경과다, 신경쇠약, 언어장애, 편도선, 중풍	신경성여드름, 안면홍조
음극(陰郄, HT-6)	협심증, 과로로 인한 코피, 급성질환에 효과	신경성여드름, 안면홍조
신문(神門, HT-7)	신경허약, 건망증, 불면증	여드름, 얼굴이 달아오르고 홍조
소부(少府, HT-8)	풍습성심장병, 부정맥, 협심통, 긴장으로 손바닥에 땀, 전완의 통증이나 비대	신경성 여드름
소충(少衝, HT-9)	심계항진, 심통, 히스테리, 고열, 고혈압, 중풍, 뇌출혈	열성 여드름

■ 주요혈과 특정혈

주요혈		오수혈(오행혈)	
원혈(原穴)	신문(神門)	정목혈(井木穴)	소충(少衝)
낙혈(絡穴)	통리(通里)	형화혈(滎火穴)	소부(少府)
극혈(郄穴)	음극(陰郄)	수토혈(輸土穴)	신문(神門)
모혈(募穴)	거궐(巨闕)	경금혈(經金穴)	영도(靈道)
배유혈(背兪穴)	심유(心兪)	합수혈(合水穴)	소해(少海)

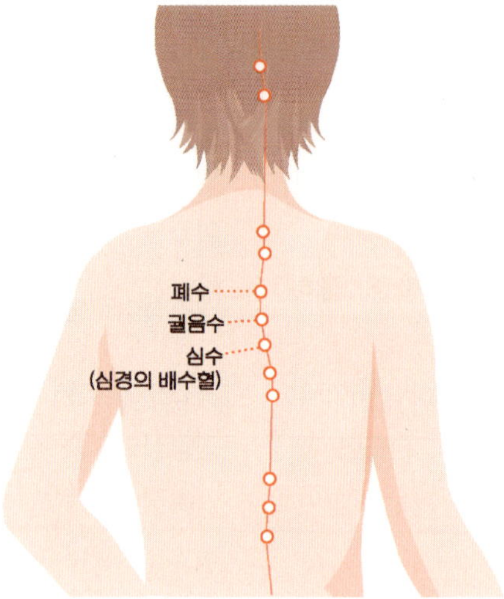
폐수
궐음수
심수
(심경의 배수혈)

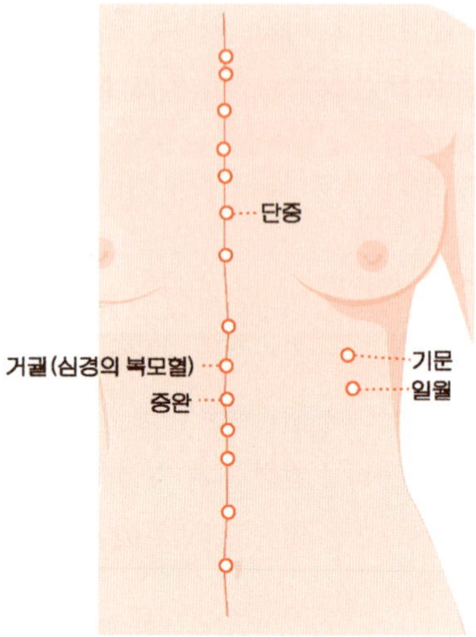
단중
거궐(심경의 복모혈)
중완
기문
일월

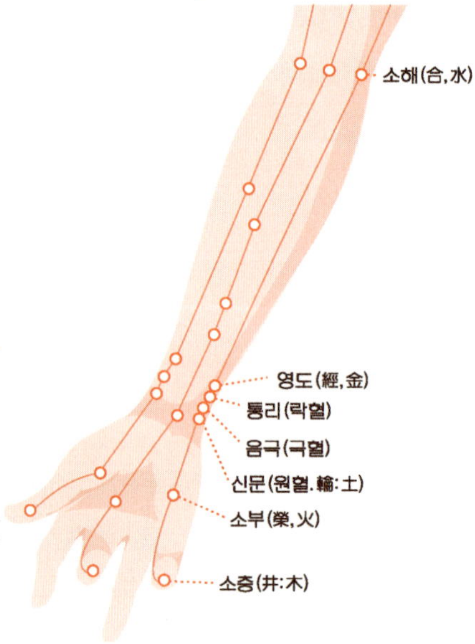
소해(合,水)
영도(經,金)
통리(락혈)
음극(극혈)
신문(원혈.輸:土)
소부(榮,火)
소충(井:木)

1) 심장의 기능

(1) 순환계의 중추적 기관이다.

(2) 혈의 통로인 혈맥을 통해 혈액을 운반하고 순환시켜 전신의 기능 활동을 정상으로 유지한다.

(3) 감정의 변화에 의한 생리적인 변화에 영향을 받으므로 정신작용을 주관한다.

(4) 심의 기능은 얼굴에 나타나고 혀에 영향을 준다.

(5) 심의 액은 땀이다.

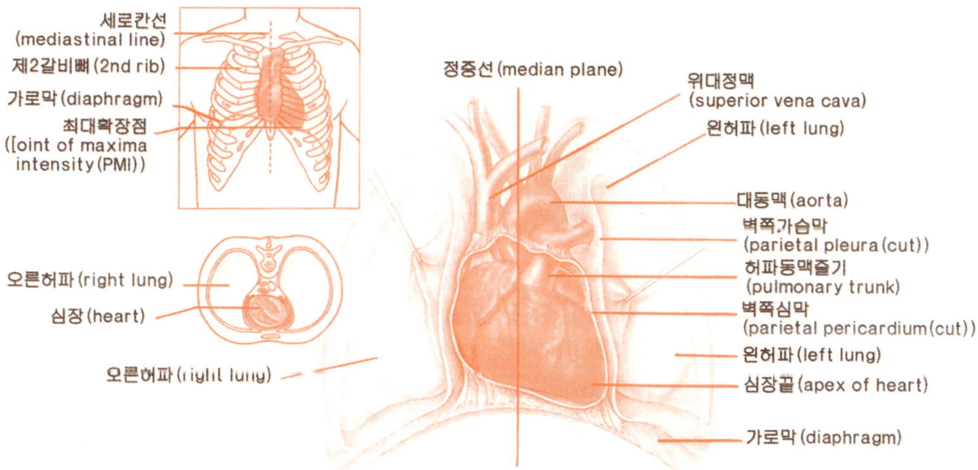

2) 심장경락과 미용과의 관계

심경은 혈액순환과 전신적인 부분에 관여하는데 피부의 이상 현상의 원인은 혈액순환의 둔화와 정신적 스트레스로 나누어 볼 수 있다.

혈액순환의 둔화와 신진대사의 불균형은 모낭의 과각화 현상 등으로 여드름성 요소가 유발되고 열기의 발산으로 피부가 곱거나 매끄럽지 못하다.

6. 수태양소장경(手太陽少腸經)

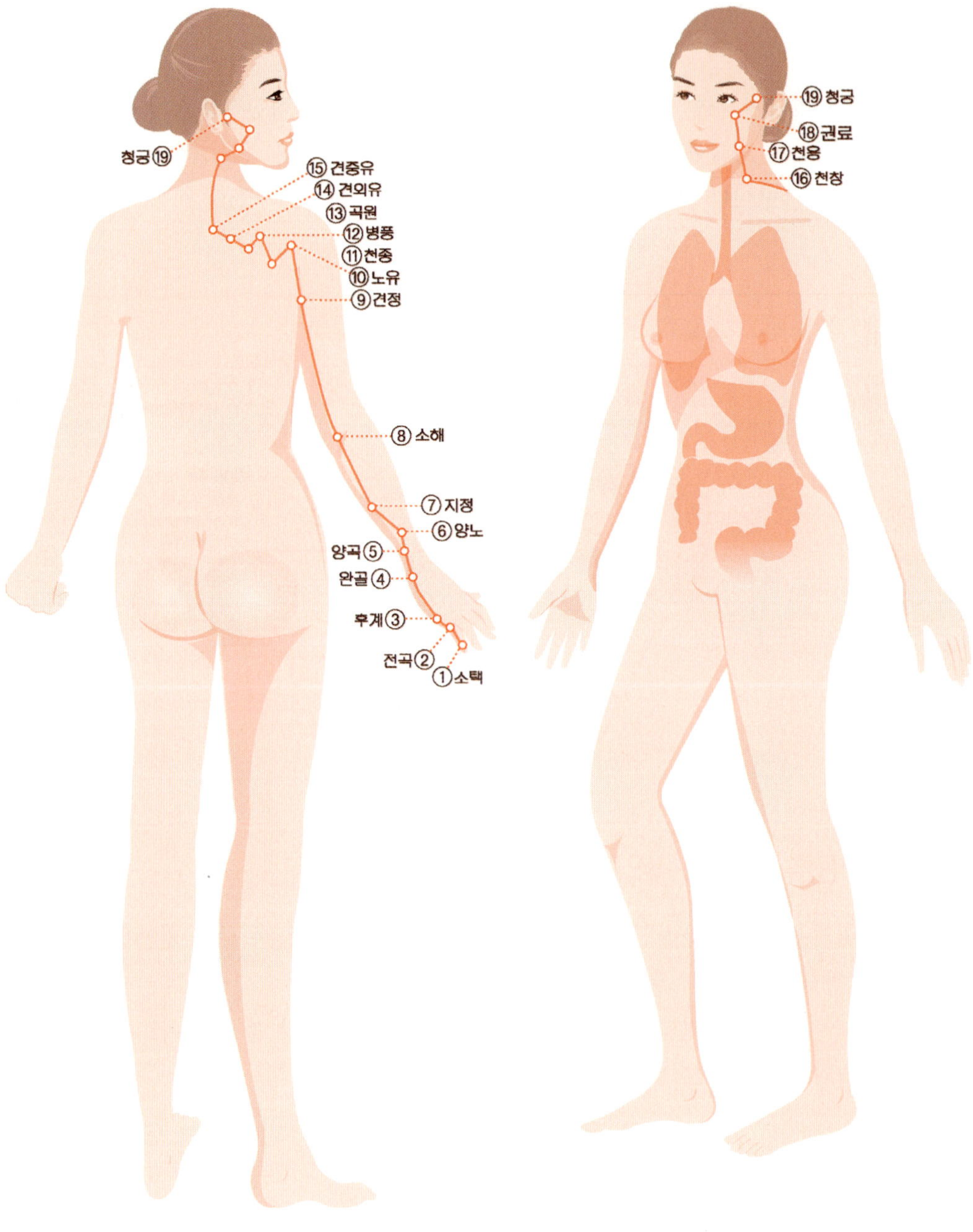

■ 수태양소장경

양(陽)에 속하고 오행속성상 화(火)인 소장경에는 인체 좌우로 각각 19개씩의 경혈이 분포되어 있으며 새끼손가락의 외측 끝 소택혈에서 시작하여 귀 앞의 청궁혈에서 끝난다.

순번	경혈	주요혈	혈의 위치	취혈법
SI-1	소택 (少澤)	정금혈	새끼손가락의 척측지갑각 0.1촌	
SI-2	전곡 (前谷)	형수혈	제5중수관절 앞 오목한 부위	
SI-3	후계 (後谿)	수목혈, 팔맥교회혈-독맥	새끼손가락 손바닥과 손등의 경계선	주먹을 가볍게 쥔 자세
SI-4	완골 (腕骨)	원혈	제5중수골과 유구골, 두상골의 사이 오목한 부위	
SI-5	양곡 (陽谷)	경화혈	수배측완횡문의 척측 끝이 오목한 부위	손등을 위로 한 자세
SI-6	양노 (養老)	극혈	척골경상돌기의 요측 극간 (양곡의 1촌 위)	팔꿈치를 구부리고 손바닥을 반대편 유두에 댄 자세
SI-7	지정 (支正)	낙혈	양곡의 5촌 위(척골 뒤쪽)	완횡문과 주횡문 사이(12촌)
SI-8	소해 (少海)	합토혈	상완골의 아랫부분과 척골의 위부분 사이	손바닥을 안면으로 향하여 반쯤 구부린 자세
SI-9	견정 (肩貞)		겨드랑이 뒤쪽 횡문 끝의 1촌 위	팔을 늘어뜨린 자세
SI-10	노유 (臑兪)		견정 위 견갑극 하연	
SI-11	천종 (天宗)		견갑골의 중앙점	
SI-12	병풍 (秉風)		천종의 1.5촌 위(곡원의 외방 2촌 옆, 견갑골 상연 중간점)	
SI-13	곡원 (曲垣)		견갑골 상연 내측단 (노유와 제2흉추 극돌기간의 중점)	
SI-14	견외유 (肩外兪)		도도의 3촌 옆 (견갑골 안쪽 모서리의 윗부분)	

SI-15	견중유 (肩中兪)		대추의 2촌 옆	
SI-16	천창 (天窓)		후두융기의 3.5촌 옆 (부돌의 0.5촌 뒤)	
SI-17	천용 (天容)		하악각 바로 밑 뒤쪽	
SI-18	권료 (顴髎)		코 옆 영향의 수평선과 외안각의 수직선의 교차점	
SI-19	청궁 (聽宮)		이주부위 앞의 오목한 부위	입을 벌린 자세

■ 수태양소장경(手太陽少腸經)의 주치증과 미용변증

경혈	주치증	미용변증
소택(少澤, SI-1)	가슴의 비대 또는 위축, 두통, 흉통, 심통, 히스테리	열성여드름
전곡(前谷, SI-2)	이명증, 열병, 손가락저림, 기침, 코막힘	피부건조, 피부각질탈락, 수분부족
후계(後谿, SI-3)	감기, 폐렴, 습성 류마티스, 두통, 견배통, 이명증, 요통	신경성여드름, 피부건조
완골(腕骨, SI-4)	목의 경직	열성여드름
양곡(陽谷, SI-5)	수관절염, 여성질환, 이명증	볼의 여드름, 볼의 처짐
양노(養老, SI-6)	어깨뭉침 또는 경직	여드름
지정(支正, SI-7)	하완내측의 비대, 티눈, 사마귀, 신경쇠약, 피로, 팔의 경련 및 통증	닭살, 피부트러블, 신경성여드름
소해(少海), SI-8)	팔의 비대, 어깨와 하복부통증, 척골신경통, 어깨와 팔꿈치의 경련	닭살, 여드름
견정(肩貞, SI-9)	수관절염, 이명증, 여성질환	볼의 여드름, 볼의 처짐
노유(臑兪, SI-10)	상지류마티스, 견갑통, 후두통, 어깨와 목의 경직, 오십견	턱선의 경직, 여드름
천종(天宗, SI-11)	가슴의 비대 또는 위축, 유방통, 심동통, 유즙분비	눈부위의 문제
병풍(秉風, SI-12)	어깨와 목의 경직, 오십견	여드름

곡원(曲垣, SI-13)	견관절 주위염, 견배통, 상완의 비만 및 어깨뭉침, 상지통	노화방지, 상완의 비만방지
견외유 (肩外兪, SI-14)	어깨와 등의 뭉침, 견갑통, 팔을 들어올리기 힘들 때	턱부위의 여드름
견중유 (肩中兪, SI-15)	견배통, 해소, 천식, 기관지염, 어깨의 통증과 경직	턱주변의 여드름
천창(天窓, SI-16)	이명증, 갑상선종, 인후종대, 목이 아프고 볼이 부을 때, 치통, 중이염, 이하선염	얼굴근육 뭉침방지, 굵어진 목, 볼의 처짐
천용(天容, SI-17)	이명증, 이농, 편도선염, 목신경통, 편두통, 호흡곤란	안면열감, 안면 리프팅효과
권료(顴髎, SI-18)	안면신경마비, 삼차신경통, 안면근경련, 급성부비강염	얼굴근육 뭉침방지, 안면주름 완화효과
청궁(聽宮, SI-19)	이명증, 중이염, 외이도염, 실언, 기억력 감퇴, 뇌신경질환, 어지럼증	안면주름, 얼굴측면의 여드름, 광대뼈 돌출방지

■ 주요혈과 특정혈

주요혈		오수혈(오행혈)	
원혈(原穴)	완골(腕骨)	정금혈(井金穴)	소택(小澤)
낙혈(絡穴)	지정(支正)	형수혈(滎水穴)	전곡(前谷)
극혈(郄穴)	양노(養老)	수목혈(輸木穴)	후계(後谿)
모혈(募穴)	관원(關元)	경화혈(經火穴)	양곡(陽谷)
배유혈(背兪穴)	소장유(小腸兪)	합토혈(合土穴)	소해(小海)

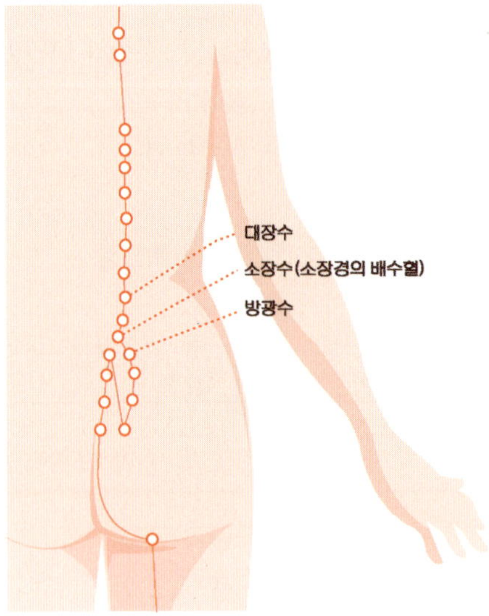
대장수
소장수(소장경의 배수혈)
방광수

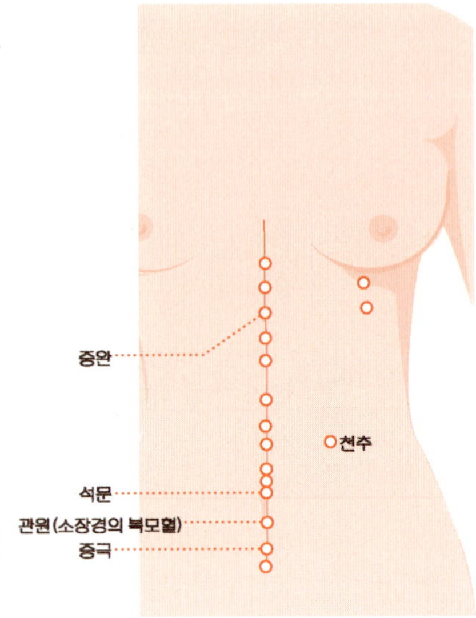
중완
천추
석문
관원(소장경의 복모혈)
중극

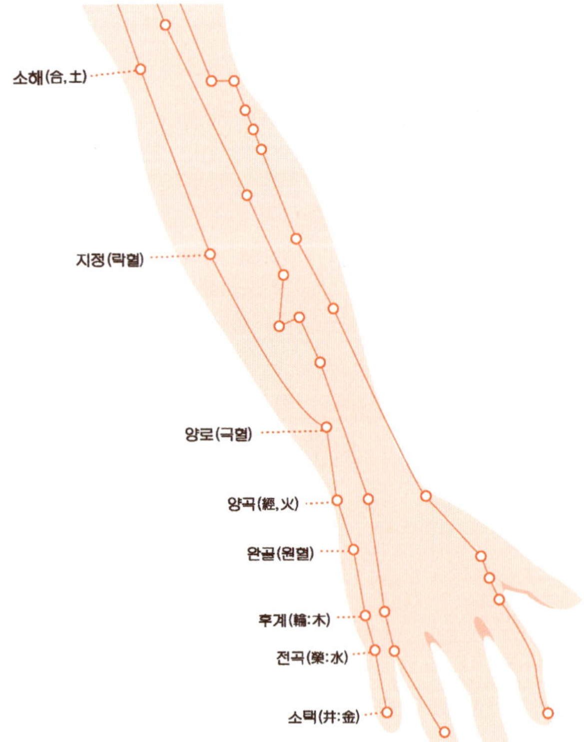
소해(合,土)
지정(락혈)
양로(극혈)
양곡(經,火)
완골(원혈)
후계(輸:木)
전곡(榮:水)
소택(井:金)

1) 소장의 기능

(1) 소장에서 대장으로 내려가는 동안 지방질은 지방산과 글리세린으로 단백질은 아미노산으로 탄수화물은 포도당으로 바꾸는 화학작용을 해서 소화시킨 다음 혈액과 임파계로 보낸다.
(2) 위액과 장액 외에 간장과 췌장에서 분비되는 소화액을 받아들여 위에서 소화된 음식물을 소화하고 영양분을 흡수한다.
(3) 맑은 것과 탁한 것을 가려내는 기능에 의해 흡수된 영양분 같은 맑은 것은 비의 기능으로 심과 폐로 수송되어 온 몸에 공급되며, 음식물의 찌꺼기 같은 탁한 것은 대장, 신장으로 보내져 배출된다.

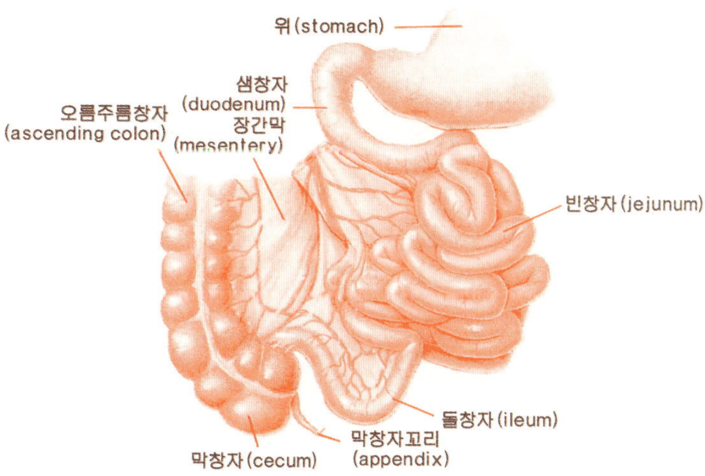

2) 소장경락과 피부미용과의 관계

체액이 탁하면 얼굴의 안색이 좋지 않으며 전체적으로 비화농성 여드름이 생길 수 있고 턱 선에 붉은 화농성 여드름이 발생할 수 있다.

※ 심과 소장

심과 소장은 오행으로 화(火)에 속하며 음양 표리관계를 이루고 있다.

7. 족태양방광경(足太陽膀胱經)

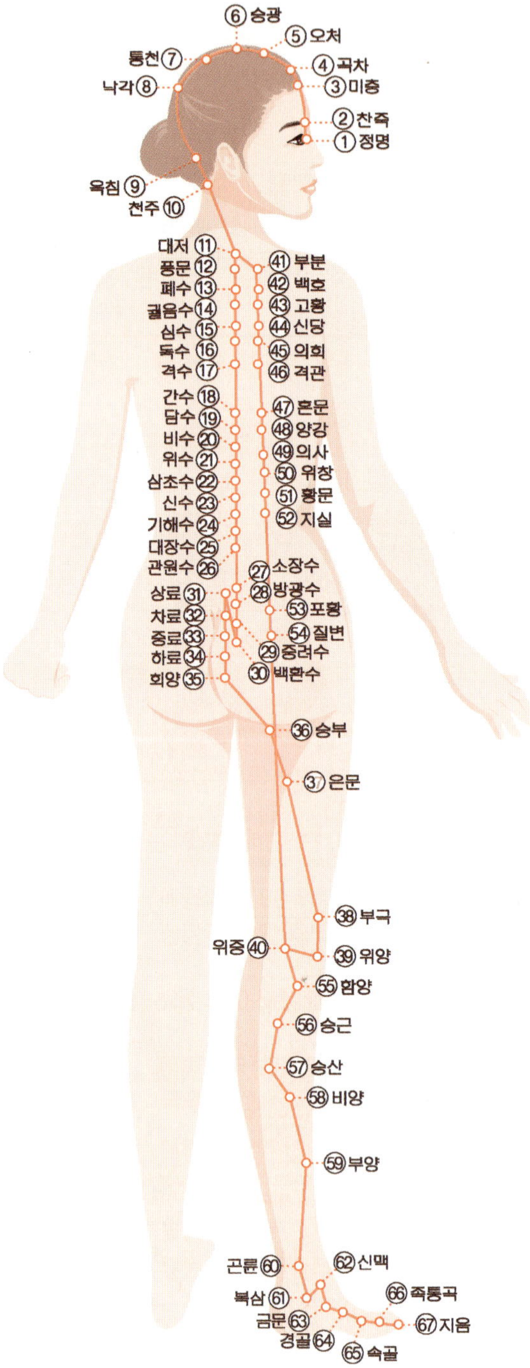

■ 족태양방광경의 경혈

양(陽)에 속하고 오행속성상 수(水)인 방광경에는 인체 좌우로 각각 67개씩의 경혈이 분포되어 있으며 눈 안쪽 끝 정명혈에서 시작하여 새끼발가락의 바깥 끝 지음혈에서 끝난다.

순번	경혈	주요혈	혈의 위치	취혈법
BL-1	정명 (睛明)		눈의 안쪽 각 0.1촌 위	
BL-2	찬죽 (攢竹)		눈썹의 안쪽 끝	
BL-3	미충 (眉衝)		곡차와 신정의 중간점	찬죽의 직상
BL-4	곡차 (曲差)		신정의 1.5촌 옆	신정과 두유 사이 (4.5촌)
BL-5	오처 (五處)		곡차의 0.5촌 뒤(전발제의 1촌 뒤)	
BL-6	승광 (承光)		오처의 1.5촌 뒤(전발제의 2.5촌 뒤)	
BL-7	통천 (通天)		승광의 1.5촌 뒤(전발제의 4촌 뒤)	
BL-8	낙각 (絡却)		통천의 1.5촌 뒤(전발제의 5.5촌 뒤)	
BL-9	옥침 (玉枕)		뇌호의 1.3촌 뒤(천주의 2촌 위)	
BL-10	천주 (天柱)		아문의 1.3촌 옆	승모근의 기시부
BL-11	대저 (大杼)	팔회혈- 골회	제1흉추 극돌기아래 1.5촌 옆 (도도의 1.5촌 옆)	
BL-12	풍문 (風門)		제2흉추 극돌기아래 1.5촌 옆	
BL-13	폐유 (肺兪)	폐경의 유혈	제3흉추 극돌기아래 1.5촌 옆 (신주의 1.5촌 옆)	
BL-14	궐음유 (厥陰兪)	심포경의 유혈	제4흉추 극돌기아래 1.5촌 옆	

BL-15	심유 (心兪)	심경의 유혈	제5흉추 극돌기아래 1.5촌 옆 (신도의 1.5촌 옆)	
BL-16	독유 (督兪)		제6흉추 극돌기아래 1.5촌 옆 (영대의 1.5촌 옆)	
BL-17	격유 (膈兪)		제7흉추 극돌기아래 1.5촌 옆 (지양의 1.5촌 옆)	
BL-18	간유 (肝兪)	간경의 유혈	제9흉추 극돌기아래 1.5촌 옆 (근축의 1.5촌 옆)	
BL-19	담유 (膽)	담경의 유혈	제10흉추 극돌기아래 1.5촌 옆 (중추의 1.5촌 옆)	
BL-20	비유 (脾兪)	비경의 유혈	제11흉추 극돌기아래 1.5촌 옆 (척중의 1.5촌 옆)	
BL-21	위유 (胃兪)	위경의 유혈	제12흉추 극돌기아래 1.5촌 옆	
BL-22	삼초유 (三焦兪)	삼초경의 유혈	제1요추 극돌기아래 1.5촌 옆 (현추의 1.5촌 옆)	
BL-23	신유 (腎兪)	신경의 모혈	제2요추 극돌기아래 1.5촌 옆 (명문의 1.5촌 옆)	
BL-24	기해유 (氣海兪)		제3요추 극돌기아래 1.5촌 옆	
BL-25	대장유 (大腸兪)	대장경의 모혈	제4요추 극돌기아래 1.5촌 옆 (요양관의 1.5촌 옆)	
BL-26	관원유 (關元兪)		제5요추 극돌기아래 1.5촌 옆 (현추의 1.5촌 옆)	천골과 제5요추 접합부
BL-27	소장유 (小腸兪)	소장경의 유혈	제1천추 극돌기아래 1.5촌 옆	제1천골공 높이 상료
BL-28	방광유 (膀胱兪)	방광경의 유혈	제2천추 극돌기아래 1.5촌 옆	제2천골공 높이 차료
BL-29	중려유 (中膂兪)		제3천추 극돌기아래 1.5촌 옆	제3천골공 높이 중료
BL-30	백환유 (白環兪)		제4천추 극돌기아래 1.5촌 옆	제4천골공 높이 중료
BL-31	상료 (上髎)		제1천골공	

BL-32	차료 (次髎)		제2천골공	
BL-33	중료 (中髎)		제3천골공	
BL-34	하료 (下髎)		제4천골공	
BL-35	회양 (會陽)		미골의 0.5촌 옆	회음과 마주하는 부위
BL-36	승부 (承扶)		둔부 횡문의 중앙	둔부와 대퇴의 접합부
BL-37	은문 (殷門)		승부의 6촌 아래	둔횡문과 슬횡문 사이(15촌)
BL-38	부극 (浮郄)		슬와횡문 중앙의 외상방 1촌	
BL-39	위양 (委陽)		슬와횡문 중앙의 외방 1촌 옆 (부극의 1촌 아래)	
BL-40	위중 (委中)		슬와횡문 중앙	
BL-41	부분 (附分)		제2흉추 극돌기아래 3촌 옆 (풍문의 1.5촌 옆)	
BL-42	백호 (魄戶)		제3흉추 극돌기아래 3촌 옆 (폐유의 1.5촌 옆)	
BL-43	고황 (膏肓)		제4흉추 극돌기아래 3촌 옆 (궐음유의 1.5촌 옆)	
BL-44	신당 (神堂)		제5흉추 극돌기아래 3촌 옆 (심유의 1.5촌 옆)	
BL-45	의희 (譩譆)		제6흉추 극돌기아래 3촌 옆 (독유의 1.5촌 옆)	
BL-46	격관 (膈關)		제7흉추 극돌기아래 3촌 옆 (격유의 1.5촌 옆)	
BL-47	혼문 (魂門)		제9흉추 극돌기아래 3촌 옆 (간유의 1.5촌 옆)	
BL-48	양강 (陽綱)		제10흉추 극돌기아래 3촌 옆 (담유의 1.5촌 옆)	
BL-49	의사 (意舍)		제11흉추 극돌기아래 3촌 옆 (비유의 1.5촌 옆)	

BL-50	위창 (胃倉)		제12흉추 극돌기아래 3촌 옆 (위유의 1.5촌 옆)	
BL-51	황문 (肓門)		제1요추 극돌기아래 3촌 옆 (삼초유의 1.5촌 옆)	
BL-52	지실 (志室)		제2요추 극돌기아래 3촌 옆 (신유의 1.5촌 옆, 명문의 3촌 옆)	
BL-53	포황 (胞肓)		제2천추 극돌기아래 3촌 옆 (방광유의 1.5촌 옆)	
BL-54	질변 (秩邊)		제4천추 극돌기아래 3촌 옆 (백환유의 1.5촌 옆)	
BL-55	합양 (合陽)		슬와횡문 중앙 2촌 아래 (위중의 2촌 아래)	
BL-56	승근 (承筋)		합양과 승산의 중간점	
BL-57	승산 (承山)		위중의 8촌 아래	슬중과 외과첨 사이(16촌)
BL-58	비양 (飛陽)	낙혈	곤륜의 7촌 위	
BL-59	부양 (跗陽)		곤륜의 3촌 위	
BL-60	곤륜 (崑崙)	경화혈	외과첨과 아킬레스건의 중간점	
BL-61	복삼 (僕參)		곤륜의 1.5촌 아래	
BL-62	신맥 (申脈)	팔맥교회혈 -양교맥	외과하연의 오목한 부위	
BL-63	금문 (金門)	극혈	외과전하방 0.5촌	
BL-64	경골 (京骨)	원혈	제5중족골 돌기 밑 적백육제	
BL-65	속골 (束骨)	수목혈	제5중족골소두 후연 오목한 부위	
BL-66	족통곡 (足通谷)	형수혈	새끼발가락 외측	
BL-67	지음 (至陰)	정금혈	새끼발가락 척측지갑각 0.1촌	

■ 족태양방광경(足太陽膀胱經)의 주치증과 미용변증

경혈	주치증	미용증
정명 (睛明, BL-1)	눈의 피로, 근시, 야맹증, 색맹, 백내장, 결막염, 망막염, 시신경위축	눈가 주름, 눈의 부종
찬죽 (攢竹, BL-2)	두통, 근시, 급성결막염, 눈의 떨림, 안검하수, 안검순동, 구안와사	눈가 주름, 눈의 부종
미충 (眉衝, BL-3)	코막힘, 두통, 현훈	눈의 주름, 코가 막힘, 콧등의 주름
곡차 (曲差, BL-4)	두통, 코피, 코막힘, 시물불명	알레르기성, 코가 막힘, 콧등의 주름
오처 (五處, BL-5)	두통, 목현, 간질, 눈의 피로	여드름, 안면홍조
승광 (承光, BL-6)	두통, 목현, 코막힘, 간질	머리의 열로 안면홍조, 안면 창백
통천 (通天, BL-7)	두통, 목현, 코막힘, 코피	안면주름, 콧등의 주름, 피부 · 모발에 윤기
낙각 (絡却, BL-8)	우울증, 이명증, 안면신경마비, 갑상선종	안면근육의 문제, 목의 비대
옥침 (玉枕, BL-9)	어지러움, 근시, 다한	안면 근육경직, 눈의 충혈
천주 (天柱, BL-10)	두통, 불면증, 신경쇠약, 어깨근육의 경직, 코와 입술의 건조	신경성여드름, 눈의 홍조
대저 (大杼, BL-11)	기관지염, 폐렴, 어깨신경통, 기관지염, 폐렴	볼 부위 예민, 피지막 형성의 불량
풍문 (風門, BL-12)	승모근의 경직	후발제 여드름
폐유 (肺兪, BL-13)	기관지염, 폐렴, 흉막염	예민성여드름, 볼 부위 모세혈관확장, 피부염
궐음유 (厥陰兪, BL-14)	가슴의 균형, 상체상부의 비대, 늑간부위의 경결, 견갑골의 경직 및 기대	가슴의 균형
심유 (心兪, BL-15)	신경쇠약 심장병, 등의 경직, 어깨의 비대, 흉부의 확장	여드름
독유 (督兪, BL-16)	복통, 심장병, 협심증, 폐결핵, 견갑골의 비대	피부가려움증, 알레르기, 탈모
격유 (膈兪, BL-17)	위산과다증, 늑간신경통, 신경쇠약, 흉막염, 유선발육촉진	유방의 균형, 노화방지

간유 (肝兪, BL-18)	간기능 장애, 황달, 신경쇠약, 불면증	기미, 여드름, 모공의 확장, 피부노화, 탄력저하
담유 (膽, BL-19)	간염, 위염, 황달, 협통, 늑통	기미, 피지막 형성 불량, 각질의 비후, 피부탄력 저하, 여드름, 모공의 확장
비유 (脾兪, BL-20)	비만, 소화불량, 위하수, 위궤양, 췌장 이상, 당뇨병, 건망증	상복부의 비대, 허벅지의 비대, 여드름
위유 (胃兪, BL-21)	위염, 위경련, 위궤양, 복부팽만, 복부비만	복합성피부, 복부 · 허벅지비만
삼초유 (三焦兪, BL-22)	위장 질환, 담석증, 당뇨병, 부신기능장애, 신우염	노화방지, 여드름, 뾰루지, 전신비만, 피부에 윤기
신유 (腎兪, BL-23)	신장염, 월경불순, 기관지천식, 이명증, 탈모, 소화, 호흡기계의 장애	기미, 주근깨, 여드름, 피부의 건조, 거친 피부
기해유 (氣海兪, BL-24)	치질, 월경불순, 기능성자궁 출혈, 변비	하복부 비만, 턱 부위 결절성 여드름
대장유 (大腸兪, BL-25)	하복부의 통증, 변비, 요통, 복부비만	하복부 비대, 턱 주변의 여드름, 허리곡선 유지
관원유 (關元兪, BL-26)	성욕감퇴, 만성장염, 설사	엉덩이 처짐, 피부의 활력저하
소장유 (小腸兪, BL-27)	장염, 생식기질환, 설사, 좌골신경통, 치질	엉덩이 처짐, 턱선의 여드름, 하복부의 비대
방광유 (膀胱兪, BL-28)	야뇨증, 방광염, 생식기 질환, 좌골신경통	턱주위 여드름, 셀룰라이트성 비만
중려유 (中膂兪, BL-29)	장염, 당뇨병, 설사, 좌골신경통, 치질	하복부의 비대, 턱선의 불균형
백환유 (白環兪, BL-30)	항문경련, 좌골신경통, 자궁내막염, 소아마비 후유증	엉덩이 처짐, 엉덩이가 단단하고 모공확장
상료 (上髎, BL-31)	월경불순, 자궁탈수, 부인병, 생식기병	하복부 처짐, 피부노화, 입주위 여드름, 호르몬의 불균형으로 오는 미용변이
차료 (次髎, BL-32)	월경부조, 자궁출혈, 치질, 골반내의 질환, 하지동통, 대하, 고변불통	하복부 처짐, 호르몬의 불균형으로 오는 미용변이
중료 (中髎, BL-33)	자궁계통의 부조화, 치질, 방광염, 선골부위 통증, 생식기 질환	하복부 비대, 천골부위 꺼짐, 피부건조, 둔부의 비대
하료 (下髎, BL-34)	치질, 회음부 통증, 류마티스 관절염	아토피성피부염, 진행성습진, 엉덩이 처짐

회양 (會陽, BL-35)	장염, 장출혈, 탈황, 치질, 음낭위축	엉덩이 처짐
승부 (承扶, BL-36)	요통, 좌골신경통, 치질, 항문질환, 변비	엉덩이 처짐, 비만방지, 허리곡선유지, 노화방지
은문 (殷門, BL-37)	요골, 좌골신경통, 후두통, 하지마비	엉덩이 처짐, 발의 부종
부극 (浮郄, BL-38)	둔부의 경직 및 비대, 대퇴부의 근육경직, 대퇴부와 오금부위 통증	
위양 (委陽, BL-39)	소변불리, 하복부의 경직, 종아리의 비대	팔 · 다리의 라인을 아름답게
위중 (委中, BL-40)	급성위장염, 좌골신경통, 급성요통	종아리의 팽대, 오금부위의 경결
부분 (附分, BL-41)	목과 등 · 어깨통증, 팔마비	견갑골 내측의 모공확장
백호 (魄戶, BL-42)	천식, 기관지염, 폐결핵, 견갑통	예민피부, 볼 부위 모세혈관확장증
고황 (膏肓, BL-43)	폐결핵, 늑막염, 흉막염, 신경쇠약	견갑골 내측의 모공확장
신당 (神堂, BL-44)	천식, 기관지염, 심장병, 늑간신경통, 팔신경통	견갑골 내측의 모공확장
의희 (譩譆, BL-45)	견배통, 늑간신경통, 식은땀, 천식	견갑골 내측의 모공확장, 신경성여드름
격관 (膈關, BL-46)	늑간신경통, 늑막염, 식도협착	피부노화, 가슴부위 조화
혼문 (魂門, BL-47)	간질환, 담낭염, 위경련, 소화불량, 변비	기미, 피부의 탄력저하, 우측 늑골의 하단비대
양강 (陽綱, BL-48)	가장, 늑막염, 담낭염, 담석증, 위염	우측 늑골의 하단비대
의사 (意舍, BL-49)	위통, 간장염, 위경련, 소화불량, 위완통, 수종	상복부와 대퇴부의 비대
위창 (胃倉, BL-50)	구토, 위염, 위경련, 복통	허벅지비대, 상복부 비만
황문 (肓門, BL-51)	복통, 변비	허리가 굵어짐, 피부가 검어짐, 피부노화
지실 (志室, BL-52)	소변불리, 수종	허리가 굵어짐, 피부노화, 피부색의 변화

포황 (胞肓, BL-53)	자궁과 방광질환, 대소변불리, 장염, 변비, 요폐, 고환염, 복직근 경련	둔부의 경직과 늘어짐, 둔부닭살
질변 (秩邊, BL-54)	항문질환, 좌골신경통, 요통, 다리마비, 치질, 항문, 생식기 질환	둔부의 닭살, 둔부피부의 경화
합양 (合陽, BL-55)	요통, 유뇨, 대하증, 장출혈, 다리의 피로	종아리 비대, 발목이 굵어짐, 종아리의 균형
승근 (承筋, BL-56)	요배신경통, 하지마비, 근육노화방지	비만, 종아리근육의 비대
승산 (承山, BL-57)	종아리 경련, 치질, 좌골신경통	근육노화방지, 비만방지,
비양 (飛陽, BL-58)	좌골신경통, 관절염, 류마티즘, 신염, 방광염	근육노화방지
부양 (跗陽, BL-59)	요부 · 하지의 동통, 하지마비, 근육노화방지	다리의 각선미
곤륜 (崑崙, BL-60)	족관절통, 좌골신경통, 설사, 두통	부종에 의한 발목 비대, 노화에 의한 발목 경결
복삼 (僕參, BL-61)	요통, 다리근육통, 아킬레스건통, 하지마비	부종이나 노화에 의한 발목비대
신맥 (申脈, BL-62)	두통, 뇌척수막염, 신경분열증, 족관절염	부종이나 노화에 의한 발목비대, 외과하연의 비후, 엉덩이 처짐
금문 (金門, BL-63)	하복통, 복막염, 무릎경직, 무릎마비, 외과하연의 경직, 소아경풍, 두통	외측복사뼈 하단의 비대
경골 (京骨, BL-64)	두통, 뒷목경직, 종아리경련, 요통	목과 허리가 굵어짐
속골 (束骨, BL-65)	정신질환, 항문통, 요통, 족통, 심장병, 뇌막염, 하골신경통	발등미화, 부종에 의한 비만
족통곡 (足通谷, BL-66)	두통, 어지러움, 천식, 코피	발등미화, 부종에 의한 비만
지음 (至陰, BL-67)	반신불수, 두통, 난산, 중풍, 피부소양, 족냉증, 코막힘	부종에 의한 비만

■ 주요혈과 특정혈

주요혈		오수혈(오행혈)	
원혈(原穴)	경골(京骨)	정금혈(井金穴)	지음(至陰)
낙혈(絡穴)	비양(飛陽)	형수혈(滎水穴)	통곡(通谷)
극혈(郄穴)	금문(金門)	수목혈(輸木穴)	속골(束骨)
모혈(募穴)	중극(中極)	경화혈(經火穴)	곤륜(崑崙)
배유혈(背兪穴)	방광유(膀胱兪)	합토혈(合土穴)	위중(委中)

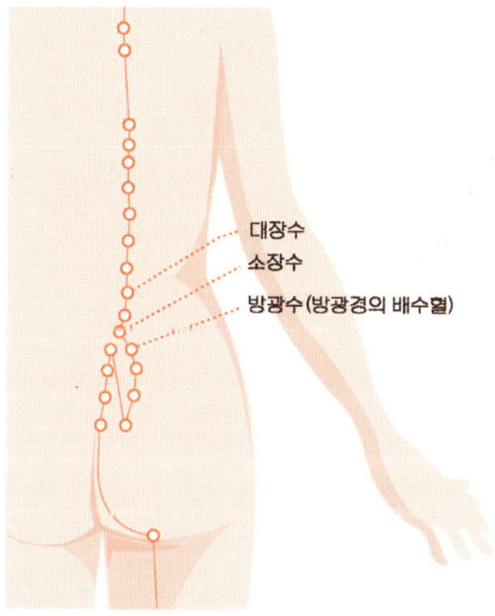

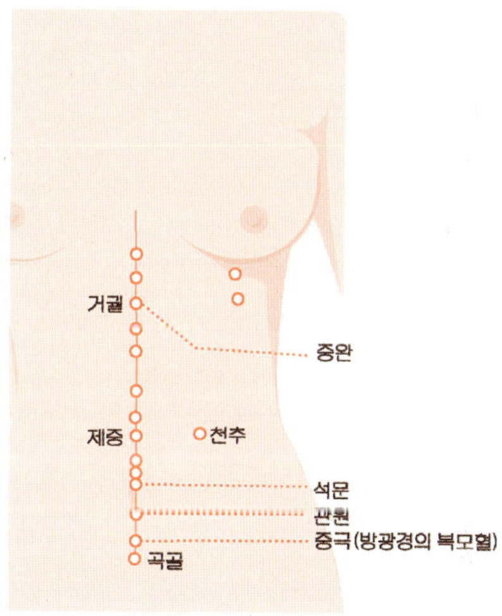

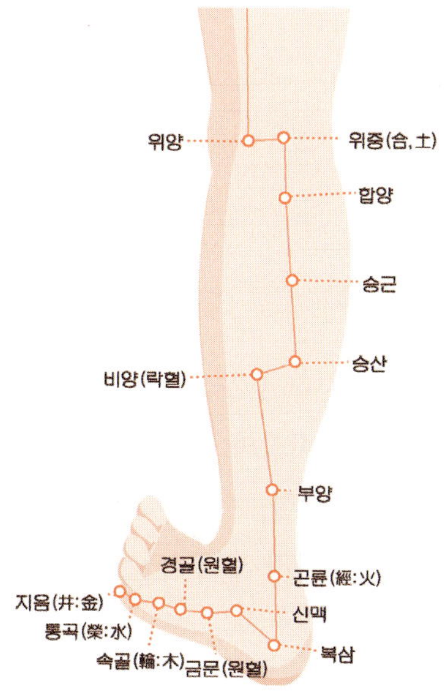

1) 방광의 기능

(1) 방광은 진액을 저장하는 것을 주관한다.
좌・우 요관에서 흘러 들어온 요액을 저장하였다가 요도로 배설한다.

(2) 요액은 진액으로부터 변화된 것으로 진액이 모자라면 소변이 적어지고 소변이 너무 많으면 진액을 손실시킨다.

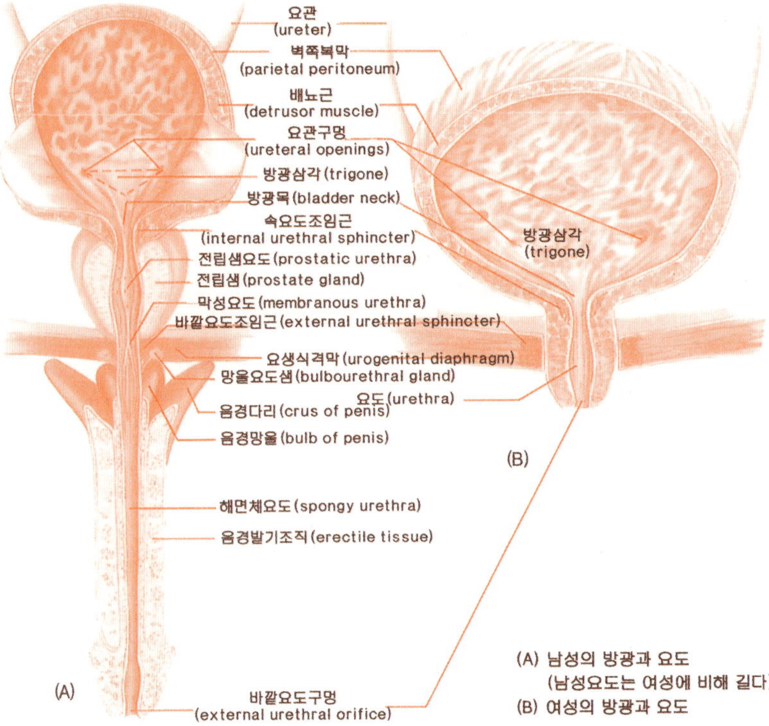

(A) 남성의 방광과 요도
(남성요도는 여성에 비해 길다)
(B) 여성의 방광과 요도

2) 방광경락과 피부미용과의 관계

족태양방광경은 모든 경맥 중 가장 길며 오장육부의 유혈들이 모여 있어 호흡순환, 소화흡수, 비뇨배설 계통의 모든 신체적 이상과 관계가 깊다. 그러므로 방광경에 이상이 생기면 각종 전신성 증세가 나타나게 된다.

피부는 검고 윤기가 없으며 모발도 윤기가 없고 가늘며 흰머리가 잘 생긴다. 기미, 여드름, 예민의 모든 증상에 관여한다.

8. 족소음신경(足少陰腎經)

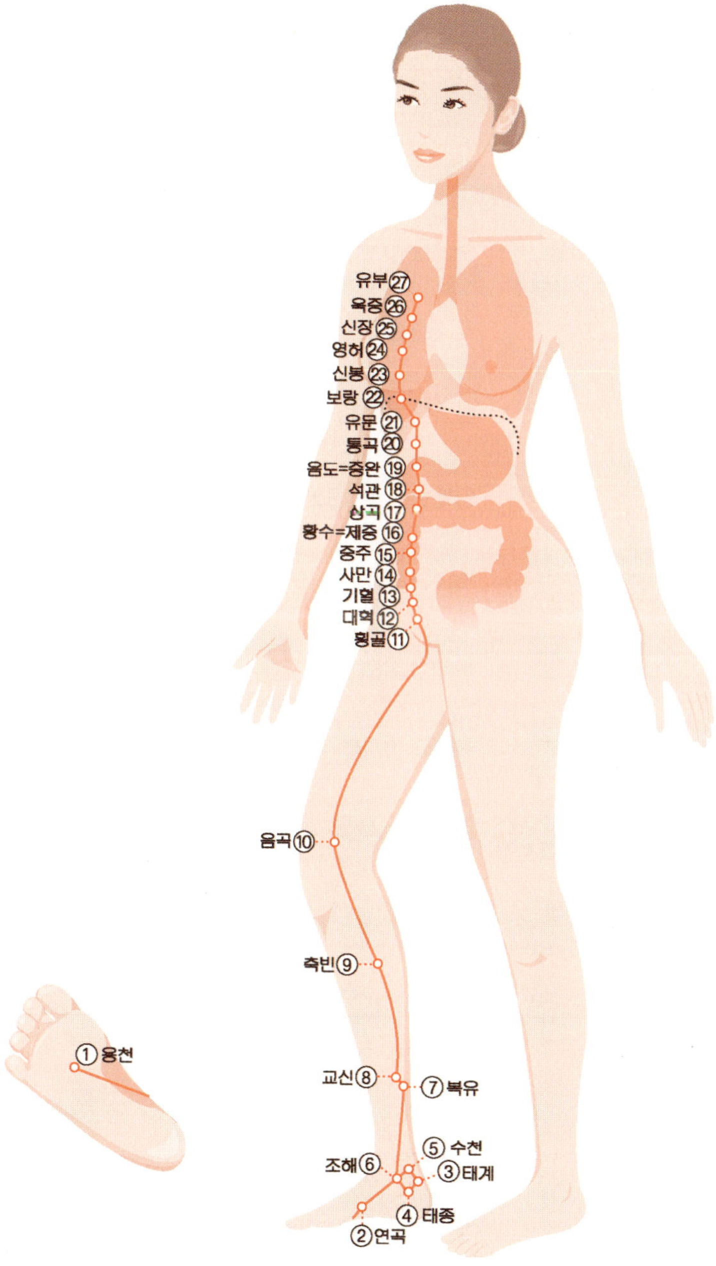

■ 족소음신경

음(陽)에 속하고 오행속성상 수(水)인 신경에는 인체 좌우로 각각 27개씩의 경혈이 분포되어 있으며 발바닥의 용천혈에서 시작하여 쇄골 아래의 유부혈에서 끝난다.

순번	경혈	주요혈	혈의 위치	취혈법
KI-1	용천 (湧泉)	정목혈	발바닥 앞 3분의 1 지점	
KI-2	연곡 (然谷)	형화혈	주상골의 앞쪽 1촌 아래	
KI-3	태계 (太谿)	원혈, 수토혈	족내과와 아킬레스건의 사이	
KI-4	대종 (大鐘)	낙혈	태계의 0.5촌 아래	
KI-5	수천 (水泉)	극혈	태계의 1촌 아래	
KI-6	조해 (照海)	팔맥교회혈- 음교맥	족내과 1촌 아래	
KI-7	복류 (復溜)	경금혈	태계의 2촌 위	
KI-8	교신 (交信)		복류의 0.5촌 앞	내과첨과 음릉천 사이(13촌)
KI-9	축빈 (築賓)	극혈, 음유맥의 기시혈	태계의 5촌 위	
KI-10	음곡 (陰谷)	합수혈	슬와횡문 안쪽 끝	무릎을 반 구부린 자세
KI-11	횡골 (橫骨)		곡골의 0.5촌 옆	
KI-12	대혁 (大赫)		중극의 0.5촌 옆(횡골의 1촌 위, 배꼽의 4촌 아래, 치골상연 1촌 위)	
KI-13	기혈 (氣穴)		관원의 0.5촌 옆(대혁의 1촌 위)	반듯이 누운 자세 (앙와위자세)
KI-14	사만 (四滿)		석문의 0.5촌 옆(기혈의 1촌 위)	
KI-15	중주 (中注)		음교의 0.5촌 옆(사만의 1촌 위)	

KI-16	황유 (肓兪)		배꼽의 0.5촌 옆(중주의 1촌 위)	
KI-17	상곡 (商曲)		배꼽의 2촌 위 하완의 0.5촌 옆	
KI-18	석관 (石關)		배꼽의 3촌 위 건리의 0.5촌 옆	
KI-19	음도 (陰都)		배꼽의 4촌 위 중완의 0.5촌 옆	
KI-20	통곡 (通谷)		배꼽의 5촌 위 상완의 0.5촌 옆	
KI-21	유문 (幽門)		배꼽의 6촌 위 거궐의 0.5촌 옆	반듯이 누운 자세 (앙와위자세)
KI-22	보랑 (步廊)		중정의 2촌 옆(제5늑간극)	
KI-23	신봉 (神封)		단중의 2촌 옆(제4늑간극)	
KI-24	영허 (靈墟)		옥당의 2촌 옆(제3늑간극)	
KI-25	신장 (神藏)		자궁의 2촌 옆(제2늑간극)	
KI-26	욱중 (彧中)		화개의 2촌 옆(제1늑간극)	
KI-27	유부 (兪府)		선기의 2촌 옆(쇄골하연, 천돌 2촌옆)	

■ 족소음신경(足少陰腎經)의 주치증과 미용변증

경혈	주치증	미용변증
용천 (湧泉, KI-1)	쇼크, 중풍, 고혈압증, 하지마비, 당뇨병, 두통, 기침, 인후염, 신장질환, 부인병, 수면과 식욕부족	부종에 의한 비만
연곡 (然谷, KI-2)	자궁, 생식기염증, 소화불량, 열성질환, 방광염, 요도염, 당뇨병	발에 열이나 냉기, 팔다리의 곡선미화, 발목의 부종, 방등이나 눈이 부을 때

태계 (太谿, KI-3)	구토, 천식, 신장염, 방광염, 월경불순, 불면증	기미, 담마진, 피부의 이상
대종 (大鐘, KI-4)	해열, 기천, 치매, 천식, 신경쇠약, 변비	발목, 하복부의 비대, 부종에 의한 비만
수천 (水泉, KI-5)	소변불리, 월경불순, 방광염, 근시, 눈의 피로	발목의 부종, 복부의 비대
조해 (照海, KI-6)	불면증, 노이로제, 월경불순, 편도선염, 변비, 방광괄약근, 소변불통	목의 주름, 거친 피부
복류 (復溜, KI-7)	아킬레스건 부의의 경직	종아리의 비대
교신 (交信, KI-8)	월경불순, 월경과다, 변비, 이질, 하지내측 통증	턱주위의 여드름, 색소변이, 발목의 비대
축빈 (築賓, KI-9)	신장염, 방광염, 고환염, 모든 염증의 해독, 불면	기미, 피부의 이상, 발목부위의 근육뭉침
음곡 (陰谷, KI-10)	위중부위의 경질, 남녀생식기질환, 무릎관절염, 자궁출혈	기미, 색소침착, 피부노화
횡골 (橫骨, KI-11)	방광염, 요도염, 음부질환	잔주름, 입주변의 탄력저하, 하지비대
대혁 (大赫, KI-12)	조루증, 생식기질환	입주변의 탄력저하, 여드름, 색소변이
기혈 (氣穴, KI-13)	월경불순, 소변불리, 설사, 불임증	입주변의 탄력저하, 하복부 늘어짐
사만 (四滿, KI-14)	복통, 설사, 수종, 생리통	피부노화, 턱 주변의 색소변이
중주 (中注, KI-15)	월경불순, 변비, 설사, 장염, 부인병, 요통	피부의 신진대사불량, 피부가 검어짐, 건성피부
황유 (肓兪, KI-16)	위경련, 장염, 복통, 복창, 구토, 변비, 설사	여드름
상곡 (商曲, KI-17)	위산통, 복통, 위하수, 식욕부진	상복부비만
석관 (石關, KI-18)	위장병, 변비, 식도경련, 자궁출혈, 견갑부위의 경직, 눈의 충혈	하복부무력감, 복부비만
음도 (陰都, KI-19)	폐기종, 위하수, 천식, 구토, 눈의 충혈	복부비만, 하복부 늘어짐

통곡 (通谷, KI-20)	만성위염, 장염, 위확장, 늑간신경통, 구토, 설사, 눈의 충혈	상복부 늘어짐, 피부의 노화, 안면근육경직
유문 (幽門, KI-21)	복통, 구토, 설사, 소화장애	안색이 창백해짐, 소화장애로 인한 볼부위 여드름
보랑 (步廊, KI-22)	비염, 위염, 기관지염, 늑막염, 늑간신경통	스트레스성 여드름, 모세혈관확장, 피부 예민, 피부건조
신봉 (神封, KI-23)	기관지염, 유선염, 협심증, 늑간신경통	피부 예민, 피부건조, 가슴라인미화
영허 (靈墟, KI-24)	기관, 기관지염, 구토, 유선염, 늑간신경통	신경성 여드름, 피부 예민, 피부건조
신장 (神藏, KI-25)	구토, 해수, 기천	스트레스성 여드름, 피부노화, 건조, 기미, 부종, 피부주름완화
욱중 (彧中, KI-26)	천식, 기관지염, 해수, 구토, 흉통, 흉부의 피부이상	피부건조, 예민, 볼 부위 모세혈관확장
유부 (兪府, KI-27)	천식, 기관지염, 갑성선비대, 호흡곤란, 복부팽만, 해수, 흉통	복부비만, 목의 주름

■ 주요혈과 특정혈

주요혈		오수혈(오행혈)	
원혈(原穴)	태계(太谿)	정목혈(井木穴)	용천(涌泉)
낙혈(絡穴)	대종(大宗)	형화혈(滎火穴)	연곡(然谷)
극혈(郄穴)	수천(水泉)	수토혈(輸土穴)	태계(太谿)
모혈(募穴)	경문(京門)	경금혈(經金穴)	복류(復溜)
배유혈(背兪穴)	신유(腎兪)	합수혈(合水穴)	음곡(陰谷)

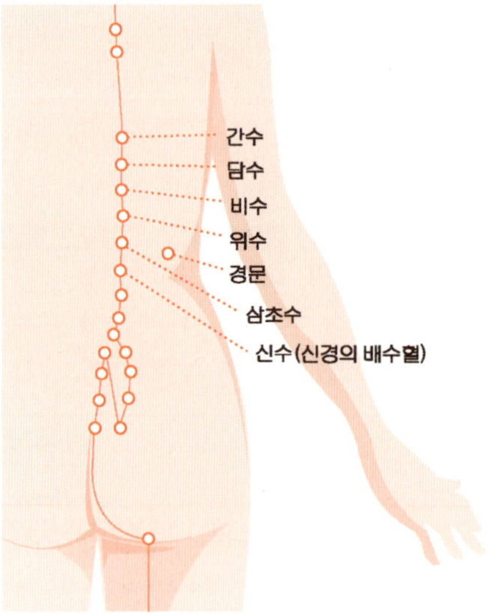
간수
담수
비수
위수
경문
삼초수
신수(신경의 배수혈)

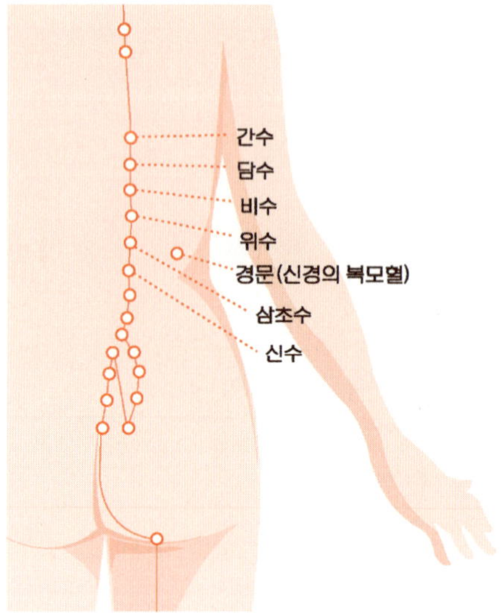
간수
담수
비수
위수
경문(신경의 복모혈)
삼초수
신수

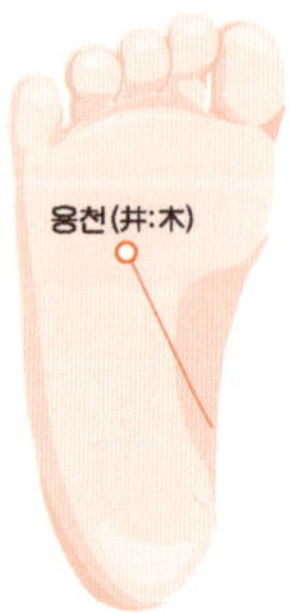
용천(井:木)

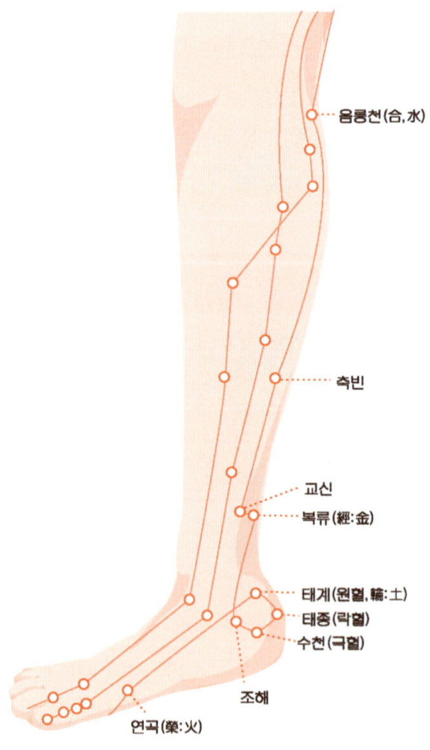
음릉천(合,水)
축빈
교신
복류(經:金)
태계(원혈,輸:土)
태종(락혈)
수천(극혈)
조해
연곡(榮:火)

1) 신장의 기능

(1) 정(精)을 저장하고 생장, 발육, 생식을 주관한다.
(2) 신의 기화(氣化)기능은 체내의 진액을 수송하고 배설하며 진액대사의 평형을 유지하는 등 수액을 주관하여 신체 항상성 유지에 중요한 작용을 한다.
(3) 폐에서 호흡을 통해 들어온 기를 받아들여 호흡을 주관한다.
(4) 뼈를 주관하고 귀, 모발, 치아에 영향을 준다.
(5) 신의 액은 타액이다.

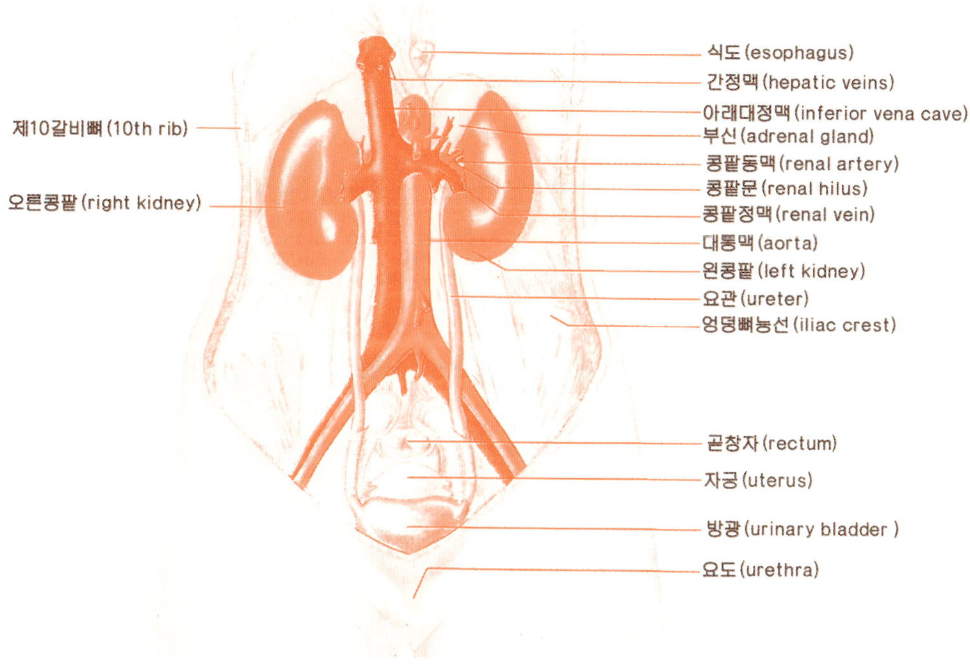

2) 신장경락과 피부미용과의 관계

신장경맥의 기혈 안에 생식호르몬과 부신 계통이 속해 있어 내분비계통이 관계되므로 피부의 건조, 노화 부종 등을 발생시킬 수 있다.

※ 신장과 방광

신장과 방광은 오행으로 수(水)에 속하며 음양 표리관계를 이루고 있다.

방관이 요액을 저장하고 배설하는 기능은 신의 기화(氣化)기능에 의해서 발휘되고 신의 기가 원활해야 방광의 수액대사 기능을 정상으로 유지할 수 있다.

9. 수궐음심포경(手厥陰心包經)

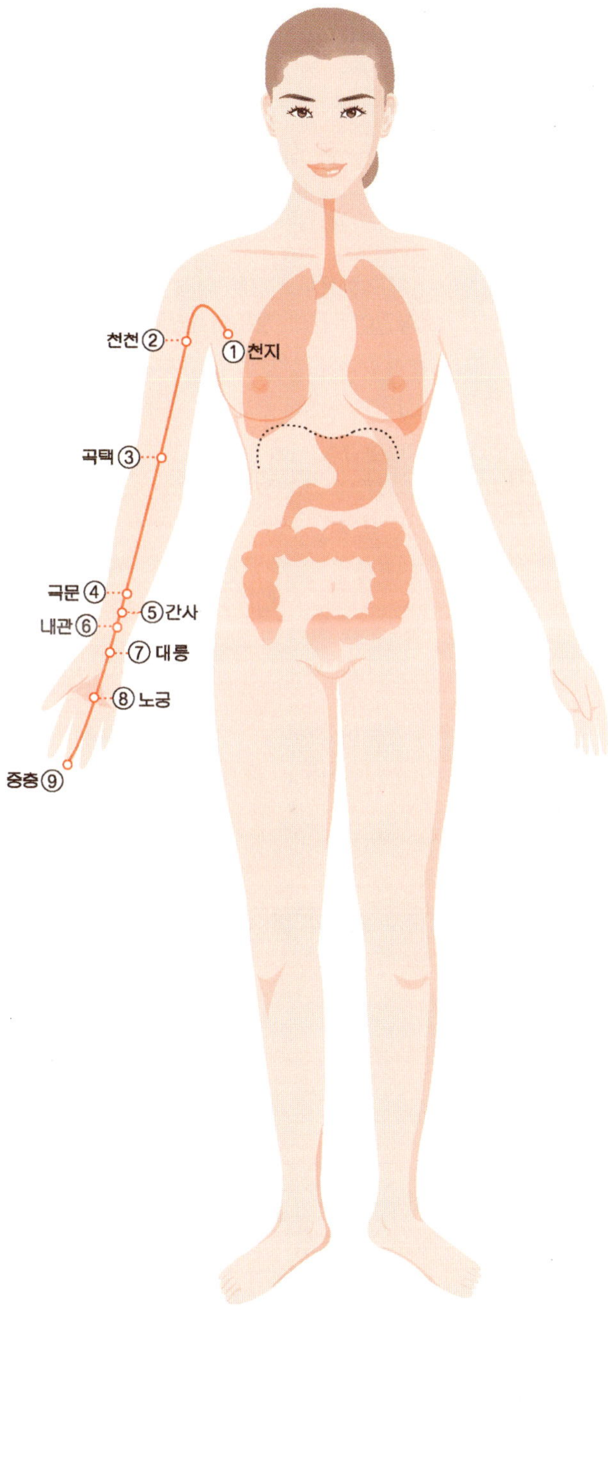

■ 수궐음심포경의 경혈

음(陰)에 속하고 오행속성상 상화(相火)인 심포경에는 인체 좌우로 각각 9개씩의 경혈이 분포되어 있으며 유두 옆의 천지혈에서 시작하여 가운데손가락의 끝 중충혈에서 끝난다.

순번	경혈	주요혈	혈의 위치	취혈법
PC-1	천지(天池)		유두 바깥 1촌 옆	제4늑간극
PC-2	천천(天泉)		전액와횡문두의 2촌 아래 (상완이두근의 장두와 단두 사이)	팔을 늘어뜨린 자세로 상완 위쪽 이두근의 내측
PC-3	곡택(曲澤)	합수혈	주와횡문의 중앙 (상완이두근의 건)	팔꿈치를 약간 구부린 자세
PC-4	극문(郄門)	극혈	곡택의 7촌 아래 (완횡문의 정중앙 5촌 위)	
PC-5	간사(間使)	경금혈	완횡문의 정중앙 3촌 위 (대릉의 3촌 위)	주횡문과 완횡문의 사이(12촌)
PC-6	내관(內關)	낙혈, 팔맥교회혈-음유맥	완횡문의 정중앙 2촌 위 (대릉의 2촌위)	
PC-7	대릉(大陵)	원혈, 수토혈	완횡문의 정중앙 (태연과 신문의 중간)	
PC-8	노궁(勞宮)	형화혈	손바닥의 중앙(제2,3중수골 사이)	주먹을 쥐었을 때 중지가 닿는 부위
PC-9	중충(中衝)	정목혈	중지 요측지갑각 0.1촌	

■ 수궐음심포경(手厥陰心包經)의 주치증과 미용변증

경혈	주치증	미용변증
천지 (天池, PC-1)	기관지염, 심질환, 늑간신경통, 심장병	가슴팽대, 목이 굵어짐, 안면의 열감, 여드름, 신진대사둔화
천천 (天泉, PC-2)	흉통, 심계항진, 심장병, 유선염	열성여드름, 상완의 비대, 팔이 휘어 보임
곡택 (曲澤, PC-3)	기관지염, 급성위장염, 심통, 심계, 위통, 설사	열성여드름, 상완의 비대, 팔이 휘어 보임
극문 (郄門, PC-4)	횡격막 경련, 유선염, 심장병, 심통, 심계	신경성여드름, 자율신경실조에 의한 피부변이 및 여드름, 하완내측의 비대
간사 (間使, PC-5)	심통, 위통, 구토, 월경불순, 공포증	신경성여드름, 하완내측의 경결, 흉부의 비대
내관 (內關, PC-6)	협통, 심통, 산후빈혈, 중풍, 현운, 오심, 구토, 쇼크, 눈의 충혈	팔 내측의 비대, 팔의 부종
대릉 (大陵, PC-7)	흉협통, 위통, 구토, 심상실환, 수속마비	손바닥 열증, 여드름
노궁 (勞宮, PC-8)	협심증, 구내염, 구취, 혼수, 몸의 마디마디가 아플 때, 이명증, 안변신경마비	손바닥 열증, 여드름, 신경성에서 오는 미용증상
중충 (中衝, PC-9)	일사명, 혀의 염증과 통증	열성여드름, 피부건조

■ 주요혈과 특정혈

주요혈		오수혈(오행혈)	
원혈(原穴)	대릉(大陵)	정목혈(井木穴)	중충(中衝)
낙혈(絡穴)	내관(內關)	형화혈(滎火穴)	노궁(勞宮)
극혈(郄穴)	극문(郄門)	수토혈(輸土穴)	대릉(大陵)
모혈(募穴)	전중(膻中)	경금혈(經金穴)	간사(間使)
배유혈(背兪穴)	궐음유(厥陰兪)	합수혈(合水穴)	곡택(曲澤)

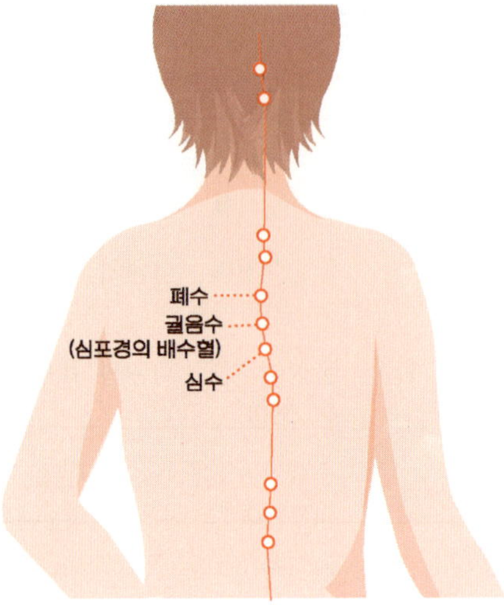
폐수
궐음수
(심포경의 배수혈)
심수

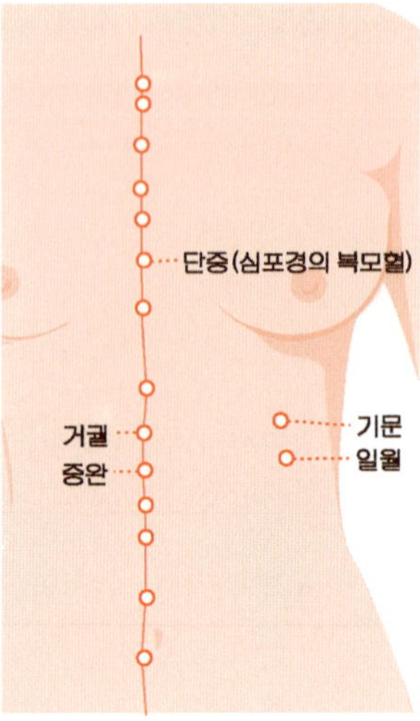
단중(심포경의 복모혈)
거궐
중완
기문
일월

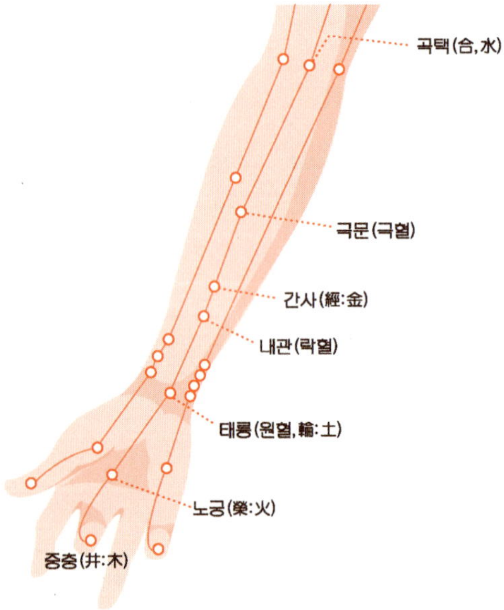
곡택(合,水)
극문(극혈)
간사(經:金)
내관(락혈)
태릉(원혈,輸:土)
노궁(滎:火)
중충(井:木)

1) 심포의 기능

(1) 심포는 형태는 없지만 그 작용이 존재하는 심장의 보좌하는 기관으로서 전신의 조절작용에 관여한다.
(2) 순환기계통과 전신작용에 관여한다.

2) 심포경락과 피부미용과의 관계

심포경락은 심경과 유사하며 열증에 의한 변이로 나타난다. 전신의 신체를 조절하므로 여러 종류의 미용적 문제성이 나타날 수 있는데 얼굴이 붉어지고 열감을 느끼는 여드름 등이 발생할 수 있다.

10. 수소양삼초경(手少陽三焦經)

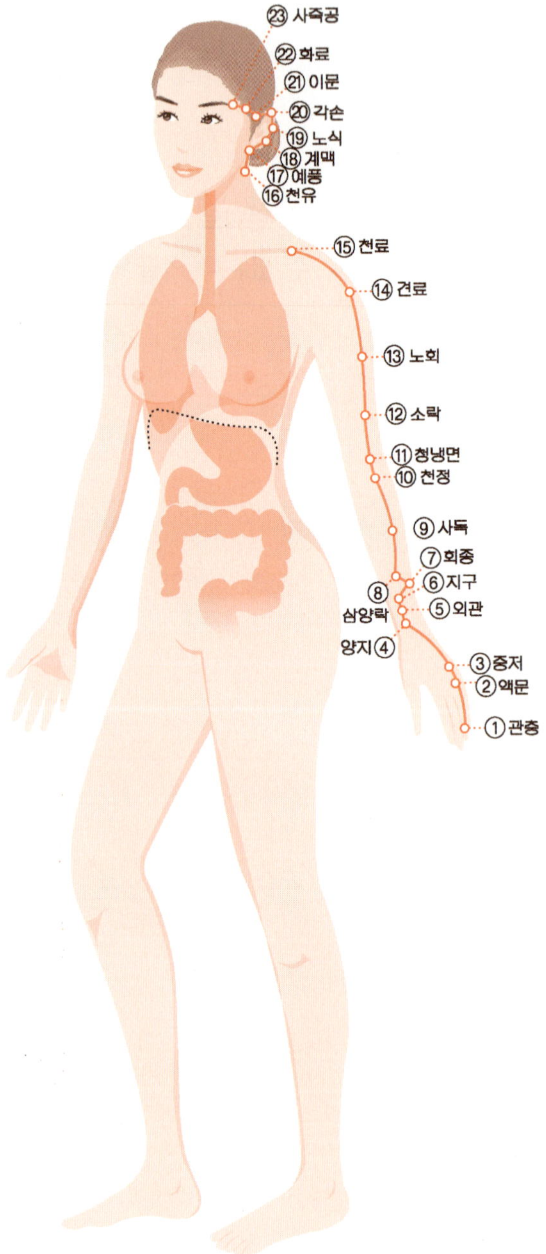

■ 수소양삼초경의 경혈

양(陽)에 속하고 오행속성상 상화(相火)인 삼초경에는 인체 좌우로 각각 23개씩의 경혈이 분포되어 있으며 넷째손가락의 외측 끝 관충혈에서 시작하여 눈썹 바깥 끝의 사죽공혈에서 끝난다.

순번	경혈	주요혈	혈의 위치	취혈법
TE-1	관충 (關衝)	정금혈	넷째손가락 척측지갑각 0.1촌	
TE-2	액문 (液門)	형수혈	제4중수골과 제5중수골 사이 (넷째손가락과 다섯째손가락 사이)	
TE-3	중저 (中渚)	수목혈	액문의 1촌 뒤	손을 가볍게 쥔 자세
TE-4	양지 (良池)	원혈	완관절 손등면 중앙 (양계와 양곡의 중간)	
TE-5	외관 (外關)	낙혈, 팔맥교회혈- 양유맥	양지의 2촌 위(척골과 요골 사이)	
TE-6	지구 (支溝)	경화혈	양지의 3촌 위 (척골과 요골 사이)	주횡문과 완횡문의 사이(12촌)
TE-7	회종 (會宗)	극혈	양지의 3촌 위 지구의 후방 1촌 (척골측)	
TE-8	삼양락 (三陽絡)		양지의4촌 위(외관의 2촌 위)	
TE-9	사독 (四瀆)		양지의 7촌 위(외관의 5촌 위)	
TE-10	천정 (天井)	합토혈	주첨의 1촌 위	
TE-11	청냉연 (淸冷淵)		주첨의 1촌 위	
TE-12	소락 (消濼)		노회와 청냉연을 연결한 선의 중점	팔꿈치를 구부린 자세
TE-13	노회 (臑會)		견료의 3촌 아래	
TE-14	견료 (肩髎)		견우와 노유의 중앙 (견봉돌기 뒤의 밑 오목한 부위)	팔을 구부려 어깨 높이로 든 자세

TE-15	천료 (天髎)		곡원과 견정의 중앙(견정의 1촌 뒤)	
TE-16	천유 (天牖)		하악각의 수평선상에 있는 발제부 (천용과 천주의 중앙)	
TE-17	예풍 (翳風)		유양돌기와 하악골 사이 오목한 부위	
TE-18	계맥 (瘈脈)		예풍과 각손 사이의 예풍 위로 3분의 1 지점	
TE-19	노식 (顱息)		예풍과 각손 사이의 예풍 위로 3분의 2 지점	
TE-20	각손 (角孫)		이첨이 닿는 발제부	
TE-21	이문 (耳門)		이주 상단의 앞 오목한 부위	입을 벌린 자세
TE-22	화료 (和髎)		이문에서 사죽공을 향하여 0.5촌 앞	
TE-23	사죽공 (絲竹空)		눈썹 바깥쪽 끝의 오목한 부위	

■ 수소양삼초경(手少陽三焦經)의 주치증과 미용변증

경혈	주치증	미용변증
관충(關衝, TE-1)	두통, 이명증, 뇌출혈, 결막염, 열성질환, 구갈	경추의 변이, 손이 저림, 목이 굵어짐
액문(液門, TE-2)	두통, 인후염, 난청, 현훈, 이명증, 치통, 열은 나지만 땀이 안날 때	피부건조, 피지막 형성불량
중저(中渚, TE-3)	농아, 이명증, 두통, 실어증, 시력감퇴, 다리의 순환장애	팔이 저리거나 무거울 때, 손가락이 부자연스러울 때, 어깨와 등의 신경질환
양지(良池, TE-4)	편도선, 부정맥, 당뇨병, 구갈, 감기, 상지통, 류머티즘, 무월경, 대하, 수관절질환	여드름, 기미, 주근깨, 성호르몬 불균형으로 오는 비만
외관(外關, TE-5)	고열, 이명증, 편마비, 관절통, 수전증, 상지관절, 안질환, 목의 경직, 어깨결림	목이 굵어짐, 턱부위 늘어짐

지구(支溝, TE-6)	어깨통증, 습관성변비, 언어장애, 이명증, 하완외측의 경직	가슴위축, 복부비만
회종(會宗, TE-7)	난청, 이명증, 중이염, 청각장애, 뇌질환, 피부와 근육의 통증	하완외측의 경직, 염증성여드름
삼양락(三陽絡, TE-8)	중풍, 치통, 편두통, 상지신경통, 전신발열	어깨가 굳어져 비대, 팔이 저림
사독(四瀆, TE-9)	편두통, 인후염, 신장염, 부종	목이 굵어짐, 부종에 한 비만
천정(天井, TE-10)	편두퉁, 갑상선종대, 흉통, 팔꿈치 관절염	목의 주름, 목이 굵어짐, 어깨가 경직 또는 비대
청냉연(淸冷淵, TE-11)	두통, 견비통, 주관절통, 견갑부의 통증	상완외측의 경직 또는 비대
소락(消濼, TE-12)	동통, 어깨 · 등 통증, 한열두통	팔외측의 경직, 머릿속 여드름, 목이 굵어짐
노회(臑會, TE-13)	갑상선질환 상완신경통, 견갑부의 통증, 인 · 후두염	상완의 비대, 닭살
견료(肩髎, TE-14)	견갑근 마비, 비통, 중풍, 반신불수, 다한, 거수불능	삼각근의 경직, 상완 · 견봉 부위의 비대
천료(天髎, TE-15)	견비통, 갑상선종대, 중풍, 편두통, 어깨와 목의 경직, 땀이 나지 않음	어깨가 단단히 경직, 목이 굵어짐, 피지막형성 불량
천유(天牖, TE-16)	두통, 목통, 인 · 후두염, 이명증, 어깨의 경직, 눈의 충혈	안면부종, 비화농성여드름, 모낭각화
예풍(翳風, TE-17)	안면신경마비, 이명증, 이하선염, 얼굴근육경직, 언어장애	안면근육의 경직, 비화농성여드름, 볼 부위 여드름
계맥(瘈脈, TE-18)	정신신경계통의 질환, 이명증, 구토, 눈동자이상	순환장애로 인한 여드름, 안면홍조, 유양돌기부위 홍조
노식(顱息, TE-19)	두통, 치통, 이명증, 천식	얼굴측면 화농성 여드름, 안면홍조, 유양돌기부위 홍조
각손(角孫, TE-20)	편두통, 눈의 충혈	여드름, 볼 늘어짐, 안면부종, 입술건조
이문(耳門, TE-21)	삼차신경통, 안면신경마비, 중이염	안면근육의 경직, 턱선의 비대, 피부색의 변화
화료(和髎, TE-22)	안면신경마비, 안질, 편두통, 이명증	안면근육의 경직, 턱선의 경직, 얼굴외측의 농포성 여드름
사죽공(絲竹空, TE-23)	두통, 각막염, 안면신경마비	안면근육의 경직, 사죽공부위 모공확장

■ 주요혈과 특정혈

주요혈		오수혈(오행혈)	
원혈(原穴)	양지(陽地)	정금혈(井金穴)	관충(關衝)
낙혈(絡穴)	외관(外關)	형수혈(滎水穴)	액문(液門)
극혈(郄穴)	회종(會宗)	수목혈(輸木穴)	중저(中渚)
모혈(募穴)	석문(石門)	경화혈(經火穴)	지구(支溝)
배유혈(背兪穴)	삼초유(三焦兪)	합토혈(合土穴)	천정(天井)

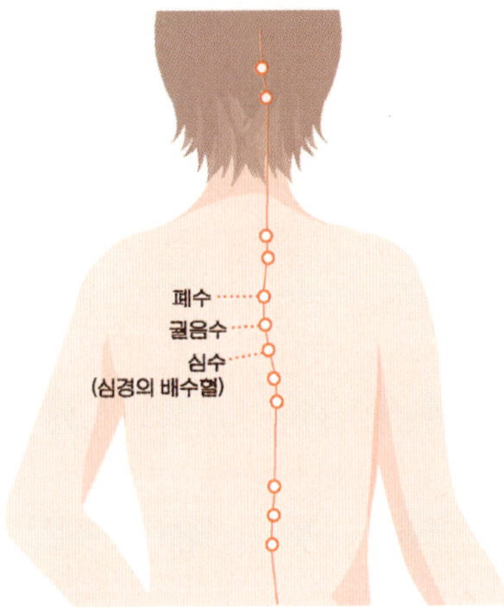

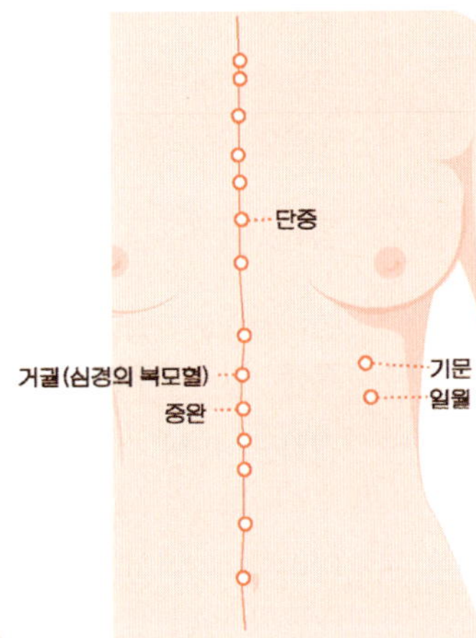

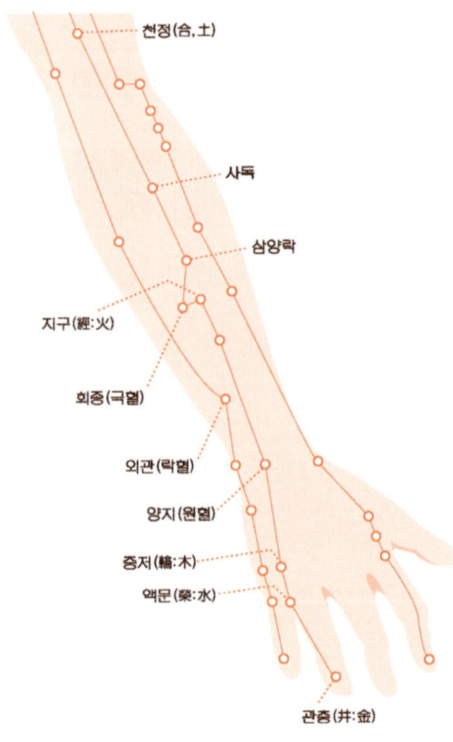

1) 삼초의 기능

(1) 삼초는 형태는 없지만 그 작용이 존재하는 무형의 장기로서 횡격막 윗부분을 상초, 횡격막에서 배꼽까지를 중초, 배꼽아래부분을 하초라고 한다.
(2) 상초는 호흡, 순환계, 중초는 소화흡수계, 하초는 비뇨생식계를 주관하며 전신의 신진대사에 관여한다.
(3) 삼초는 소장을 보좌한다.
(4) 전신의 기(氣)를 주관하고 기의 운행과 기화작용을 조절하므로 원기(原氣)는 삼초를 통해 오장육부에 수송되어 그 기능을 정상적으로 유지시킨다.

2) 삼초경락과 피부미용과의 관계

삼초는 소장을 보좌하고 전신에 원기를 분포하며 임파계 등 모든 내분비계에 영향을 주므로 기의 순환장애와 내분비계의 이상에서 여러 미용적 변이가 나타날 수 있다.

※ 심포와 삼초

심과 소장은 오행으로 화(火)에 속하며 음양 표리관계를 이루고 있다. 두 장부가 같이 해부학적 조직이 없는 기능상의 장부로 두 경락이 모두 전신의 조절작용을 하는 것이 특징이다.

11. 족소양담경(足少陽膽經)

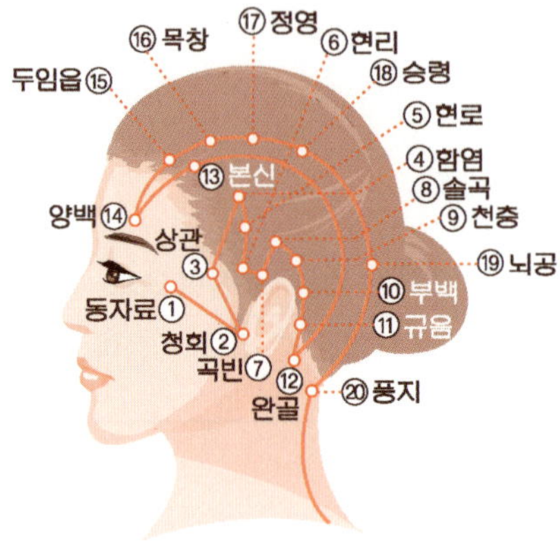

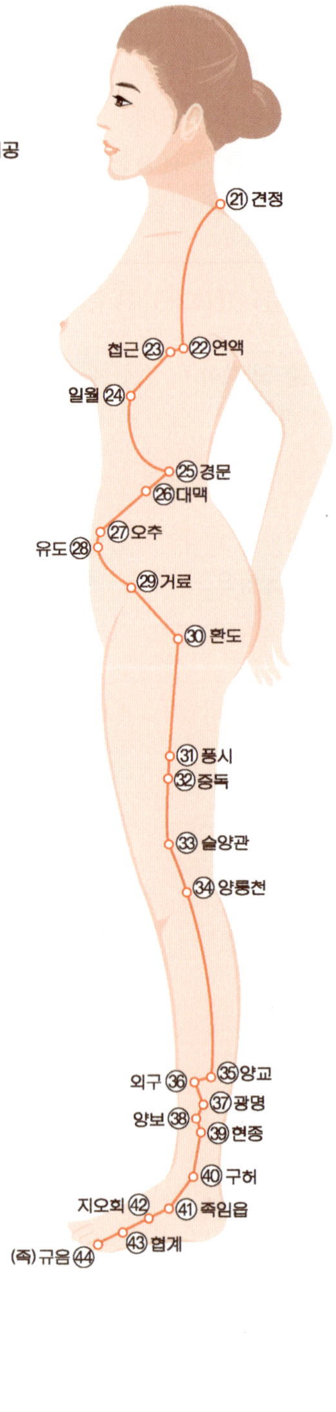

■ 족소양담경의 경혈

양(陽)에 속하고 오행속성상 목(木)인 담경에는 인체 좌우로 각각 44개씩의 경혈이 분포되어 있으며 눈꼬리 옆의 동자료혈에서 시작하여 넷째발가락 바깥쪽 끝의 족음혈에서 끝난다.

순번	경혈	주요혈	혈의 위치	취혈법
GB-1	동자료 (瞳子髎)		눈꼬리의 0.5촌 옆	
GB-2	청회 (聽會)		이주의 끝 앞쪽 오목한 부위	입을 벌린 자세
GB-3	상관 (上關)		하관의 위 권골궁상연의 오목한 부위	입을 다문 자세
GB-4	함염 (頷厭)		두유와 곡빈의 연결선의 위에서 4분의 1	
GB-5	현로 (懸顱)		두유와 곡빈의 중점	측두부 두유와 곡빈의 연결선상
GB-6	현리 (懸釐)		두유와 곡빈의 연결선의 밑에서 4분의 1	
GB-7	곡빈 (曲鬢)		이첨의 수평선과 귀 앞 수직선의 교차점	
GB-8	솔곡 (率谷)		각손의 1.5촌 위	
GB-9	천충 (天衝)		솔곡의 0.5촌 뒤	
GB-10	부백 (浮白)		각손의 1촌 뒤, 천충의 1촌 아래	
GB-11	두규음 (頭竅陰)		부백의 1촌 아래 (천충과 두규음의 중점)	유양돌기기저부
GB-12	완골 (完骨)		유양돌기 후하방 오목한 부위 (두규음의 0.7촌 아래)	풍부와 상평위치
GB-13	본신 (本神)		신정의 3촌 옆	
GB-14	양백 (陽白)		어요의 1촌 위	동자의 수직선상

GB-15	두임읍 (頭臨泣)		양백의 위 발제에서 0.5촌 뒤 (신정과 두유의 중점)	
GB-16	목창 (目窓)		두임읍의 1.5촌 뒤	
GB-17	정영 (正營)		목창의 1.5촌 뒤	
GB-18	승령 (承靈)		정영의 1.5촌 뒤	두정부
GB-19	뇌공 (腦空)		독맥의 뇌호 2.25촌 옆 (풍지의 1.5촌 위)	후두의 중앙부
GB-20	풍지 (風池)		완골과 천주의 중점	흉쇄유돌근과 승모근 사이
GB-21	견정 (肩井)		대추와 견봉의 중점	유두의 직상방 어깨
GB-22	연액 (淵腋)		겨드랑이 중앙에서 3촌 아래	액중과 계늑 사이 (12촌)
GB-23	첩근 (輒筋)		연액의 1촌 앞	팔을 올린 자세 제4늑간
GB-24	일월 (日月)	담경의 모혈	기문의 1.5촌 아래	제7늑간 내측 끝
GB-25	경문 (京門)	신경의 모혈	제12늑골 끝의 아래 (장문의1촌 뒤)	옆으로 누운 자세
GB-26	대맥 (帶脈)		장문의 1촌 아래	배꼽과 상평위치
GB-27	오추 (五樞)		배꼽아래 3촌의 관원과 상평되는 전상장극의 앞(대맥의 3촌 아래)	똑바로 누운 자세
GB-28	유도 (維道)		오추의 0.5촌 앞(장문의 5촌 아래)	
GB-29	거료 (居髎)		대퇴골대전자의 최고점과 전상장골극의 중점	옆으로 누운 자세
GB-30	환도 (環跳)		대퇴골대전자의 최고점과 천골 사이 연결선의 3분의 1 지점	
GB-31	풍시 (風市)		팔을 밑으로 내렸을 때 중지 끝이 닿는 곳(슬관절의 7촌 위)	대퇴골 외측 중앙부 (직립자세)
GB-32	중독 (中瀆)		풍시의 2촌 아래	

GB-33	양관 (陽關)		양릉천의 3촌 위	무릎을 살짝 구부린 자세 대퇴골 외측상단
GB-34	양릉천 (陽陵泉)	합토혈, 팔회혈-근회담의 하합혈	비골소두 앞 오목한 부위	
GB-35	양교 (陽交)		외과첨 7촌 위의 비골 뒤	하퇴외측상부
GB-36	외구 (外丘)	극혈	양교의 1촌 앞 (외과첨 7촌 위의 비골 앞)	
GB-37	광명 (光明)	낙혈	양교의 2촌 아래(외과첨 5촌 위)	하퇴외측하부
GB-38	양보 (陽輔)	경화혈	광명의 2촌 아래(외과첨 4촌 위)	
GB-39	현종 (懸鍾)	팔회혈-수회	외과첨 3촌 위 (삼음교와 맞닿는 위치)	
GB-40	구허 (丘墟)	원혈	외과첨의 1촌 앞	발목 외측
GB-41	족임읍 (足臨泣)	수목혈 팔맥교회혈-대맥	제4, 5중족골의 접합부	발등부위
GB-42	지오회 (地五會)		족임읍의 1촌 아래 (제4,5중족골 사이)	
GB-43	협계 (俠谿)	형수혈	넷째, 다섯째 발가락 사이	
GB-44	족규음 (足竅陰)	정금혈	넷째 발톱 척측지갑각 0.1촌	

■ 족소양담경(足少陽膽經)의 주치증과 미용변증

경혈	주치증	미용변증
동자료 (瞳子髎, GB-1)	두부질환, 두통, 눈의 질환, 시력감퇴, 안면신경통	눈을 맑게, 눈가주름완화, 안면근육의 경직
청회 (聽會, GB-2)	중이염, 난청, 악관절염, 안면신경마비, 삼차신경통	안면홍조, 안면근육의 경직
상관 (上關, GB-3)	삼차신경통, 눈병, 편두통, 치통, 이명증, 난청	안면근육의 경직, 얼굴의 주름
함염 (頷厭, GB-4)	편두통, 어지러움, 이명증, 비염, 경련, 삼차신경의 이상	안면근육의 경직, 숙취 후 거칠어짐
현로 (懸顱, GB-5)	편두통, 치통, 백내장, 안면부종, 신경쇠약, 삼차신경의 이상	얼굴의 근육경직, 안면부종
현리 (懸釐, GB-6)	편두통, 신경쇠약, 뇌출혈	비화농성 여드름, 얼굴부종
곡빈 (曲鬢, GB-7)	편두통, 치통, 삼차신경통	기미, 피지분비조절, 피부 거칠음, 여드름, 복합성피부, 귀뒤의 여드름
솔곡 (率谷, GB-8)	숙취 후 두통, 경련, 구토, 횡격막통, 편두통, 눈병	눈을 맑게
천충 (天衝, GB-9)	어지러움, 잇몸병증	귀 뒤가 붉거나 여드름, 피부거칠음
부백 (浮白, GB-10)	두통, 치통, 이명증, 편도선염	열성여드름, 유양돌기 아래쪽 뭉치거나 홍조
규음 (竅陰, GB-11)	이명증, 중이염, 삼차신경통, 사지경련, 두부질환	후발제선상의 뭉침
완골 (完骨, GB-12)	이하선염, 안면신경이상, 두통, 불면증, 이명증, 중이염, 어깨결림	목기 굵어짐, 안면부종, 턱부위 늘어짐
본신 (本神, GB-13)	두통, 어지러움, 목이 굳고 뻣뻣해짐	헤어라인상의 비화농성여드름
양백 (陽白, GB-14)	삼차신경통, 사시, 난시, 녹내장, 각막염, 안면신경마비	눈을 맑게, 이마부위의 주름
두임읍 (頭臨泣, GB-15)	어지럼증, 코막힘, 결막염, 각막염	열성여드름
목창 (目窓, GB-16)	눈충혈, 시력장애, 축농증	얼굴의 부종, 눈 밑 떨림, 땀이 나지 않아 피부건조

정영 (正營, GB-17)	두통, 뇌빈혈, 편두통, 시력감퇴	열성여드름
승령 (承靈, GB-18)	두통, 감기, 기관지염, 발열	코밑의 건조, 알러지
뇌공 (腦空, GB-19)	심계항진, 정신과질환	경추부위의 경직, 습성 여드름
풍지 (風池, GB-20)	두통, 시력감퇴, 콧병, 뇌신경질환, 불면증, 어깨뭉침	안면부종, 감기로 인한 홍조
견정 (肩井, GB-21)	중풍, 거수곤란, 감상선항진, 뇌신경쇠약, 유선염, 자궁출혈, 견관절주위염, 어깨통증, 비만	목의 주름, 가슴의 위축, 비만
연액 (淵腋, GB-22)	늑산신경통, 액와리파절염, 견비통	옆구리가 단단하고 비대
첩근 (輒筋, GB-23)	흉막염, 구토, 아랫배팽창	옆구리 · 상복부 · 하복부의 비대
일월 (日月, GB-24)	담낭 · 담도질환, 횡격막경련, 늑간신경통, 사지불수, 근육무력증	피지의 과다분비, 상복부 비대, 기미
경문 (京門, GB-25)	요통, 하복통, 만성위장병, 신장염, 신경쇠약, 부인과질환	호르몬이상에서 오는 미용변이, 기미, 노화, 여드름, 탄력저하
대맥 (帶脈, GB-26)	월경불순, 하복부냉증, 방광염, 자궁내막염, 방광염, 대하, 부인과질환	신체피부탄력의 저하, 허리의 비대
오추 (五樞, GB-27)	위경련, 비뇨기계의 질환, 자궁내막염, 대하	허벅지의 비대, 턱선 여드름
유도 (維道, GB-28)	만성맹장염, 신장염, 만성변비	허벅지, 하복부의 비대
거료 (居髎, GB-29)	비뇨기계의 질환, 요통, 고관절통, 정맥류	엉덩이 처짐, 비만
환도 (環跳, GB-30)	좌골신경통, 요통, 고관절통, 하지마비	엉덩이 처짐, 비만, 허벅지 외측의 비대
풍시 (風市, GB-31)	반신불수, 퇴슬무력, 각기	허벅지외측의 비대, 하지부종
중독 (中瀆, GB-32)	죄골신경통, 하지신경통, 무릎부종	허벅지외측의 경결이나 비대, 하지의 부종, 엉덩이 처짐
양관 (陽關, GB-33)	무릎관절염, 반신불수, 대퇴부외측마지, 하복부의 무력, 무릎부종	허벅지외측의 경결이나 비대, 종아리의 비대

양릉천 (陽陵泉, GB-34)	다리근육마비, 슬관절통, 만성변비, 슬관절염, 편마비, 하지외측통, 월경과다	종아리나 허리의 굵어짐
양교 (陽交, GB-35)	무릎통증, 신경통, 근육마비, 두통, 간염	엉덩이 처짐, 비염증성여드름
외구 (外丘, GB-36)	좌골신경통, 편마비	비만, 목의 경직, 허리통증
광명 (光明, GB-37)	시신경위축, 야맹증, 편두통, 하퇴외측의 통증, 녹내장	다리외측의 비대, 눈을 맑게, 피지막 형성불량
양보 (陽輔, GB-38)	각기병, 두통, 간염, 하지운동마비	무릎 · 다리의 부종, 비만, 체지방연소, 종아리의 비대
현종 (懸鍾, GB-39)	수족마비, 좌골신경통, 슬관절, 족관절염, 수족불수	발목의 비대, 다리부종, 여드름
구허 (丘墟, GB-40)	좌골신경통, 담낭염, 류머티즘, 늑막염, 족관절염, 염좌	상복부와 발목의 비대, 위의 비재
족임읍 (足臨泣, GB-41)	발에 열증, 발가락 염좌, 전신마비, 월경불순, 유선염, 신장병, 위통	발에 열증, 가슴위축
지오회 (地五會, GB-42)	신경통, 동통, 이명증, 유선염, 요통	비만, 가슴의 미용
협계 (俠谿, GB-43)	신경통, 고혈압, 다리마비, 부종, 이명증	땀이 나지 않을 때, 종아리의 비대
족규음 (足竅陰, GB-44)	늑막염, 심장비대, 두통, 고혈압, 천식, 목병, 흉통, 발열	대퇴부 외측의 비대, 기미, 닭살

■ 주요혈과 특정혈

주요혈		오수혈(오행혈)	
원혈(原穴)	구허(丘墟)	정금혈(井金穴)	족규음(足竅陰)
낙혈(絡穴)	광명(光明)	형수혈(滎水穴)	협계(俠谿)
극혈(郄穴)	외구(外丘)	수목혈(輸木穴)	족임읍(足臨泣)
모혈(募穴)	일월(日月)	경화혈(經火穴)	양보(陽輔)
배유혈(背兪穴)	담유(膽兪)	합토혈(合土穴)	양릉천(陽陵泉)

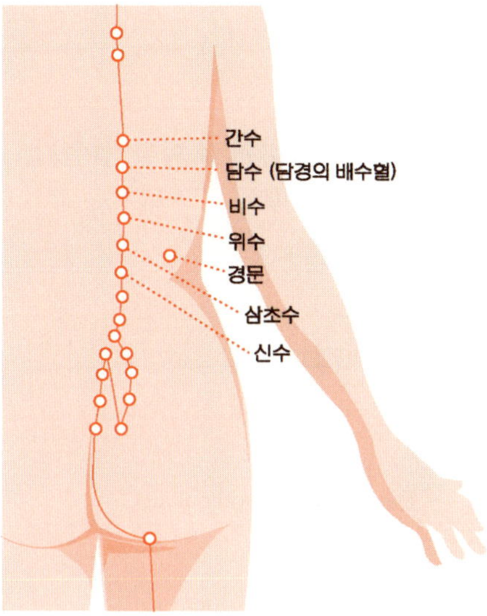
간수
담수 (담경의 배수혈)
비수
위수
경문
삼초수
신수

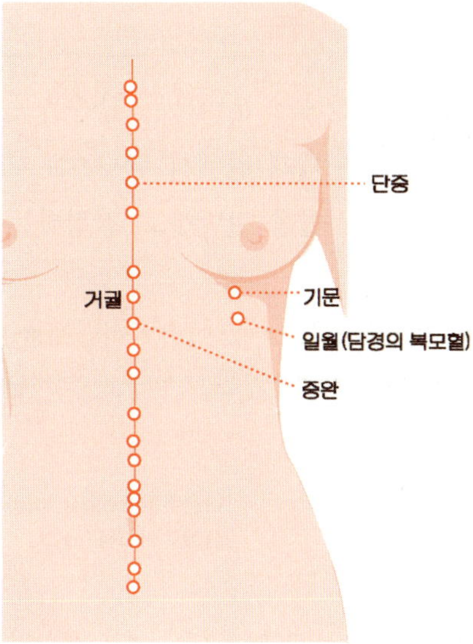
단중
거궐
기문
일월(담경의 복모혈)
중완

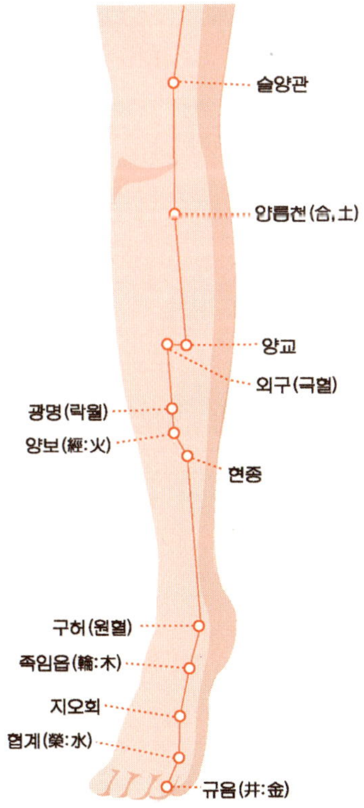
슬양관
양릉천(合,土)
양교
외구(극혈)
광명(락혈)
양보(經:火)
현종
구허(원혈)
족임읍(輸:木)
지오회
협계(榮:水)
규음(井:金)

1) 담의 기능

(1) 담은 간에서 분비하는 담즙을 농축, 저장하고 배설한다.

(2) 담즙은 대개 간에서 담낭으로 그 다음에는 소장으로 이동하여 소화를 돕는다.

(3) 담은 사물을 판단하고 결정하는 기능이 있다.

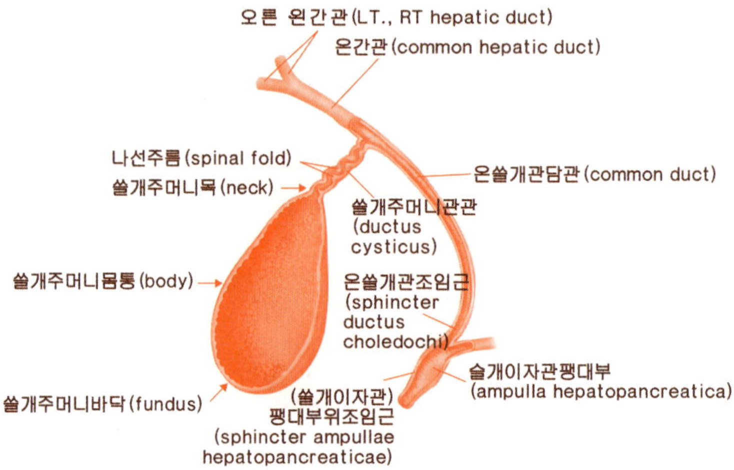

2) 담경락과 피부미용과의 관계

피부가 거칠고 윤기가 없고 기미가 생기며, 모공이 넓고 피지분비가 많아 지루성 피부가 될 수 있다. 그리고 전체적으로 비만의 체질이다. 탄력이 저하되어 처지기 쉬우며 셀룰라이트성 비만이 되기 쉽다.

12. 족궐음간경(足厥陰肝經)

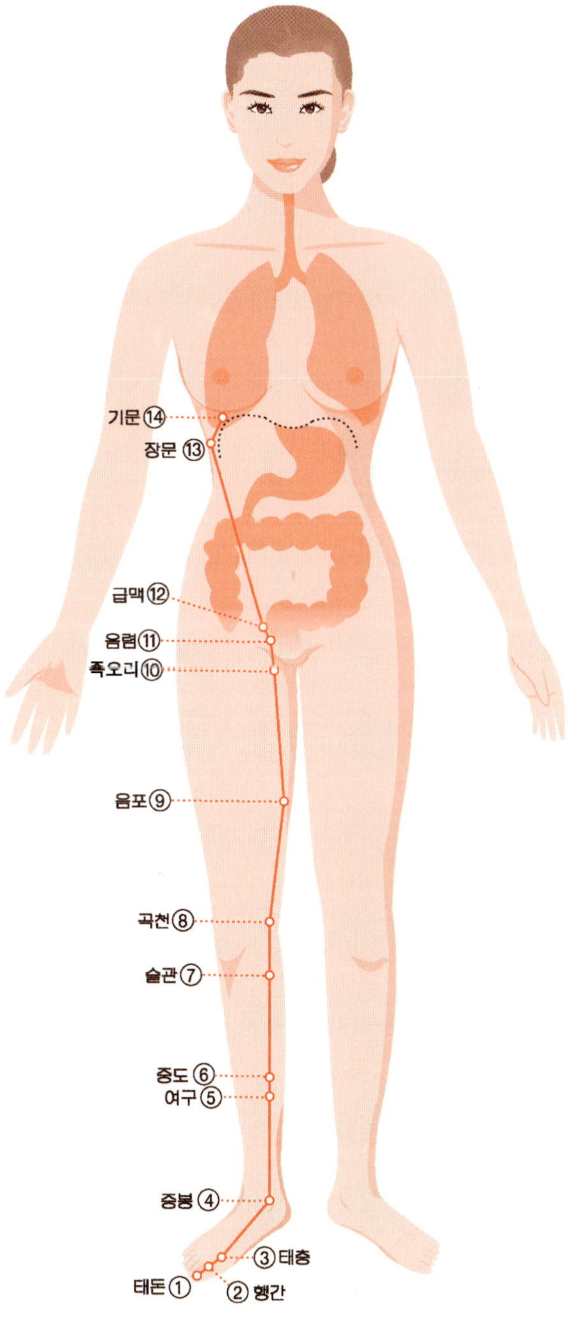

■ 족궐음간경의 경혈

음(陰)에 속하고 오행속성상 목(木)인 간경에는 인체 좌우로 각각 14개씩의 경혈이 분포되어 있으며 엄지발가락의 바깥쪽 끝 대돈혈에서 시작하여 가슴부위의 기문혈에서 끝난다.

순번	경혈	주요혈	혈의 위치	취혈법
LR-1	대돈(大敦)	정목혈	엄지발톱 척측지갑각 0.1촌	
LR-2	행간(行間)	형화혈	엄지발가락과 둘째발가락의 접합부	
LR-3	태충(太衝)	원혈. 수토혈	행간의 1.5촌 위	
LR-4	중봉(中封)	경금혈	족내과 1촌 앞(해계와 상구의 중앙)	
LR-5	여구(蠡溝)	낙혈	내과첨의 5촌 위	내과첨과 경골내하연 사이(13촌)
LR-6	중도(中都)	극혈	내과첨의 7촌 위	
LR-7	슬관(膝關)		음릉천의 1촌 뒤(경골내하연)	
LR-8	곡천(曲泉)	합수혈	슬와횡문의 내측 끝	무릎을 구부린 자세
LR-9	음포(陰包)		무릎의 4촌 위(대퇴골 내측)	
LR-10	족오리(足五里)		기충의 3촌 아래(음렴의 1촌 아래, 곡골2촌 옆의 3촌 아래)	치골결합상연과 슬개골상연사이(18촌)
LR-11	음렴(陰廉)		기충의 2촌 아래 (곡골2촌 옆의 3촌 아래)	
LR-12	급맥(急脈)		곡골의 2.5촌 옆(기충의 0.5촌 옆)	
LR-13	장문(章門)	비경의 모혈, 팔회혈-장회혈	제11늑골 끝	옆으로 누운 자세
LR-14	기문(期門)	간경의 모혈	거궐의 3.5촌 옆	반듯이 누운 자세

■ 족궐음간경(足厥陰肝經)의 주치증과 미용변증

경혈	주치증	미용변증
대돈 (大敦, LR-1)	월경불순, 자궁위치 이상, 야뇨증, 복수증, 수분대사기능	기미, 우측늑골하단의 비대, 발목의 부종, 독소제거
행간 (行間, LR-2)	두통, 어지러움, 월경과다, 발바닥 통증, 고혈압, 간염, 생식기병, 몸에 열이 날 때	발목의 부종, 독소제거
태충 (太衝, LR-3)	다리병증, 위장병, 간장질환, 고혈압, 불면증, 혈소판 감소증	독소제거, 피부안색, 여드름, 기혈순환
중봉 (中封, LR-4)	간염, 복통, 방광염	비만, 발목부위의 부종
여구 (蠡溝, LR-5)	생리불순, 자궁내막염, 피부소양증	비만, 종아리의 경직
중도 (中都, LR-6)	급성간염, 아랫배 경련, 월경불순, 하지마비, 생식기병	종아리의 비대
슬관 (膝關, LR-7)	중풍, 통풍, 무릎관절염	무릎부위의 비대
곡천 (曲泉, LR-8)	자궁탈수, 류머티즘, 슬관절 질환, 소변분리, 빈뇨, 월경부조, 부종, 신장염	대퇴내측의 비대, 슬와부의 비대
음포 (陰包, LR-9)	월경불순, 무릎관절통, 둔부의 경련, 음부의 모든 병	대퇴내측의 비대, 서혜부의 경결, 탄력저하
족오리 (足五里, LR-10)	만성감기, 장폐쇄, 동맥경화증, 음낭습진	대퇴내측의 비대, 서혜부의 경결, 탄력저하
음렴 (陰廉, LR-11)	생리이상, 고관절염, 불임증, 하지의 동통	대퇴내측의 비대, 둔부의 처짐, 탄력저하
급맥 (急脈, LR-12)	산통, 회음통, 음경통	둔부의 늘어짐, 여성의 생리이상으로 오는 하복부의 치골부위 팽대
장문 (章門, LR-13)	폐렴, 기관지염, 천식, 위하수, 복수, 불면, 간염, 장염, 구토	상복부의 비대, 대퇴부의 비대, 습성비만, 좌측늑골하단의 비대
기문 (期門, LR-14)	늑간신경통, 흉막염, 위신경증, 월경불순, 불면증, 간염, 담낭염, 당뇨병, 신경쇠약	기미, 여드름, 복부의 비만, 우측늑골하단의 비대

■ 주요혈과 특정혈

주요혈		오수혈(오행혈)	
원혈(原穴)	태충(太衝)	정목혈(井木穴)	대돈(大敦)
낙혈(絡穴)	여구(여溝)	형화혈(滎火穴)	행간(行間)
극혈(郄穴)	중도(中都)	수토혈(輸土穴)	태충(太衝)
모혈(募穴)	기문(期門)	경금혈(經金穴)	중봉(中封)
배유혈(背兪穴)穴)	간유(肝兪)	합수혈(合水穴)	곡천(曲泉)

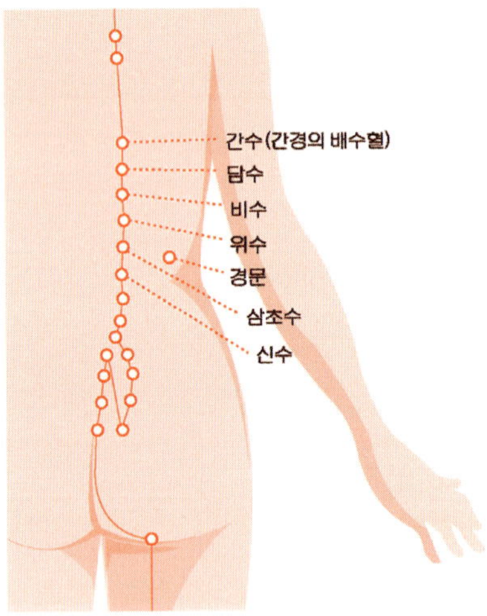

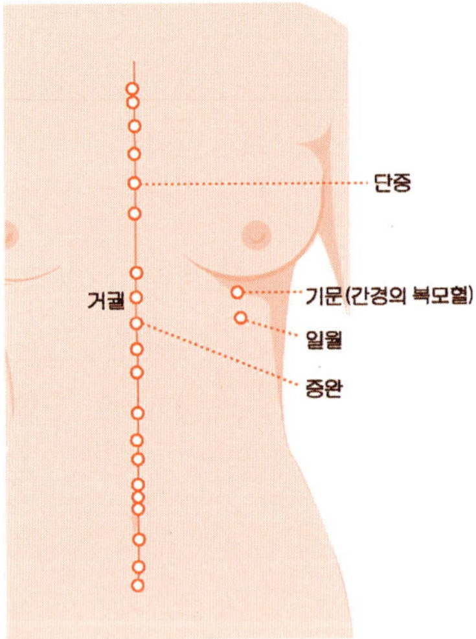

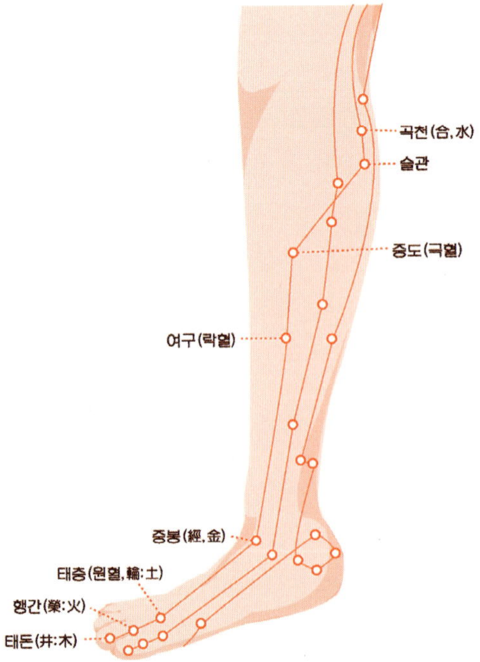

1) 간의 기능

(1) 기(氣)를 소통시키고 혈액과 진액의 운행을 조절한다. 이 기능에 의해 다른 장부들의 정상적인 기능을 유지시킨다.

(2) 혈액은 비에 의해서 수곡정기에 의해 생성되고 간에 의해 저장된다.

(3) 간은 근(筋)을 주관한다.

(4) 간의 기능은 손발톱, 눈의 상태에 영향을 준다.

(5) 간의 액은 눈물이다.

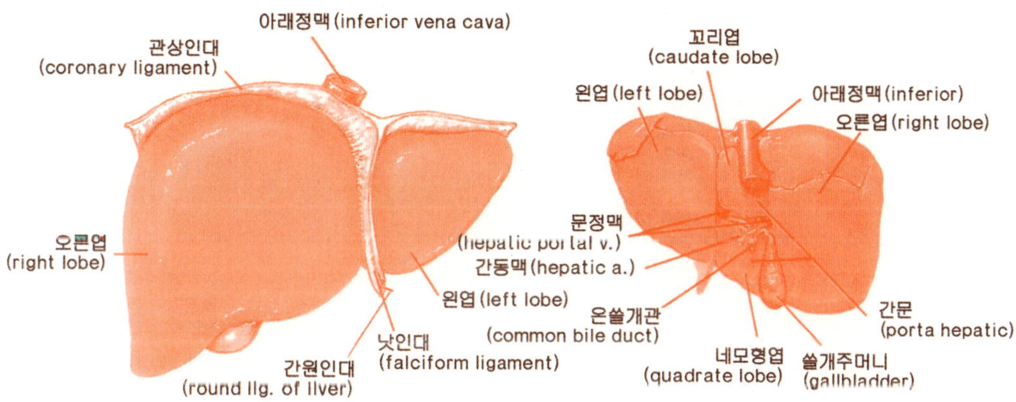

(a) 앞면 (b) 뒤면

2) 간경락과 피부미용과의 관계

피부가 약하고 탄력이 없으며 색소침착이 되기 쉽다.

※ 간과 담

간과 담은 오행으로 목(木)이며 음양 표리관계를 이루고 있다. 간은 담즙을 분비하여 담낭으로 내려 보내는 기능이 있고 담낭은 담즙을 저장하고 배설한다. 간과 담은 협조하여 담즙을 소장으로 보내 비와 위의 소화 작용을 돕는다.

13. 독맥(督脈)

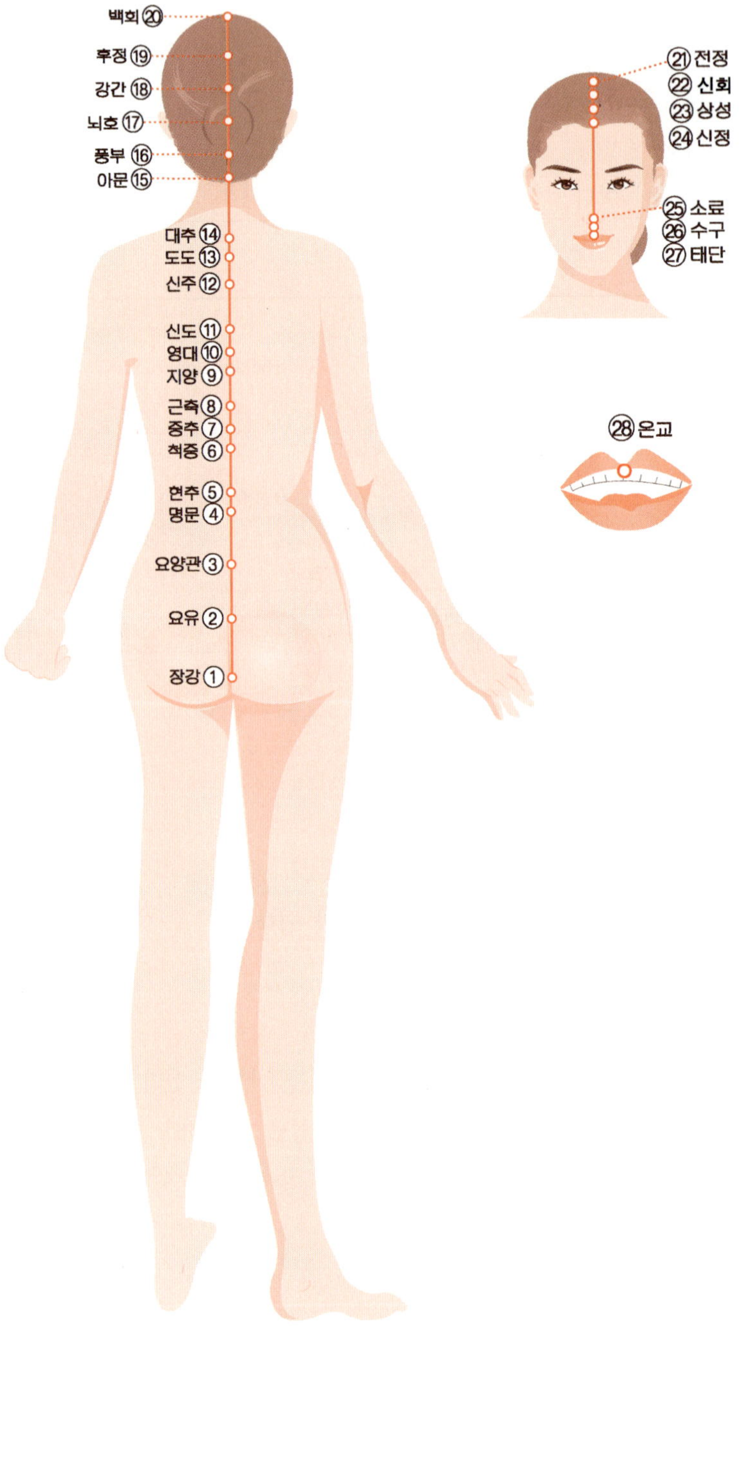
백회 ⑳
후정 ⑲
강간 ⑱
뇌호 ⑰
풍부 ⑯
아문 ⑮
대추 ⑭
도도 ⑬
신주 ⑫
신도 ⑪
영대 ⑩
지양 ⑨
근축 ⑧
중추 ⑦
척중 ⑥
현추 ⑤
명문 ④
요양관 ③
요유 ②
장강 ①
㉑ 전정
㉒ 신회
㉓ 상성
㉔ 신정
㉕ 소료
㉖ 수구
㉗ 태단
㉘ 은교

독맥은 기경팔맥의 하나로서 인체의 양(陽)측 부분인 등(배요부)의 중앙으로 28개의 경혈이 분포되어 있으며 장강(長强)에서 시작하여 척추 중앙을 따라 머리 정중앙을 지나 은교(齦交)에 이른다.

여섯 개의 양경은 모두 독맥과 대추혈에서 만나며 양경의 기혈을 조절한다.

GV-1. 장강(長强)

위치 : 미골단과 항문의 중간

독맥의 낙혈. 長은 독맥이 길게 분포하고 있는 것을 가리키며 强은 강하다는 뜻으로 심신을 강건하게 하고 장생시키는 혈을 말한다.

GV-2. 요유(腰兪)

위치 : 미골단의 3촌 위(제 4천추 극돌기 아래)

허리의 맥기가 움직이는 곳을 가리킨다.

GV-3. 요양관(腰陽關)

위치 : 제 4 요추 극돌기 아래(대장유 1.5촌 옆)

양기의 통행에 관련되는 혈이다.

GV-4. 명문(命門)

위치 : 제 2 요추 극돌기 아래(신유 1.5촌 옆)

命은 생명으로 생명의 문의 뜻으로 원기가 출입하여 사람의 생명에 중요한 문호이다.

GV-5. 현추(懸樞)

위치 : 제 2 요추 극돌기 아래(삼초유 1.5촌 옆)

懸은 매달아 거는 것, 樞는 움직이는 기구를 뜻하며 후천의 원기를 조절하여 기의 운동을 주관하는 삼초의 중앙부에 해당한다.

GV-6. 척중(脊中)

위치 : 제 11 흉추 극돌기 아래(비유 1.5촌 옆)

脊은 척주로서 척주의 중앙에 있다.

GV-7. 중추(中樞)

위치 : 제 10 흉추 극돌기 아래(담유 1.5촌 옆)

척중보다 1관절 위에 있고, 등을 회전하게 하는 곳이다.

GV-8. 근축(筋縮)

위치 : 제 9 흉추 극돌기 아래(간유 1.5촌 옆)

筋은 근육, 縮은 수축을 뜻하며 간은 근을 주관하므로 이 혈은 근육의 경련 등 근의 병을 치료하는 혈이다.

GV-9. 지양(至陽)

위치 : 제 7 흉추 극돌기 아래(격유 1.5촌 옆)

상초에 제일 하단부에 해당하는 부위. 至는 '도달 한다'이므로 이 혈의 위로 양에 도달한다는 뜻이다.

GV-10. 영대(靈臺)

위치 : 제 6 흉추 극돌기 아래(독유 1.5촌 옆)

靈은 심령, 臺는 높고 평편한 곳을 가리키고 심장질환을 효과적인 혈이다.

GV-11. 신도(神道)

위치 : 제 5 흉추 극돌기 아래(심유 1.5촌 옆)

神은 신명을 뜻하므로 심의 기를 통하는 길이 되고 정신과 관련된 질환에 효과적이다.

GV-12. 신주(身柱)

위치 : 제 3 흉추 극돌기 아래(폐유 1.5촌 옆)

身은 몸, 柱는 지지하는 것으로 뼈대를 가리키므로 전신의 지주 역할을 한다는 것을 뜻한다. 전신의 기를 주관하는 폐유의 옆에 있다.

GV-13. 도도(陶道)

위치 : 제 1 흉추 극돌기 아래(대저 1.5촌 옆)

陶는 마음이 즐겁고 평안한 상태를 뜻하므로 우울, 번민, 정신병, 두통 등을 치료하는 혈로 쓰인다. 화기가 타오르는 길이라는 뜻이 있다. 경락은 신주에서 도도로 바로 올라가지 않고 풍문으로 갔다가 신주에서 이른다.

GV-14. 대추(大椎)

위치 : 제 7 경추 극돌기 아래

椎는 척추를 의미하고 모등 양경락이 만나는 곳이다.

GV-15. 아문(瘂門)

위치 : 제 1 경추 극돌기 아래(후발제 정중 0.5촌 위)

목을 앞뒤로 젖힐 때 가장 꺼지는 곳으로 瘂는 벙어리의 뜻으로 벙어리를 치료하는 기본혈이다.

GV-16. 풍부(風府)

위치 : 후발제 정중 1촌 위(대추 4촌 위)

후두골이 갈라지는 곳으로 風은 풍사, 府는 모이는 것을 뜻하고 풍사로 인한 질환을 효과적인 혈이다.

GV-17. 뇌호(腦戶)

위치 : 풍부의 1.5촌 위

뇌의 문호라는 뜻으로 후두의 융기부위 위에 있다.

GV-18. 강간(强間)

위치 : 뇌호의 1.5촌 위

强은 두개골이 강하고 단단하다, 間은 사이를 뜻으로 두정부의 강한 통증에 효과적인 혈이다.

GV-19. 후정(後頂)

위치 : 백회의 1.5촌 뒤(강간의 1.5촌 위)

後는 뒤, 頂은 머리의 중앙에서 가장 높은 곳(정수리)을 뜻하므로 백회의 뒤에 있는 혈로 전정과 서로 대응된다.

GV-20. 백회(百會)

위치 : 전발제에서 5촌(후발제에서 7촌, 양쪽 귀 끝을 연결한 선과 독맥의 정중선의 교차점)

머리는 모든 양이 모이는 곳으로 족태양, 수소양, 족소양, 족궐음, 독맥이 모이는 곳이다(삼양오회라고도 한다).

GV-21. 전정(前頂)

위치 : 백회의 1.5촌 앞

머리의 정상(백회)의 앞에 있다는 뜻이다.

GV-22. 신회(顖會)

위치 : 백회의 3촌 앞(전정의 1.5촌 앞, 상성의 1촌 뒤)

顖은 대천문(두개골의 봉합부위)으로 會는 모인다의 뜻이다. 어린아이의 바깥 숨구멍이다.

GV-23. 상성(上星)

위치 : 신회 1촌 앞(전발제의 1촌 뒤, 신정의 1촌 뒤)

높은 곳에 있는 하늘의 별이라는 뜻으로 혈이 있는 위치를 말한다. 백회와 족삼리의 보조혈이다. 신당이라고도 한다.

GV-24. 신정(神庭)

위치 : 전발제의 0.5촌 위

발제라고도 한다. 뇌의 신이 있는 고귀한 곳을 뜻한다.

GV-25. 소료(素髎)

위치 : 코의 제일 끝부분(비첨단의 정중앙점)

코를 만지면 연골 두 개가 갈라지는 중간의 홈부위이다. 素는 흰색, 髎는 뼈사이로 혈자리를 뜻하고 코는 폐의 통로이고 폐의 색은 흰색임을 의미한다.

GV-26. 수구(水溝)

위치 : 인중구의 3분의 1 위

코는 천기를, 입은 지기를 주관하여 수구는 코와 입 사이에 있어 천지간에 비유되는데 하늘과 땅의 중간에 있으므로 인중(人中)이라고도 한다. 콧물이 흐르는 곳을 뜻한다.

GV-27. 태단(兌端)

위치 : 윗입술의 중앙부

兌는 입, 端은 끝이라는 뜻으로 입술의 끝에 있는 혈이다.

GV-28. 은교(齦交)

위치 : 윗입술 안쪽 중앙의 상순대계와 잇몸의 연접부위

齦은 윗잇몸, 交는 만난다는 뜻으로 윗잇몸과 윗입술이 만나는 곳이고 임맥과 독맥이 교회하는 곳이다.

14. 임맥(任脈)

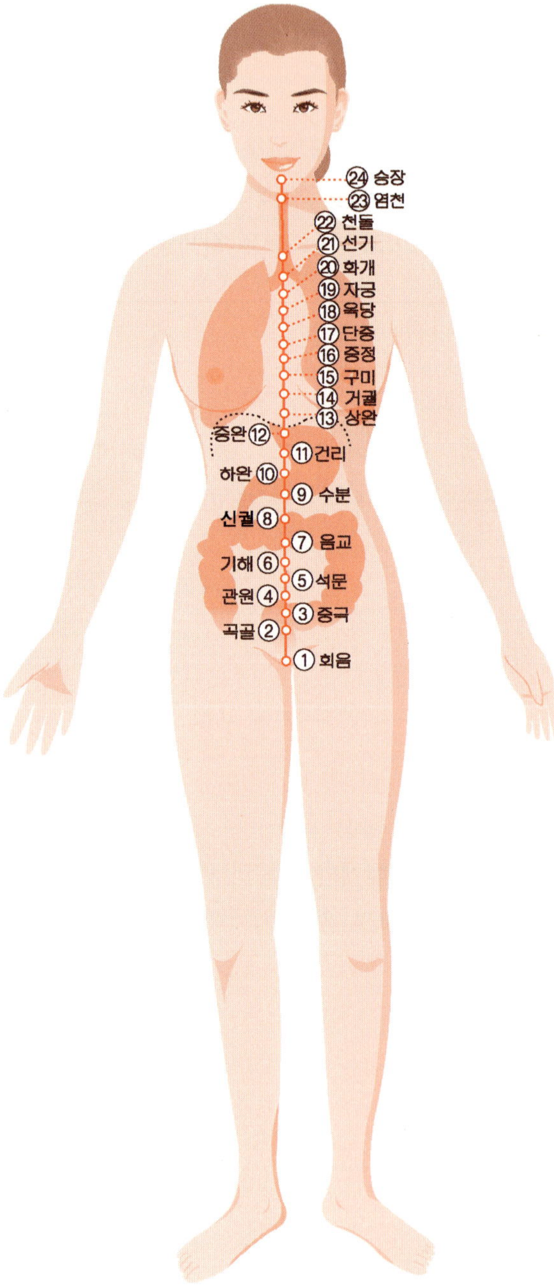
㉔ 승장
㉓ 염천
㉒ 천돌
㉑ 선기
⑳ 화개
⑲ 자궁
⑱ 옥당
⑰ 단중
⑯ 중정
⑮ 구미
⑭ 거궐
⑬ 상완
중완 ⑫
⑪ 건리
하완 ⑩
⑨ 수분
신궐 ⑧
⑦ 음교
기해 ⑥
⑤ 석문
관원 ④
③ 중극
곡골 ②
① 회음

임맥은 기경팔맥의 하나로서 인체의 음(陰)측 부분인 앞의 중앙으로 24개의 경혈이 분포되어 있으며 회음(會陰)에서 시작하여 승장(承漿)에 이른다.

복부의 중앙을 상행하며 모든 음경이 임맥과 연결되어 음경의 기혈을 조절한다.

CV-1. 회음(會陰)

위치 : 회음부의 중앙

會는 서로 만나는 것, 陰은 전음(前陰)과 후음(後陰)을 나타내므로 회음은 두 음사이에서 임맥, 충맥, 독맥의 시작점으로 간, 비, 신의 세 개의 음맥이 만나는 곳이다.

CV-2. 곡골(曲骨)

위치 : 배꼽(제중)의 5촌 아래 치골결합의 위 중앙(중극의 1촌 아래)

치골의 위쪽 중앙 음모의 중앙에 있으므로 곡골이라 한다.

CV-3. 중극(中極)

위치 : 배꼽의 4촌 아래(곡골의 1촌 위)

방광경의 모혈로 몸의 거의 중앙에 있으므로 중극이라 하고 방광의 기가 모이는 모혈이므로 옥천(玉泉)이라고도 한다.

CV-4. 관원(關元)

위치 : 배꼽의 3촌 아래(곡골의 2촌 위, 중극의 1촌 위)

소장경의 모혈로 關은 장소, 존재하는 곳, 元은 원기(元氣)를 가리키고 배꼽아래에서 원기를 저장하는 곳이다.

CV-5. 석문(石門)

위치 : 배꼽의 2촌 아래(곡골의 3촌 위, 관원의 1촌 위)

삼초경의 모혈로 石은 통하지 않는 것을 가리키고 복통, 피임, 산후출혈, 수종, 배뇨곤란 등의 질환에 쓰인다.

CV-6. 기해(氣海)

위치 : 배꼽의 1.5촌 아래(곡골의 3.5촌 위, 석문과 음교의 중간)

氣는 선천의 원기, 海는 모이는 곳을 의미로 선천의 원기가 모이는 곳이다.

CV-7. 음교(陰交)

위치 : 배꼽의 1촌 아래(곡골의 4촌 위, 석문의 1촌 위)

交는 모이는 곳을 의미하므로 임맥, 충맥, 족소음이 만나는 곳이다.

CV-8. 신궐(神闕)

위치 : 배꼽의 중앙

제중(臍中). 神은 헤아려 알 수 없는 것, 闕은 중요한 곳을 의미하며 선천의 신기(神氣)를 받는 곳이다.

CV-9. 수분(水分)

위치 : 배꼽의 1촌 위(하완의 1촌 아래)

이 혈의 속에 소장이 있는데 分은 갈라져 나온 것을 나타내므로 탁한 것과 맑은 것을 가려 수액은 방광으로 보내고 찌꺼기는 대장으로 보낸다.

CV-10. 하완(下脘)

위치 : 배꼽의 2촌 위(수분의 1촌 위, 중완과 배꼽의 중간)

脘은 위를 의미하므로 위부의 아래쪽을 말한다.

CV-11. 건리(建里)

위치 : 배꼽의 3촌 위(하완의 1촌 위, 중완의 1촌 아래)

建은 세운다, 里는 거주한다의 뜻으로 위기(胃氣)를 다스리는 작용을 한다.

CV-12. 중완(中脘)

위치 : 배꼽의 4촌 위(건리의 1촌 위, 상완의 1촌 아래, 배꼽과 검상돌기의 중간)

위경의 모혈. 脘은 위를 의미하므로 위의 중앙부를 말한다.

CV-13. 상완(上脘)

위치 : 배꼽의 5촌 위(중완의 1촌 위, 거궐의 1촌 아래)

脘은 위를 나타내므로 위의 윗부분을 말한다.

CV-14. 거궐(巨闕)

위치 : 배꼽의 6촌 위(중완의 2촌 위, 상완의 1촌 위, 구미의 1촌 아래, 중완과 검상돌기의 중간)

심경의 모혈. 巨는 크다, 闕은 중요한 곳을 의미하므로 이 혈을 통해 심장에 이른다.

CV-15. 구미(鳩尾)

위치 : 배꼽의 7촌 위(중완의 3촌 위, 거궐의 1촌 위, 검상돌기의 1촌 아래)

임맥의 낙혈. 鳩는 비둘기를 가리켜 흉골의 검상돌기가 비둘기의 꼬리와 같은 모양이라 하여 그 아래의 혈을 鳩尾라 한다.

CV-16. 중정(中庭)

위치 : 단중의 1.6촌 아래(제 5늑간 중앙과 같은 선상)

中庭은 궁전 앞의 광장을 의미하고 이 혈의 속에 군주인 심장이 위치한다.

CV-17. 전중(膻中, 단중)

위치 : 양 유두의 중앙(제 4늑간과 같은 선상)

심의 중심. 상기해(上氣海)라고도 한다.

CV-18. 옥당(玉堂)

위치 : 단중의 1.6촌 위(제3늑간과 같은 선상)

玉은 백옥의 집, 堂은 궁전을 의미하며 심장이 있는 고귀한 곳을 말한다.

CV-19. 자궁(紫宮)

위치 : 옥당의 1.6촌 위(제 2늑간과 같은 선상)

紫는 붉은 색, 宮은 중앙으로 고귀한 곳을 말하므로 심장을 의미한다.

CV-20. 화개(華蓋)

위치 : 자궁의 1.6촌 위(제 1늑간과 같은 선상, 천돌 2촌 아래)

폐는 오장의 화개라고도 하며 폐질환을 치료하는 혈이다.

CV-21. 선기(璇璣)

위치 : 천돌 1촌 아래(흉골 상부)

璇璣는 북두칠성의 첫째에서 넷째 별을 말하며 하늘은 북두칠성을 중심으로 하고 사람은 심(心)을 중심으로 한다고 하여 이 혈을 북두칠성과 같다고 한다.

CV-22. 천돌(天突)

위치 : 흉골의 상단(후두융기 2촌 아래)

天은 상부, 突은 돌출, 갑자기 나온다는 의미로 임맥이 가슴 속에서 나오는 곳을 말한다. 후두질환, 기침을 멈추게 하는 효과가 있다.

CV-23. 염천(廉泉)

위치 : 설골의 아래 중점

廉은 혀, 모서리, 泉은 샘을 의미한다.

CV-24. 승장(承漿)

위치 : 아래 입술 밑과 턱이 만나는 이순구의 중앙

承은 위로 받는다는 것, 漿은 침(타액)을 가리켜 침이 흐를 때 받는 곳을 의미 한다.

4 미용경락마사지의 이해

1. 인체부위의 명칭

- 체지 : 사지(상지, 하지)
- 체간 : 두부, 경부, 흉부, 복부

1) 두부

- 전두 : 앞머리
- 두정 : 머리의 중앙부(정수리)
- 측두 : 옆머리
- 후두 : 뒷머리
- 전발제 : 이마의 머리털이 난 경계
- 후발제 : 뒤쪽 머리털이 난 경계
- 유양돌기 : 귀 바로 뒤에 툭 불거진 뼈
- 대천문 : 출생 후 정수리에 있던 숨구멍
- 소천문 : 출생 후 뒷머리에 있던 숨구멍

2) 안면부

- 액 : 이마
- 안검 : 눈꺼풀, 상안검(윗 눈꺼풀)
- 하안검 : 아래 눈꺼풀
- 양미간 : 두 눈썹 사이
- 비근 : 코의 맨 윗부분
- 비첨 : 코 끝
- 비익 : 코의 양쪽 날

- 비중격 : 코 속의 칸막이
- 비순구 : 코 가의 고랑
- 인중구 : 코 밑의 고랑
- 구순 : 입술
- 상순 : 윗입술
- 하순 : 아랫입술
- 구각 : 입술의 양쪽 뾰족한 곳
- 상악골 : 위턱뼈
- 하악골 : 아래턱뼈
- 하악각 : 아래턱의 양쪽 뼈가 튀어 나온 곳
- 이주 : 귀 젖
- 이첨 : 귀끝
- 이수 : 귀볼
- 후두융기(후두결절) : 앞 목에 툭 튀어나온 뼈
- 경추 : 목뼈

3) 흉 · 복부

- 흉강 : 가슴속
- 흉골 : 가슴뼈(흉골병, 흉골체, 검상돌기로 이루어져 있다.)
- 늑골 : 갈비뼈
- 늑간 : 갈비뼈와 갈비뼈 사이
- 협늑 : 옆구리 갈비뼈
- 계늑 : 갈비뼈 끝부분
- 유두 : 젖꼭지
- 횡격막 : 가슴속과 배속을 갈라놓는 막(속칭 : 명치)
- 상복부 : 배꼽 위의 배
- 하복부 : 배꼽 아래의 배
- 측복 : 옆구리 배
- 복강 : 배속
- 제와 : 배꼽
- 전상장골극 : 아랫배의 양쪽에 튀어나온 뼈

4) 상지부

- 상완 : 윗 팔뚝
- 상완골 : 윗 팔뼈
- 주관절 : 팔꿈치 관절
- 주와 : 팔꿈치 안쪽 움푹한 곳
- 주두 : 팔꿈치 뒤쪽의 돌출부
- 주횡문 : 팔꿈치에 있는 가로무늬
- 전완 : 앞 팔
- 요골경상돌기 : 요골 끝에 있는 툭 튀어나온 뼈
- 척골경상돌기 : 척골 끝에 있는 툭 튀어나온 뼈
- 수근관절(완관절) : 손목의 관절
- 완횡문 : 손목의 가로무늬
- 장골(중수골) : 손바닥에 있는 다섯 개의 뼈
  (제1중수골, 제2중수골, 제3중수골, 제4중수골, 제5중수골)
- 수지 : 손가락 (무지 - 엄지손가락, 시지(식지) - 둘째손가락, 중지 - 가운데손가락,
  환지(약지, 무명지) - 넷째손가락, 소지 - 다섯째손가락)
- 지갑 : 손톱
- 지갑각 : 손톱 뒤 부분의 두 모퉁이
- 지갑근 : 손톱의 뿌리 부분
- 지골 : 손가락 뼈
  (기절골 - 첫째마디 뼈, 중절골 - 둘째마디 뼈, 말절골 - 셋째마디 뼈)
- 지관절횡문 : 손가락 마디의 가로무늬
- (수)적백육제 : 손등과 손바닥의 경계
- 요측 : 상지 중앙에서 엄지손가락 쪽
- 척측 : 상지 중앙에서 다섯째손가락 쪽
- 수근부위 : 손바닥의 뿌리 부위
- 수장사지 : 손바닥 전체
- 지관절 : 손가락마디
- 지첨 : 손가락 끝
- 지과 : 주먹을 쥐고 손가락의 마디 각진 부위

- 지복 : 손가락의 지문 부위(모지복 – 엄지손가락의 지문부위
  삼지복 – 2,3,4지의 지문부위
  사지복 – 2.3.4.5지의 지문부위)
- 호구부위 : 엄지와 검지 사이의 둥근 부위
- 모지구 : 엄지 하부 손바닥 부위의 살이 솟은 부위
- 소지구 : 소지 하부 손바닥 부위의 살이 솟은 부위
- 소지측 : 소지의 옆면
- 척부 : 팔목에서 팔꿈치까지의 측면 부위
- 주첨 : 팔꿈치 부위

5) 견배부

- 견 : 어깨
- 배 : 등
- 견배 : 어깨와 등
- 견봉(견봉돌기) : 어깨 위에 툭 튀어나온 뼈(일명 : 오훼돌기)
- 견관절 : 어깨관절
- 견갑골 : 어깨쭉지 뼈
- 척추(척주) : 경추 – 목뼈, 흉추 – 등뼈, 요추 – 허리뼈, 천골 – 엉덩이뼈, 미골 – 꼬리뼈
- 액 : 겨드랑이
- 액와(액하) : 겨드랑이의 움푹한 곳
- 액횡문 : 겨드랑이 가로무늬(앞쪽 끝 – 전액횡문단, 뒤쪽 끝 – 후액횡문단)

6) 골반부

- 회음부 : 항문과 생식기의 중간 부분
- 외음부 : 생식기의 겉 부분
- 치골결합(치골연합) : 좌우의 치골이 맞닿는 곳
- 골반강 : 엉덩이 속
- 골반 – 관골(좌골, 장골, 치골)
  – 천골(선골)
  – 미골

- 둔횡문 : 볼기에 있는 가로무늬
- 고관절(대퇴관절) : 넓적다리의 관절
- 천골공(선골공) : 천골에 있는 여덟 개의 구멍
- 미골단 : 꼬리뼈 끝

7) 하지부

- 대퇴 : 넓적다리
- 대퇴골 : 넓적다리 뼈
- 대전자 : 대퇴골의 둥근 골두
- 슬와 : 오금
- 하퇴(소퇴) : 무릎 밑의 다리
- 슬와횡문 : 오금의 가로무늬
- 경골 : 정강이 뼈
- 비골 : 장딴지 뼈
- 비골두 : 장딴지 뼈의 머리뼈
- 내과 : 안쪽 복사뼈
- 외과 : 바깥쪽 복사뼈
- 족배 : 발등
- 족저 : 발바닥
- 중족골 : 발바닥에 있는 다섯 개의 뼈
  (제1중족골, 제2중족골, 제3중족골, 제4중족골, 제5중족골)
- (족)적백육제 : 발등과 발바닥의 경계선
- 지골 : 발가락뼈(기절골, 중절골, 말절골)
- 지관절횡문 : 발가락마디의 가로무늬

2. 마사지의 유의사항

1) 마사지 전 고객의 청결과 혈액순환의 유도를 위해 스파(spa)요법이나 가벼운 온수욕을 하고 각질제거를 한다.
2) 마사지 실시 전 시술자의 수기부위를 소독하여 위생과 청결을 유지한다.
3) 시술자는 마사지 실시 전 시술 수기부위의 관절을 풀어주고 온도를 따뜻하게 한 후 실시한다.
4) 마사지의 실시 전 고객의 상태를 파악하여 피부와 몸의 상태에 따라 마사지의 강도, 속도, 방향, 압의 정도 등을 조절한다.
5) 관리 효과의 극대화를 위해 피・시술자 모두 자세를 바르게 한다.
6) 관리 시 고객의 호흡에 시술자의 호흡을 맞춘다.
7) 식사 후에 바로 하지 않는다(식후 1~2시간 후).
8) 마사지 시 고객의 입장을 충분히 이해하고 주위 환경을 심신의 긴장을 이완시키고 안정감을 줄 수 있게 편안하게 조성하고 불편함이나 문제에 신속하고 적절한 대응을 하는 태도와 자질을 갖춘다.
9) 전신관리 시 마사지를 시술하지 않는 부위의 체온 유지를 위해 두꺼운 타올 등을 이용한다.
10) 관리 목적에 맞는 시술 순서를 계획한다.
11) 전염병, 염증성 피부질환, 임산부, 정맥류, 종양 등은 마사지를 삼가 한다.

3. 미용분석

1) 사진법(동양의학에서의 진단법)

인체는 유기적인 통일체이므로 인체의 외부와 내부 장부의 관계는 밀접하다. 내부의 장부기혈에 이상이 생기면 체표에 반영이 되기 때문에 인체의 외부의 이상변화를 잘 관찰하는 방법이다.

(1) 망진(望診) - 눈으로 보아서 진단한다.
인체의 신(神), 색(色), 형(形), 태(態)를 관찰

(2) 문진(聞診) - 들어서 진단한다.
말소리, 숨소리, 기침, 한숨소리 등을 듣고, 분비물과 배설물 등의 냄새를 관찰

(3) 문진(問診) - 물어서 진단한다.
병력, 증상, 생활습관, 생활환경 등을 물어보고 근본적인 원인을 파악

(4) 절진(切診) - 손을 대어보고 진단한다.
맥(脈)을 만져보는 맥진과 피부, 손발, 흉복부 등을 만져보는 안진(按診)으로 증후의 변화를 관찰

2) 사진법을 활용한 미용분석은 미용경락의 임상 현장에서 많이 이용된다.

3) 피부미용경락 분석

(1) 전신 체형의 분석(망진법)

부위	체형 및 병증	진단
등과 둔부	등이 구부정하고 폐유혈 부위의 모공 확대, 여드름, 모(毛) 등	폐의 문제(폐의 열증)
	등이 거북이 등처럼 구부정하고 척추 9, 10, 11, 12번 극돌기 아래 양 옆 부위의 이상 증상	소화기계통의 문제 (간, 담, 비, 위경)
	경추7번 극돌기 부위의 비대	양경맥의 문제, 기의 정체
	척추만곡의 비정상 구부정한 자세	배유혈의 위치에 따라 각 경맥의 이상, 폐경, 대장경의 이상
	견갑골사이가 벌어지고 찌그러짐	폐경, 소장경의 이상
	신유혈 부위 또는 흉추12번 주위의 모공확대, 모(毛)의 이상, 색소침착, 얼룩 등	신장, 비장, 림프계의 이상
	장골능선 주위의 비대, 근의 위축, 셀룰라이트 등	대장경의 이상
	천골 위 꺼짐, 색소침착, 건조 등	생식기계통, 대장경의 이상
	천골 부위의 색소침착, 꺼짐, 건조 등	생식기계통, 방광경, 신장경의 이상
복부	하복부의 비대	천골의 형체 이상, 비습으로 인한 정체, 대장경의 이상
	측복부(옆구리)의 비대	비경, 간경, 담경의 이상
	왼쪽 늑골의 이상	위의 문제
	오른쪽 늑골의 이상	간, 담의 문제
	흉골의 변형	심경, 심포경 이상
하체	무릎 안쪽 위 부위 비대, 허벅지의 셀룰라이트	비경의 이상
	대퇴 옆 부위의 비대	담경의 이상
	대퇴 앞 부위의 비대	위경의 이상
	엉덩이 처짐, 셀룰라이트	방광의 문제
팔	상완의 비대, 닭살	대장의 문제

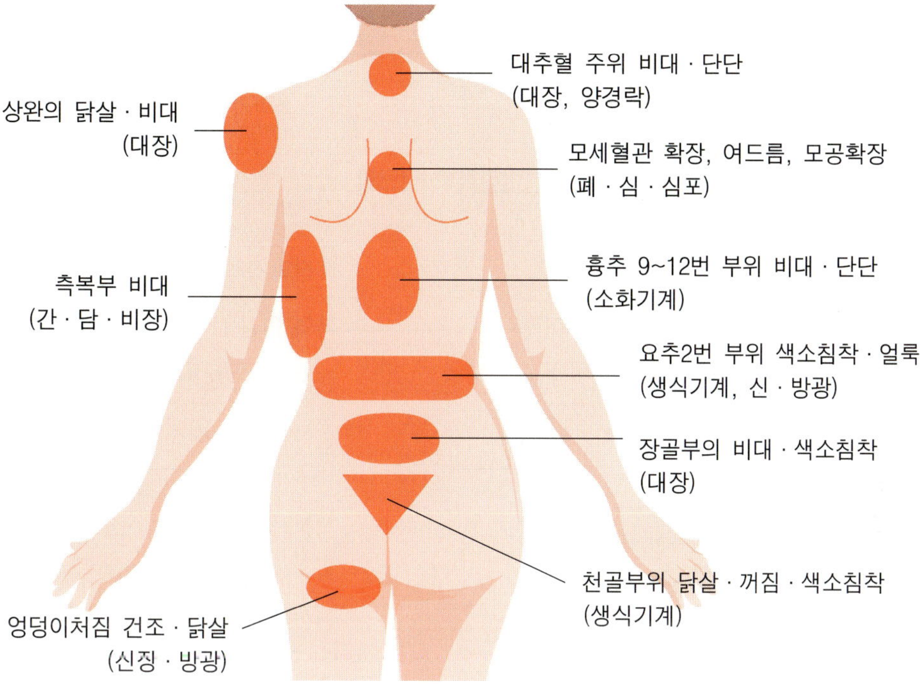

그림 4-1. 등과 둔부의 진단(망진)

(2) 등과 복부의 진단(절진법)

복부는 오장육부의 복모혈이 있고 임맥과 신장, 위, 비장, 간, 담의 경맥이 지나는 부위이므로 복모혈의 절진을 통해 진단한다.

등은 오장육부의 배유혈이 있고 방광경맥과 독맥이 지나가는 부위이므로 배유혈과 독맥의 절진을 통해 진단한다.

경혈(장부)	병증	진단
기문(간)	압통, 상복부의 비대, 늑골이 뜨거나 꺼짐	간, 소화기계의 문제
우(右)천추(대장)	압통, 가스 찰 때, 아래턱의 단단한 여드름	대장, 소장의 이상
좌(左)천추(대장)	압통, 묵직한 느낌	대장의 열증
중부(폐)	압통, 구부정한 어깨	폐의 이상
단중(심포)	압통, 꺼지거나 비대	정신적 스트레스, 심장과 심포의 이상
거궐(심)	압통, 꺼짐	정신적 스트레스, 소화불량, 심장, 위의 이상
중완(위)	압통, 꺼지거나 비대, 처짐	정신적 스트레스, 소화불량, 위의 이상
관원(소장)	압통, 꺼지거나 비대, 묵직한 느낌	정신적 스트레스, 소화불량, 심장, 소장의 이상, 기(氣)의 정체
중극(방광)	압통, 꺼지거나 비대, 묵직한 느낌, 턱과 입주위의 여드름 및 색소침착	생식기계통, 신장, 방광의 이상
우(右)천종(소장경)	압통, 꺼지거나 비대	간의 독소
좌(左)천종(소장경)	압통, 꺼지거나 비대	심장의 독소

(3) 얼굴의 분석(망진법)

부위	병증	진단
이마	좁쌀여드름, 붉은 여드름, 각질, 붉음증	정신적 스트레스, 심장의 열증
눈	동공의 문제(색, 크기 등)	신장의 이상, 원기부족
	홍채(색, 테두리 등)	간의 이상
	흰자위의 색(황색)	간의 열증, 위의 이상
	흰자위의 색(적색, 충혈)	폐의 열증
	눈 앞머리와 눈 꼬리의 붉음증, 색소침착	심의 열증
	눈 주위의 색소침착	간, 신장의 이상, 림프순환 저조
	눈 밑 처짐	위, 비장의 이상, 림프순환 저조
	눈꺼풀의 처짐	대장의 이상, 림프순환 저조
코	비류, 모공확장, 피지과다 분비, 붉음증	위, 비장의 이상, 정신적 스트레스
	코막힘, 건조	폐, 대장의 열증
입	구각이 헐고 침이 고임	위의 열증, 비의 습
	입술의 건조, 각질, 갈라짐	비장, 위의 열증, 진액의 고갈
	입술과 입주위의 색소침착	생식기계통의 이상
볼	화농성여드름, 모공확장, 피지과다 분비	위의 열증, 비장의 이상, 소화불량
	모세혈관확장, 붉음증, 민감, 건조	폐의 열증
	색소침착	간, 담의 이상
혀	혀의 태	위의 열증, 비장의 이상
	혀의 떨림, 붉음증, 언어장애	심장의 이상, 정신적 스트레스
얼굴의 색	청색	간, 담의 이상
	적색	심의 이상(열증)
	황색	비장, 위의 이상
	백색	폐의 이상
	흑색	신장과 방광의 이상

5 미용경락마사지의 실제

1. 등 관리

1) 등 경락의 특징

등 부위는 주요 골격의 하나인 척추와 골반이 위치하고 있고, 등 근육인 천배근과 심배근이 인체가 중력에 저항하여 직립할 수 있도록 한다. 경락으로는 여섯 개의 양경맥을 주관하는 독맥과 육장육부 경락의 배유혈이 분포하는 방광경락이 유주하고 있다. 두부와 골반부위를 같이 관리한다.

등 부위를 관리함으로써 전신의 기혈을 조절할 수 있다.

2) 주요관리경락

족태양방광경, 독맥, 수태양소장경, 족궐음간경, 수소양삼초경

3) 주요동작

(1) 두부

① 두부의 독맥 부위 지압(신정 – 상성 – 신회 – 전정 – 백회 – 후정)
② 두부의 방광경 부위 지압(곡차 – 오처 – 승광 – 통천)
③ 두부의 담경 부위 지압(두유 – 함염 – 현로 – 현리)
④ 전발제 지압(신정 – 곡차 – 두유)
⑤ 어깨 견정혈 지압
⑥ 후발제 지압(아문 – 천주, 풍부 – 풍지 – 완골)

(2) 척추 부위

① 척추사이 독맥을 사지복으로 자극
② 양 엄지로 대추혈 주위를 자극
③ 승모근 상부 반죽하기(관리사의 손에만 오일을 묻혀)
④ 승모근에서 경추 양 옆까지 지과로 문지르기 후 등 전체에 오일 도포
⑤ 승모근 수근부위로 문지르기 후 견정부위 지압
⑥ 천골에서 독맥을 따라 올라가며 양 엄지 교대로 문지르기
⑦ 천골에서 독맥을 따라 올라가며 수장사지 교대로 문지르기
⑧ (한 손바닥은 천골에 고정하고)천골에서 독맥을 따라 수근으로 원 그리며 문지르기

(3) 배유혈 부위

① 방광1선 양 손 게걸음
② 양 엄지로 양쪽 방광1선을 대추혈에서 요추까지 밀착시켜 쓸어주기
③ 양 엄지로 양쪽 방광1선을 대추혈에서 요추까지 원 그리며 문지르기
④ 지과로 방광1선을 대추혈에서 요추까지 문지르기(양쪽)
⑤ (모델의 옆으로 서서) 방광1선을 지과로 좌우로 문지르기(한쪽씩)
⑥ 척부로 등을 세 부위로 나누어 위·아래로 쓸어주기
⑦ 주첨으로 방광1선을 대추혈에서 요추까지 쓸어주기(한쪽씩)
⑧ 주첨으로 배유혈 지압(한쪽씩) 후 엄지(모지복)으로 지압(양쪽)
⑨ 수장사지로 방광1선을 대추혈에서 요추까지 쓰다듬기(한쪽 → 양쪽)

(3) 등 전체

① (양 손을 포개어) 수장사지로 등 전체 팔자모양으로 쓸어주기
② 양엄지 교대로 늑골 사이 문지르기
③ 견갑골 주위 풀어주기(견갑골 주위 게걸음, 소지부로 쓸어주기, 양 엄지교대로 반원 그리며 문지르기, 지과로 문지르기)
④ 견갑골 주위 소장경 지압(견정 → 노유 → 천종 → 병풍 → 곡원 → 견외유 → 견중유)
⑤ 요추 양 옆 문지르기(양 엄지, 지과)
⑥ 요안부위 지압

(4) 골반부

① 양 손 지과로 장골능 따라 경계부위 문지르기

② 주첨으로 환도혈 지압
(환도혈 : 대퇴골 대전자의 최고점과 천골의 연결선상 3분의 1 지점)

③ 천골의 팔료혈 부위 풀어주기(지과로 문지르기, 소지부의 날로 상료, 차료, 중료, 하료부위를 강찰하기)

④ 천골 부위 풀어주기(천골경계부위 엄지교대로 문지르기, 천골 안 쪽 지과로 문지르기)

⑤ 천골의 방광경 지압(양쪽) – 상료, 차료, 중료, 하료

(5) 팔부위

① 수삼양경(대장경, 삼초경, 소장경) 풀어주기(호구부위 또는 사지복으로 쓸어주기, 지과로 문지르기)

② (손바닥이 위로 향하게 손을 놓고) 수삼음경(폐경, 심포경, 심경) 풀어주기(호구부위 또는 사지복으로 쓸어주기, 지과로 문지르기)

③ 노궁혈 지압

④ 액와 관절 풀어주기

⑤ 주관절(팔꿈치관절) 풀어주기(양 엄지로 문지르기, 지과로 문지르기)

⑥ 완관절(손목관절) 풀어주기(양 엄지로 문지르기, 지과로 문지르기)

⑦ 팔 전체 쓰다듬기

(6) 마무리

① 수장사지 교대로 독맥을 천골에서 대추혈까지 쓰다듬기

② 수장사지로 방광경 쓸어내리기

4) 등 관리의 실제

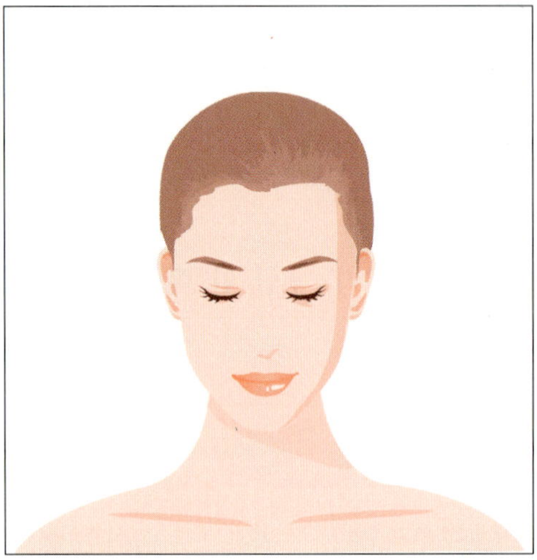

두부-1. 두부의 독맥 지압
신정-상성-신회-전정-백회-후정

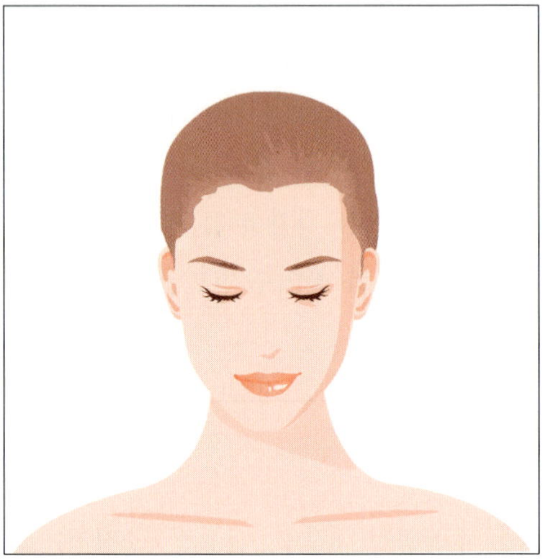

두부-2. 두부의 방광경 지압
곡차-오처-승광-통천

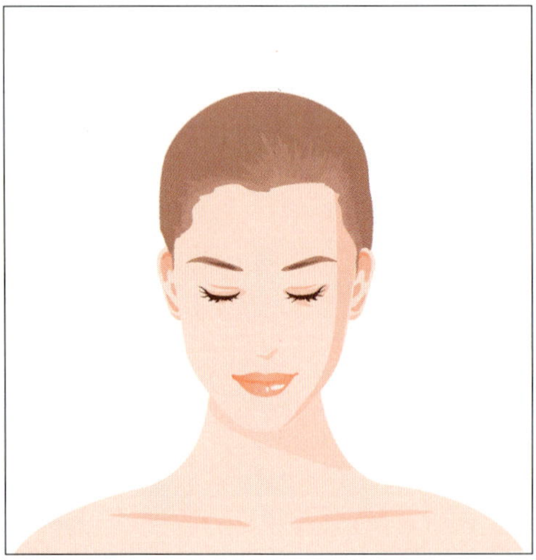

두부-3. 두부의 담경부위 지압
두유-함염-현로-현리-곡빈

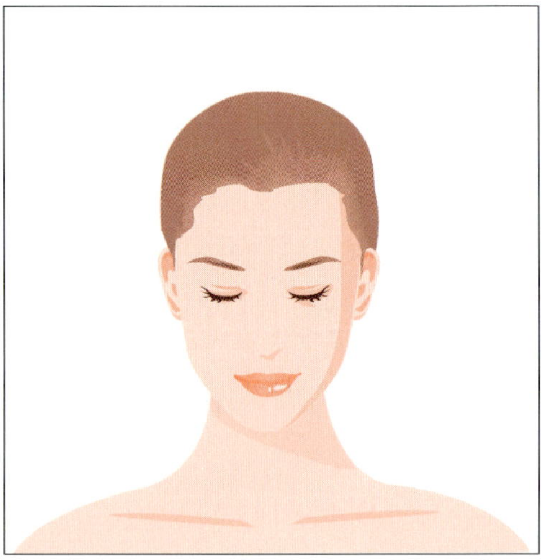

두부-4. 전발제 지압
신정-곡차-두유

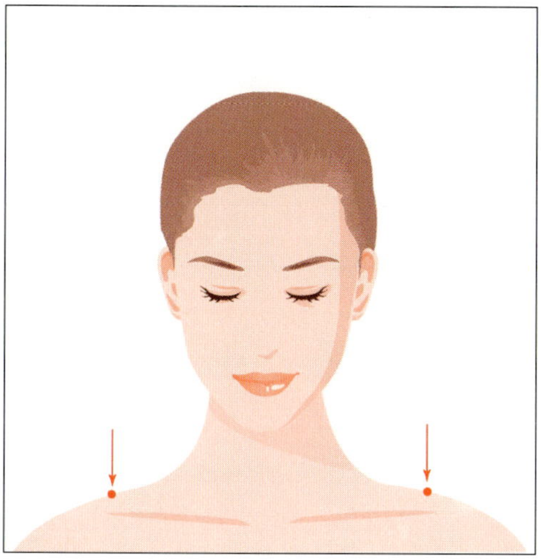

두부-5. 어깨 견정혈 지압

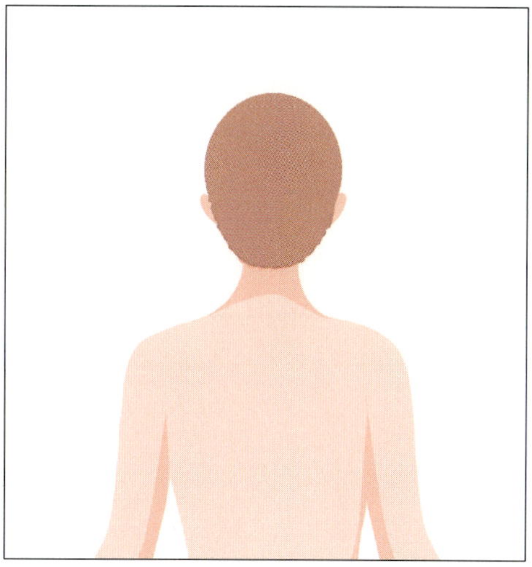

두부-6. 후발제 지압
아문-천주
풍부-풍지-완골

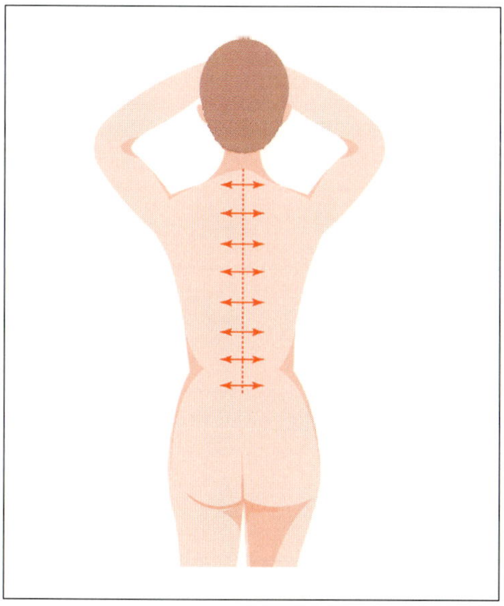

척추-1. 척추사이 독맥혈을 사지복으로 자극

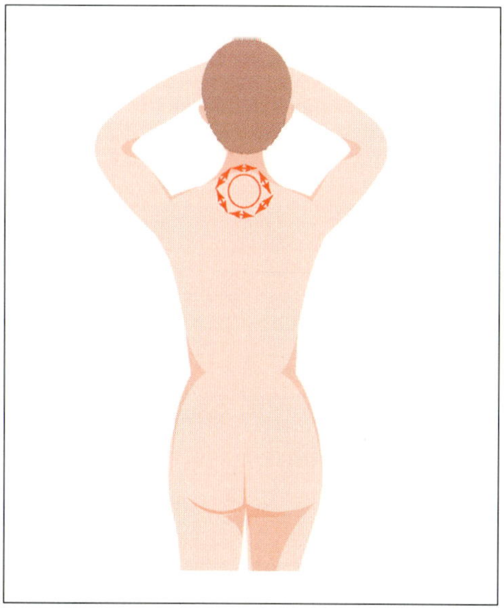

척추-2. 대추혈 주위를 양엄지로 자극

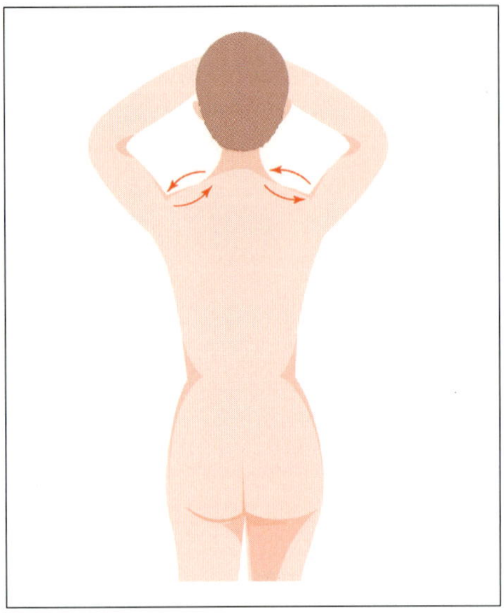

척추-3. 승모근상부 반죽하기
(관리사의 손에만 오일을 묻혀)

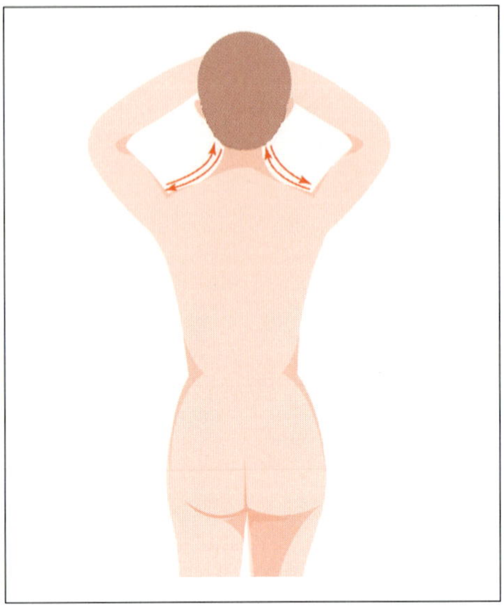

척추-4. 승모근에서 경추양 옆까지 지과로
문지르기 후 (등 전체 오일 도포)

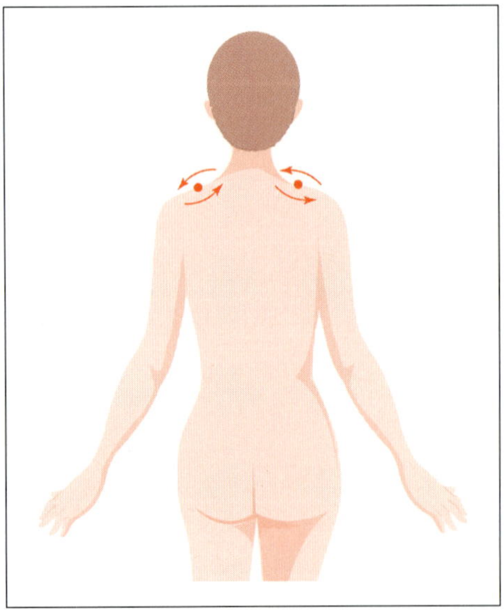

척추-5. 승모근 수근부위로 원그리며
문지르기 후 견정부위 지압

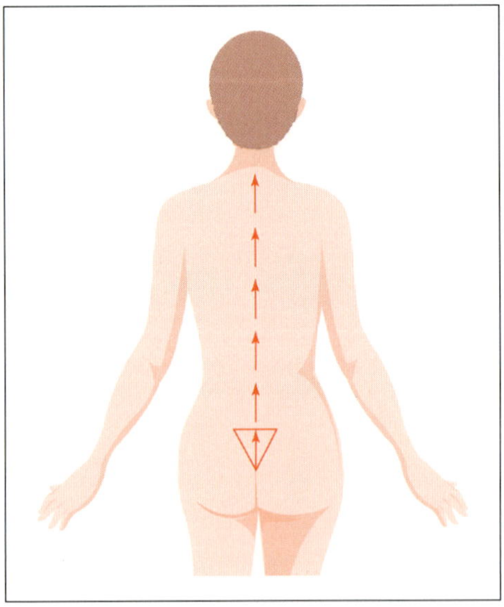

척추-6. 천골에서 독맥을 따라 올라가며
양엄지 교대로 문지르기

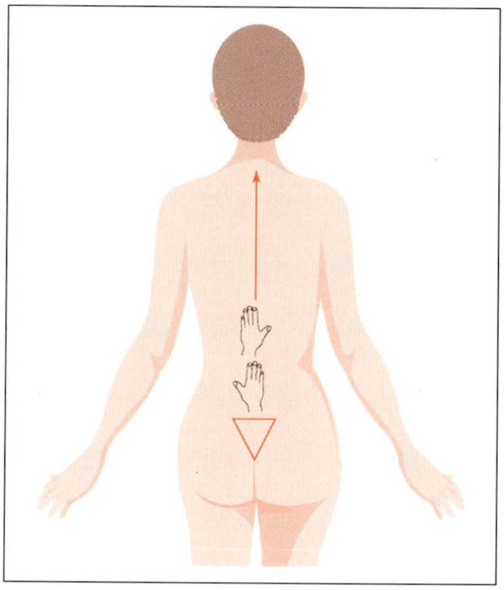

척추-7. 천골에서 독맥을 따라 수장사지 교대로 쓰다듬기

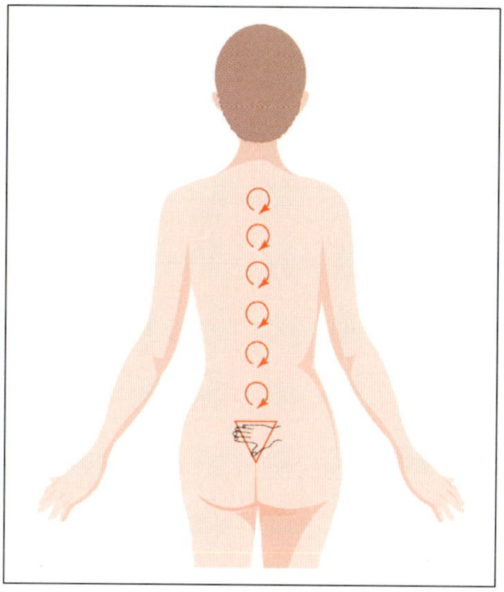

척추-8. (한 손바닥은 천골에 고정하고) 천골에서 독맥을 따라 수근으로 원그리며 문지르기

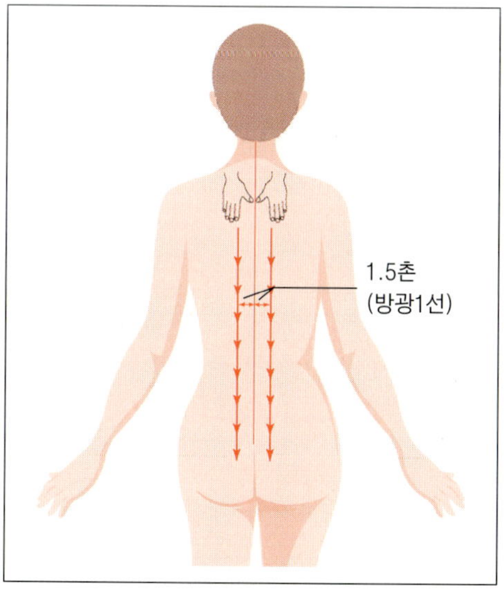

배유혈-1. 방광1선 양손 게걸음

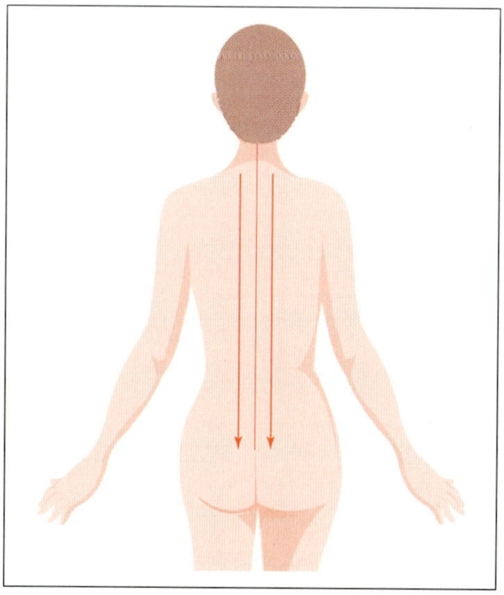

배유혈-2. 양엄지로 양쪽 방광1선을 대추혈에서 요추까지 밀착시켜 쓸어주기

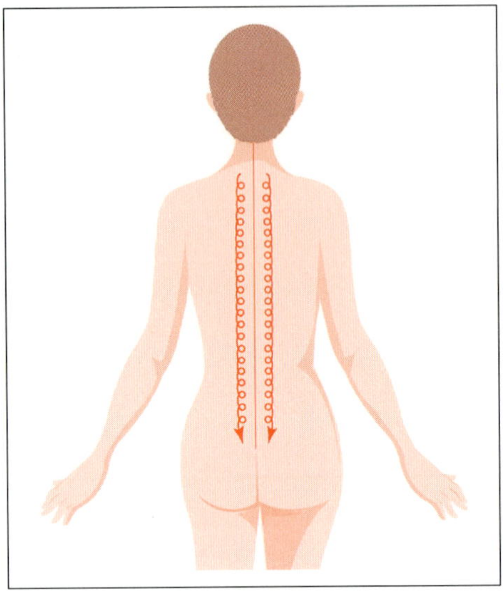

배유혈-3. 양엄지로 양쪽 방광1선을 대추혈에서 요추까지 원그리며 문지르기

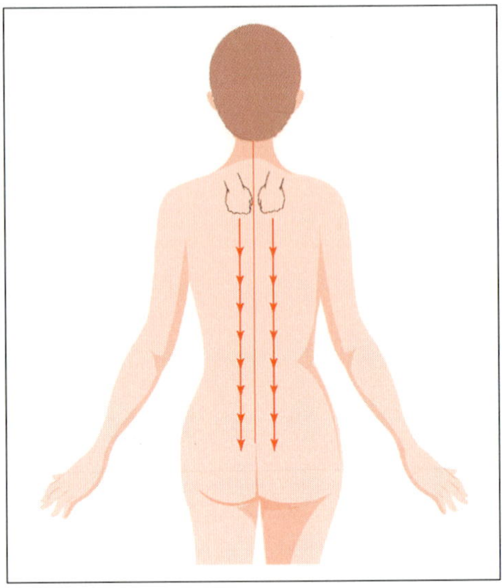

배유혈-4. 지과로 방광1선을 대추혈에서 요추까지 문지르기

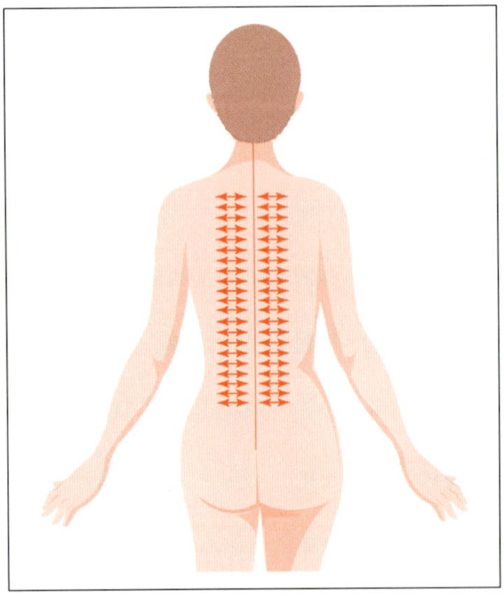

배유혈-5. (모델의 옆으로 서서) 방광1선을 지과로 좌우 문지르기(한쪽씩)

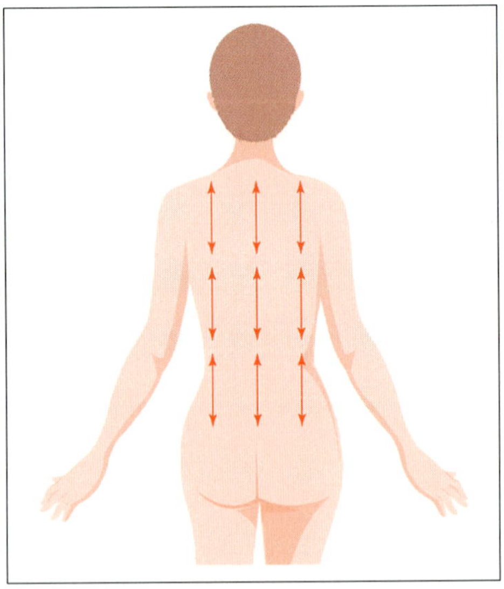

배유혈-6. 척부로 등을 세부위로 나누어 위・아래로 쓸어주기

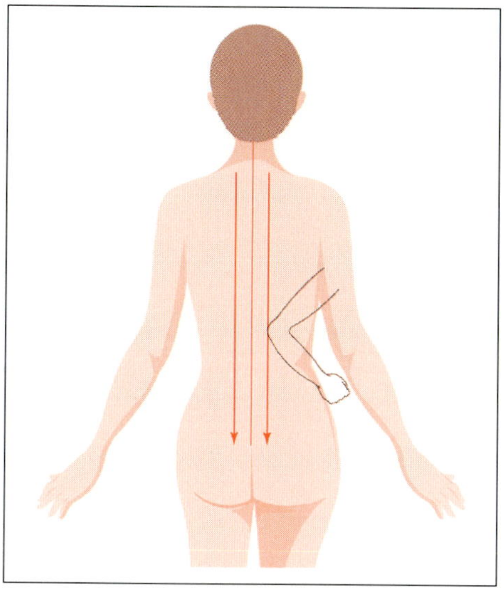

배유혈-7. 주첨으로 방광1선을
대추혈에서 요추까지 쓸어주기
(한쪽씩)

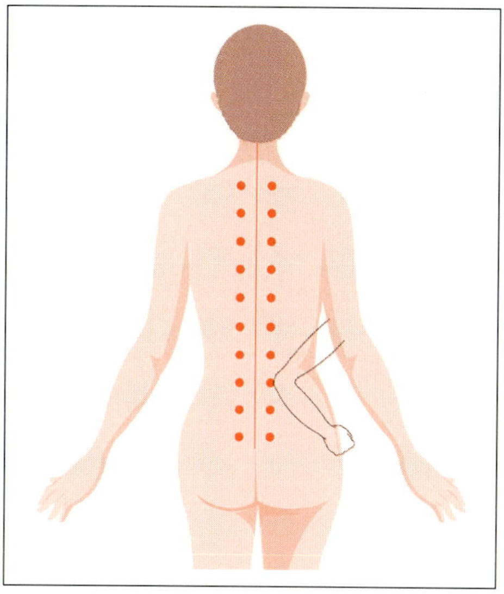

배유혈-8. 주첨으로 배유혈 지압(한쪽씩)
→ 엄지(모지복)로 지압(양쪽)

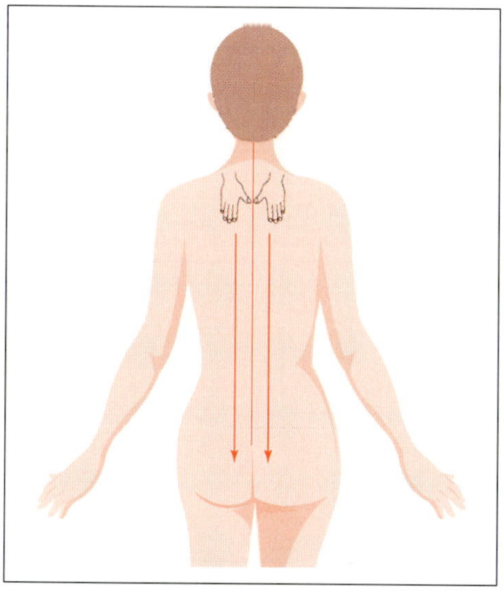

배유혈-9. 수장사지로 방광1선을
대추혈에서 요추까지 쓰다듬기
(한쪽 → 양쪽)

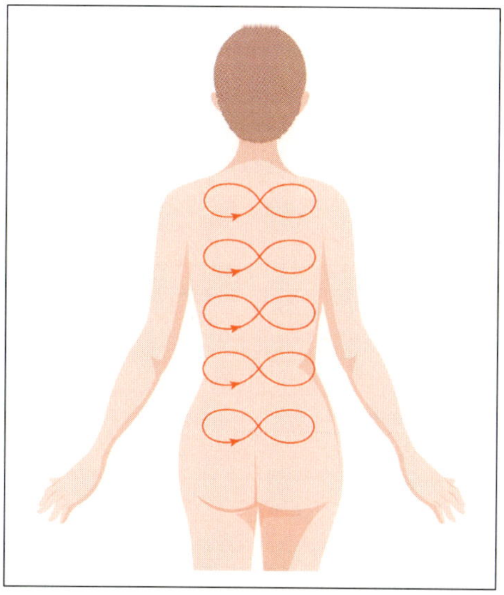

등전체-1. (양손을 포개어) 수장사지로
등 전체 팔자모양으로 쓸어주기

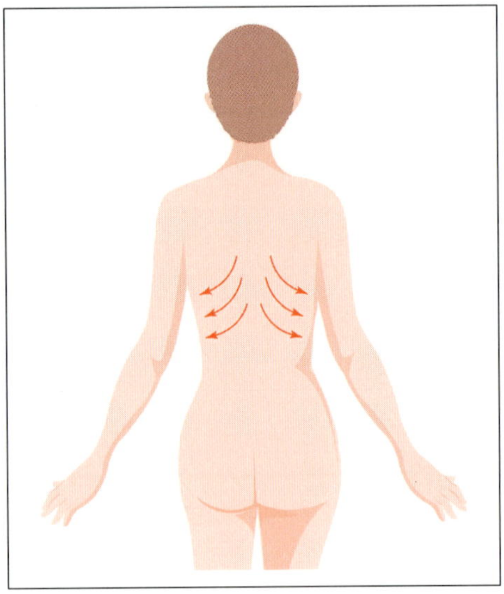

등전체-2. 양엄지 교대로 늑골사이 문지르기

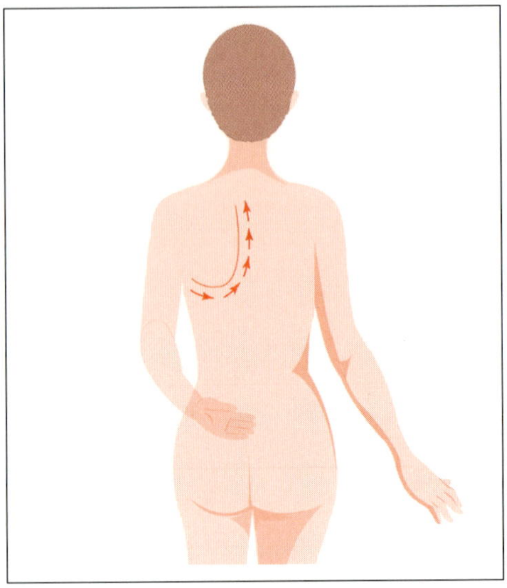

등전체-3. 견갑골 주위 풀어주기(한쪽씩)

① 견갑골 주위 게걸음
② 견갑골 주위 소지부를 교대로 쓸어주기
③ 견갑골 주위 양엄지 교대로 반원 그리며 문지르기
④ 견갑골 주위 지과로 문지르기

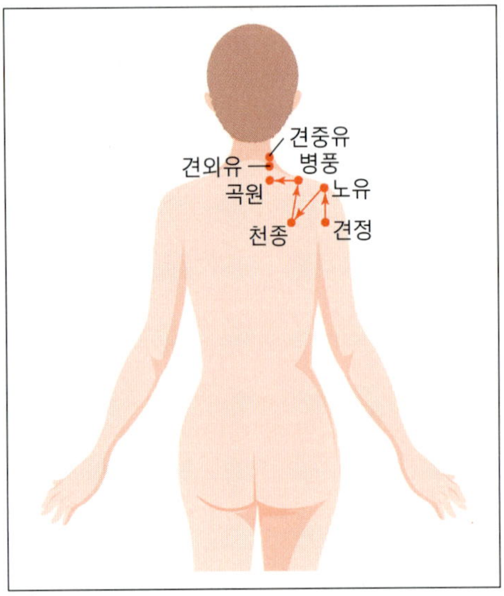

등전체-4. 견갑골 주위 소장경 지압
(견정 → 노유 → 천종 → 병풍 → 곡원 → 견외유 → 견중유)

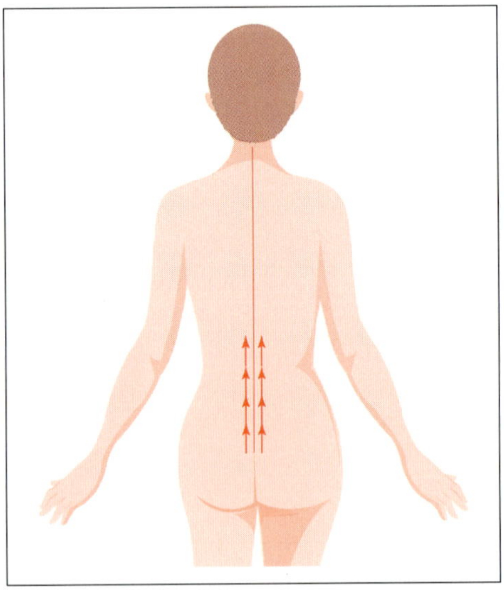

등전체-5. 요추 양옆 문지르기
(양엄지 → 지과)

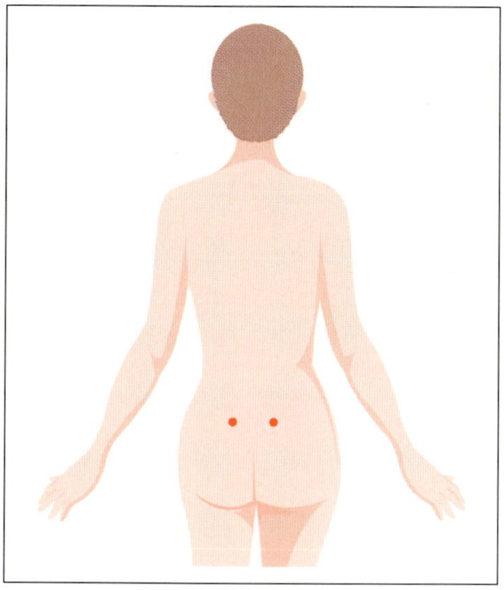

등전체-6. 요안부위 지압

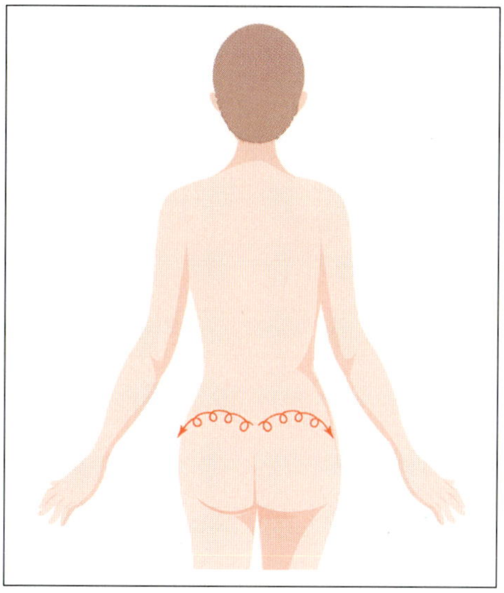

골반-1. 양손 지과로 장골능을 따라
경계부위 문지르기

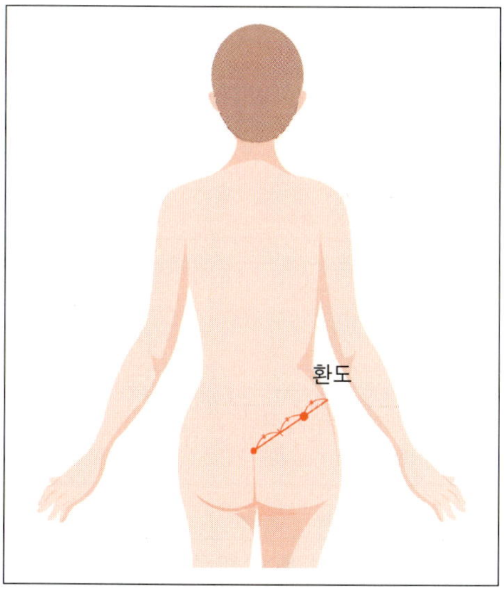

골반-2. 주첨으로 환도혈 지압
(환도혈 : 대퇴골 대전자의 최고점과
천골의 연결선상 3분의 1지점)

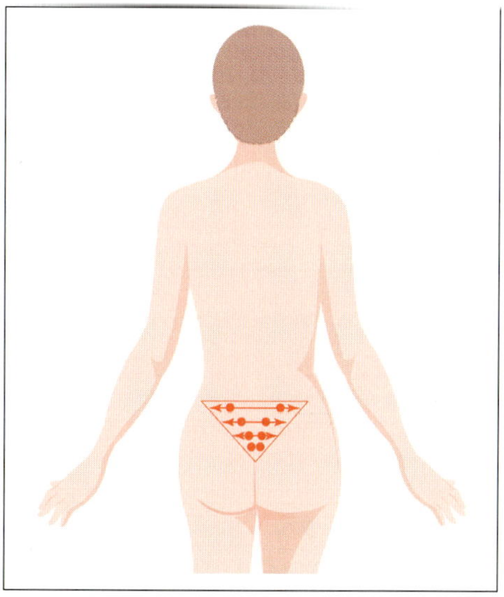

골반-3. 천골의 팔료혈 부위 풀어주기
① 지과로 문지르기
② 소지부의 날로 상료, 차료, 중료,
하료부위를 강찰하기

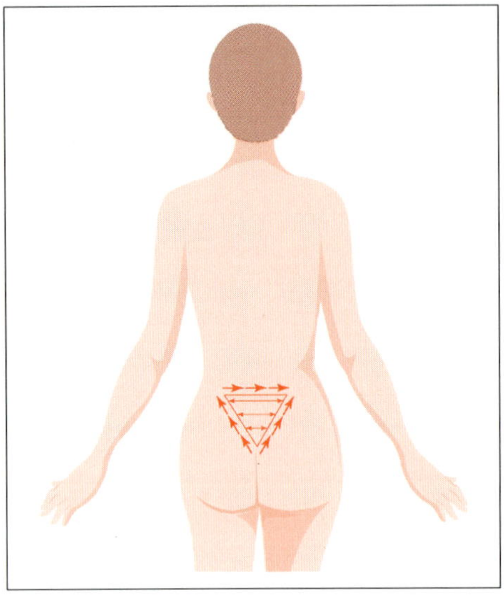

골반-4. 천골부위 풀어주기
① 천골경계부(엄지 교대로 문지르기)
② 천골안쪽(지과로 문지르기)

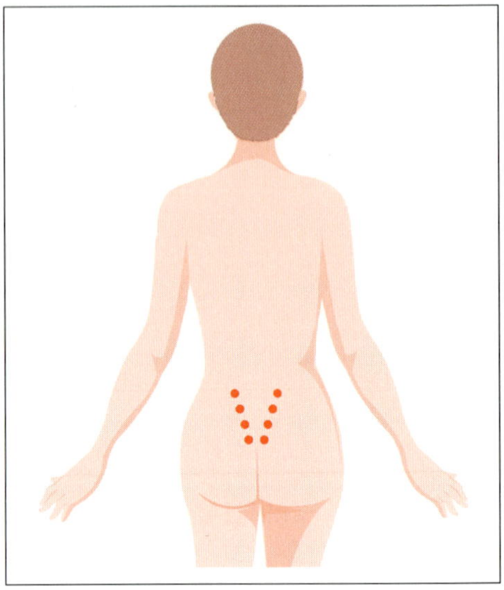

골반-5. 천골의 방광경 지압(양쪽)
(상료, 차료, 중료, 하료)

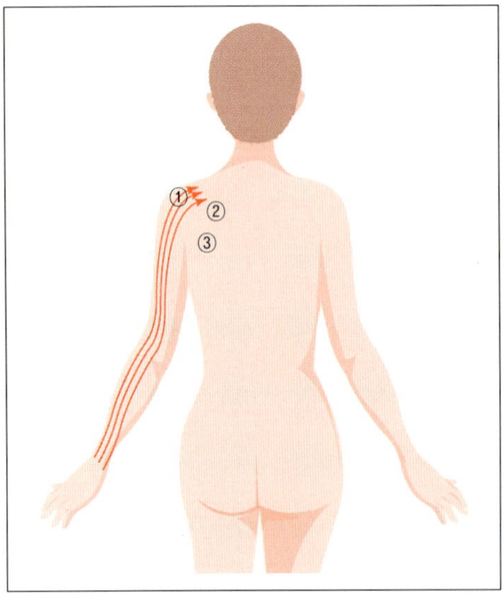

팔-1. 수상양경 풀어주기
(사지로 쓸어주기, 지과로 문지르기)
① 대장경(전양경)
② 삼초경(측양경)
③ 소장경(후양경)

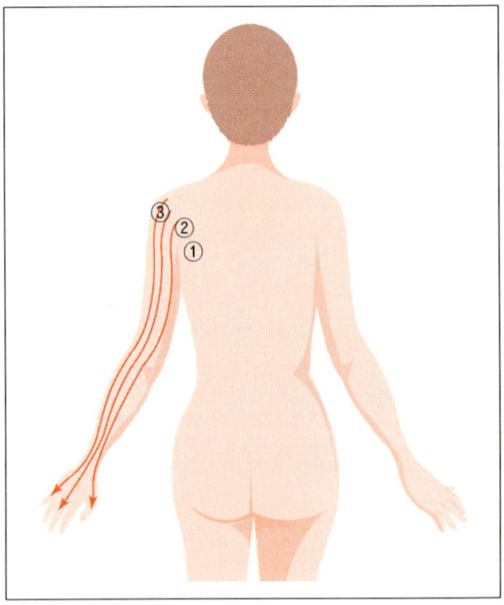

팔-2. 수삼음경 풀어주기
(손바닥이 위로 향하게 손을 놓는다.)
① 폐경(전음경)
② 심포경(측음경)
③ 심경(후음경)(사지로 쓸어주기, 지과로 문지르기

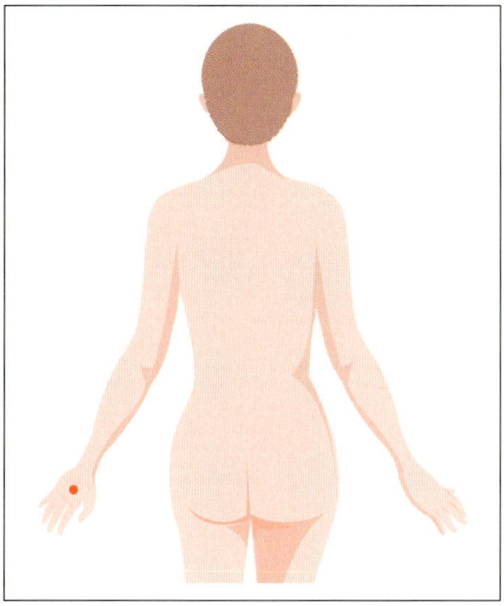

팔-3. 노궁혈 지압

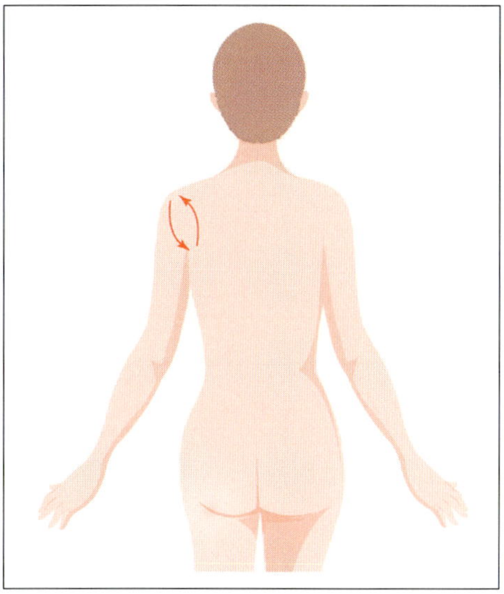

팔-4. 액와관절 풀어주기

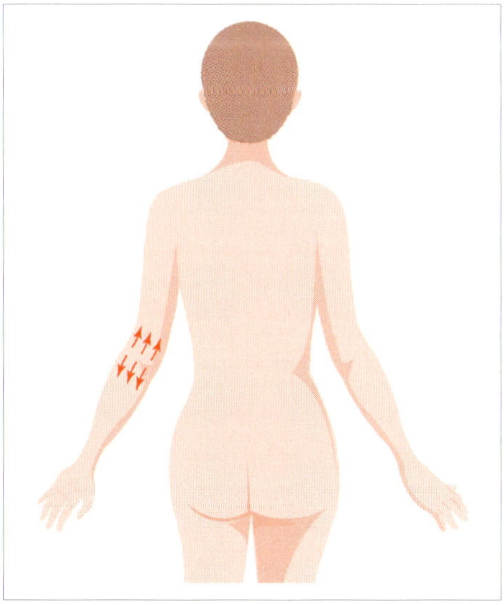

팔-5. 팔꿈치 관절 풀어주기
① 양엄지로 문지르기
② 지과로 문지르기

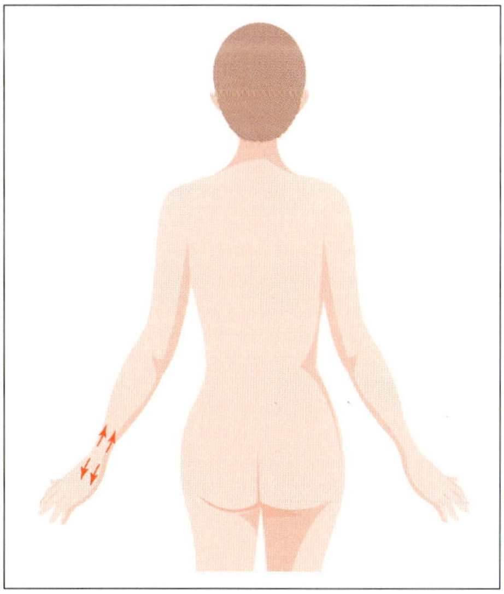

팔-6. 손목관절 풀어주기
① 양엄지로 문지르기
② 지과로 문지르기

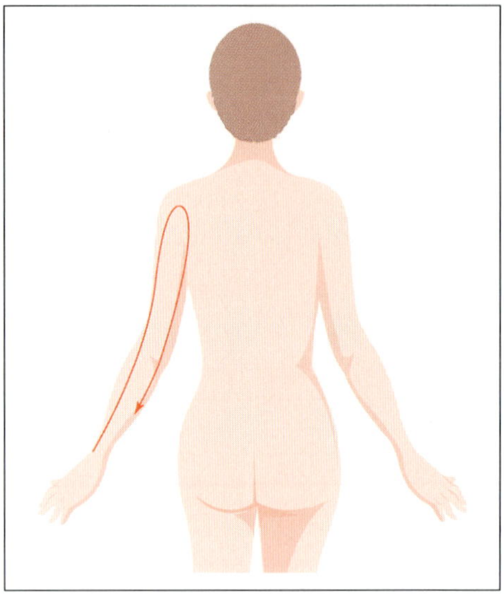

팔-7. 팔 전체 쓰다듬기

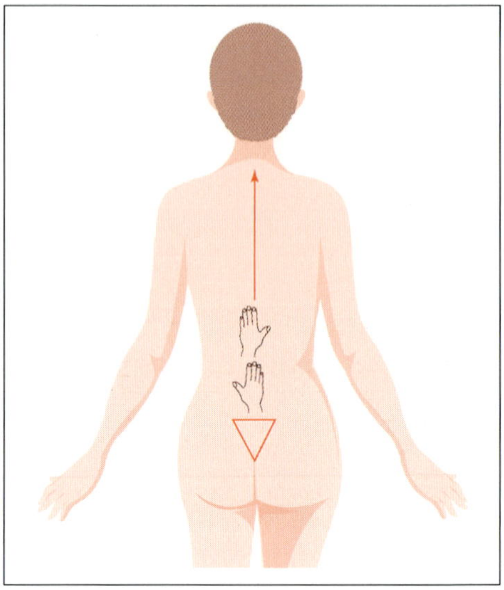

마무리-1. 수장사지 교대로 독맥을
천골에서 대추혈까지 쓰다듬기

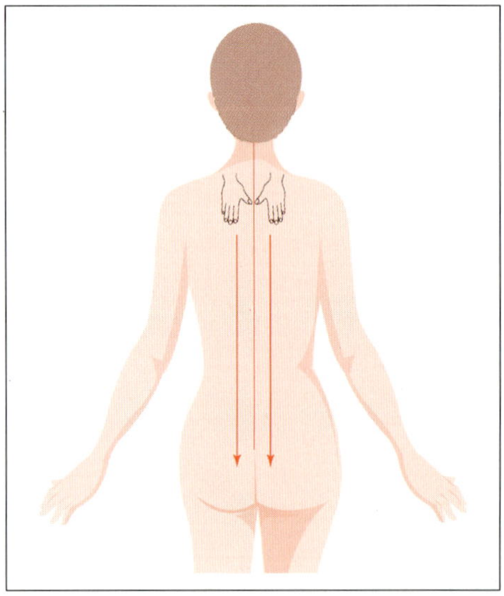

마무리-2. 수장사지로 방광경 쓸어내리기

5) 등 관리 연습

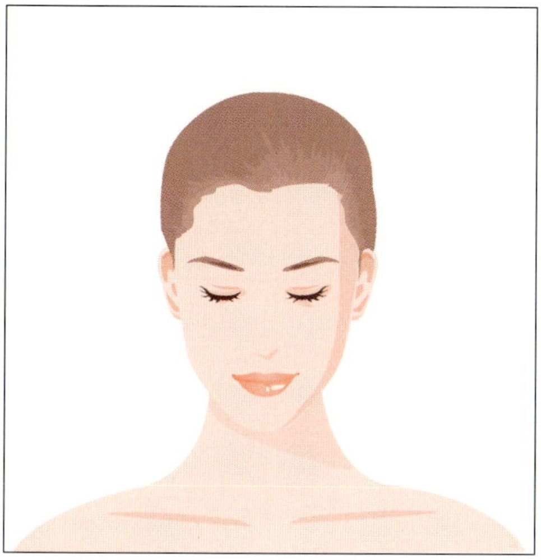

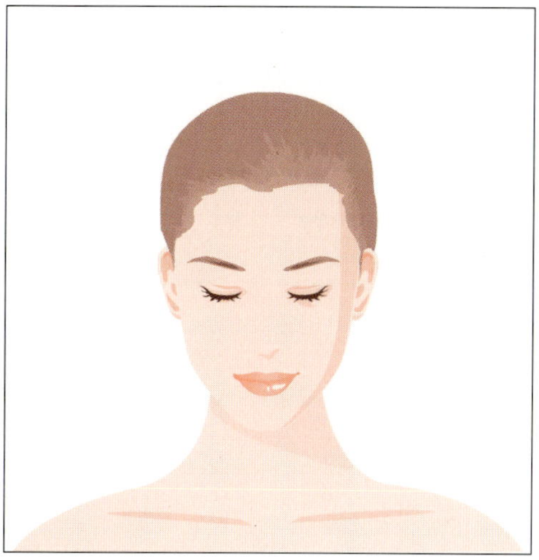

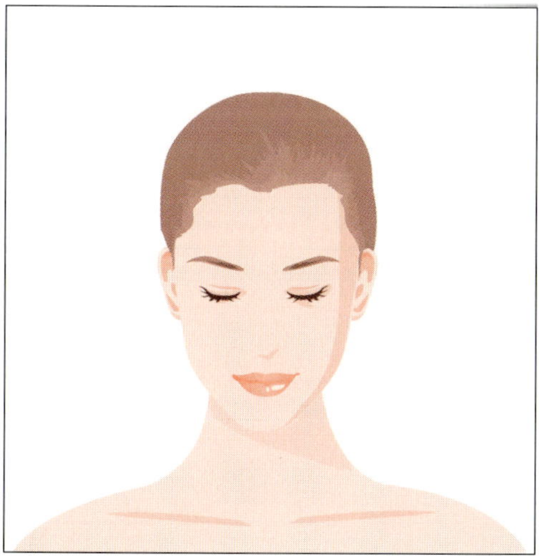

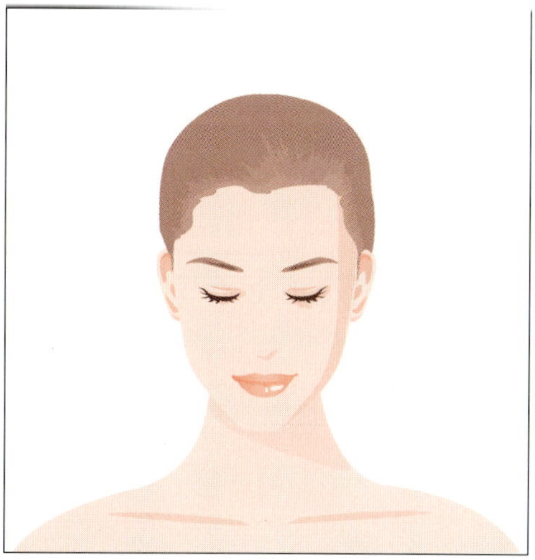

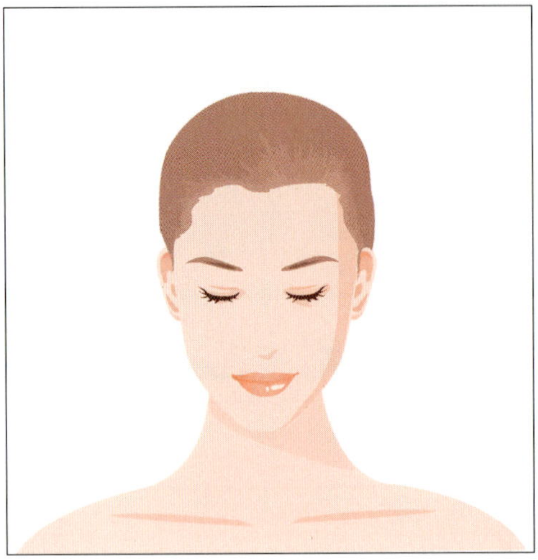

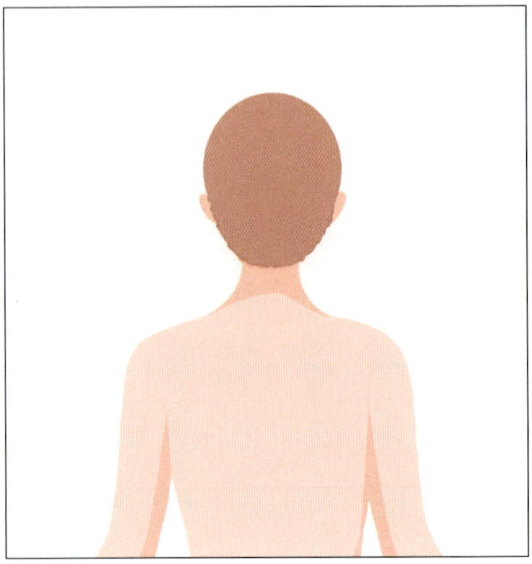

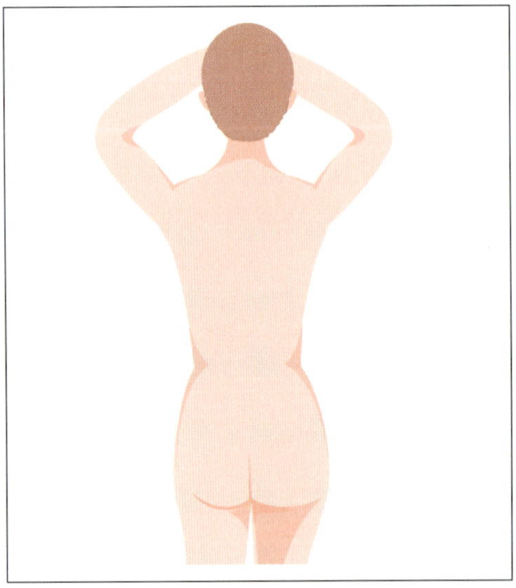

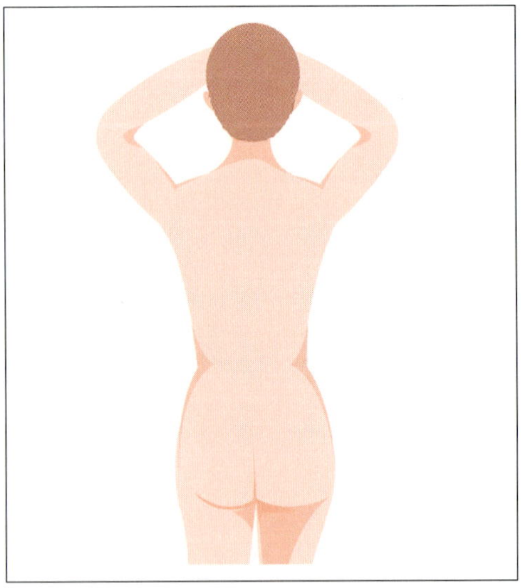

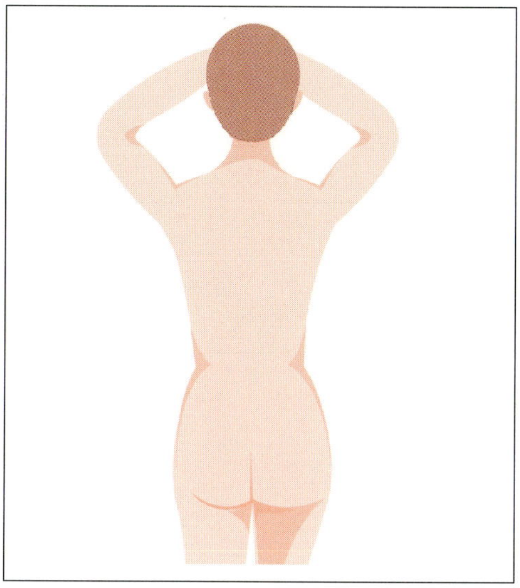

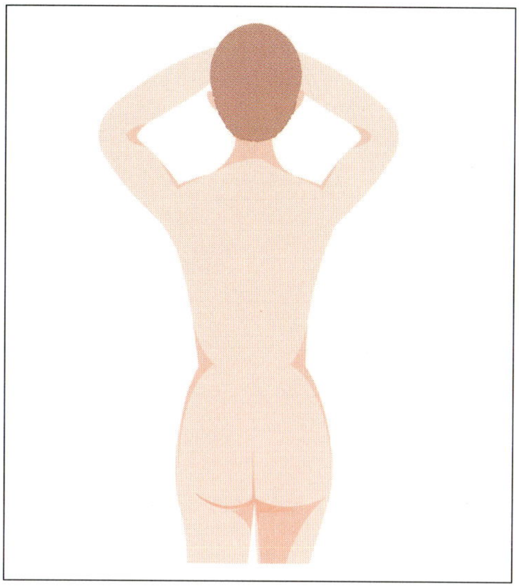

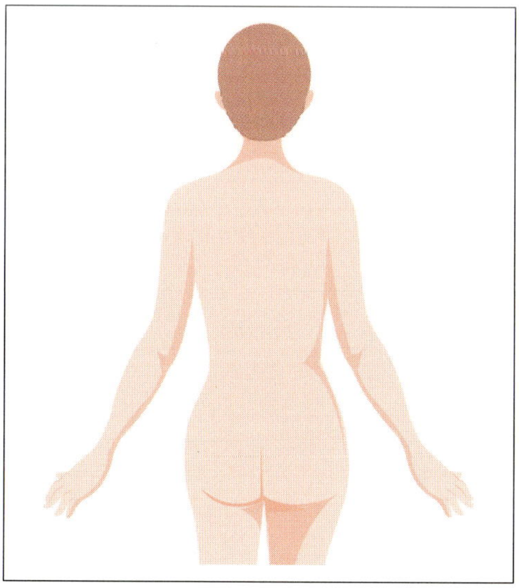

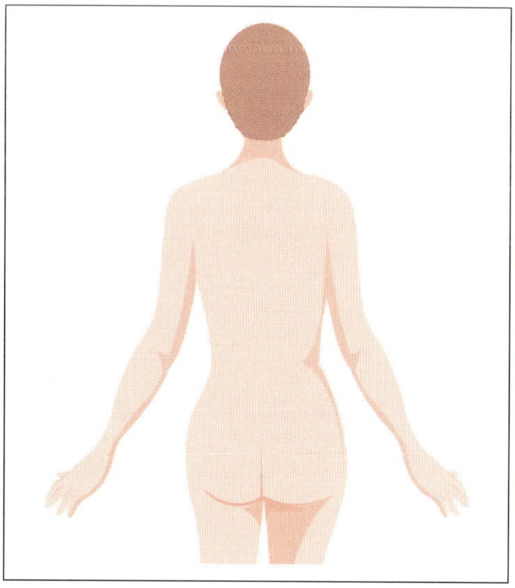

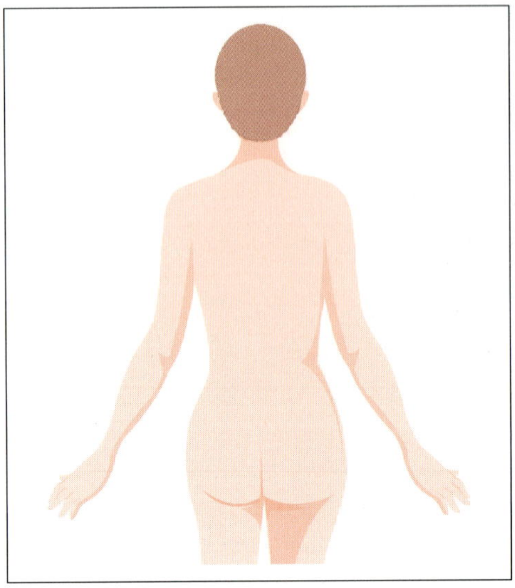

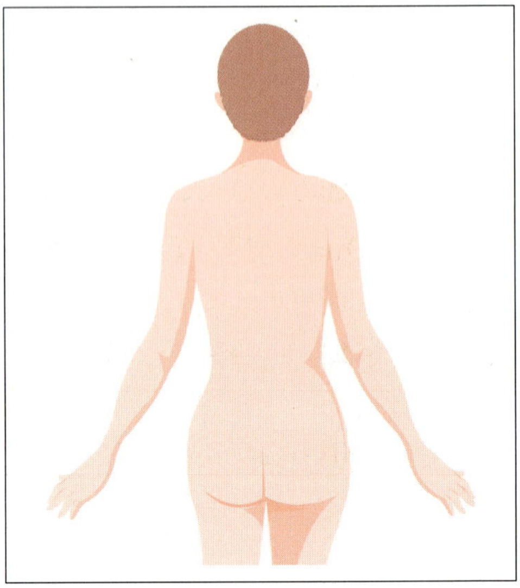

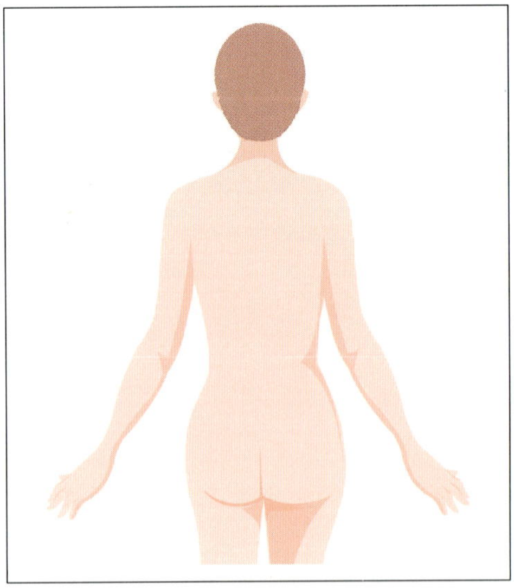

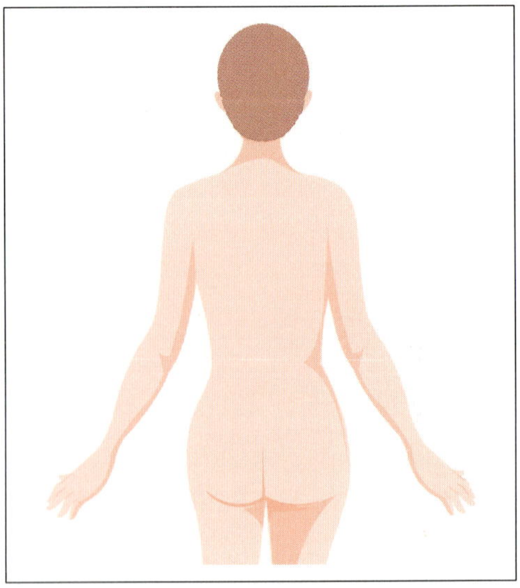

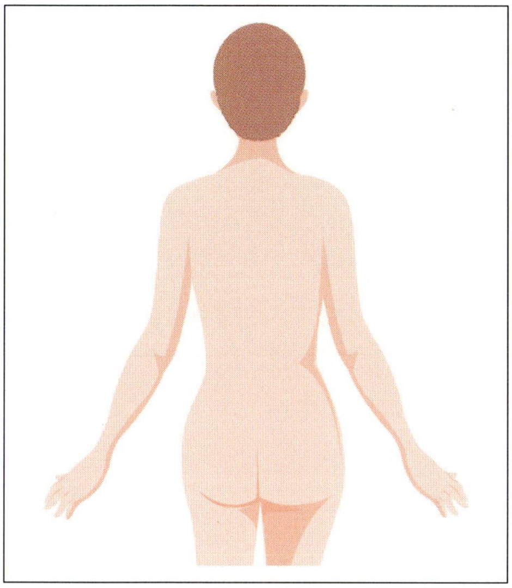

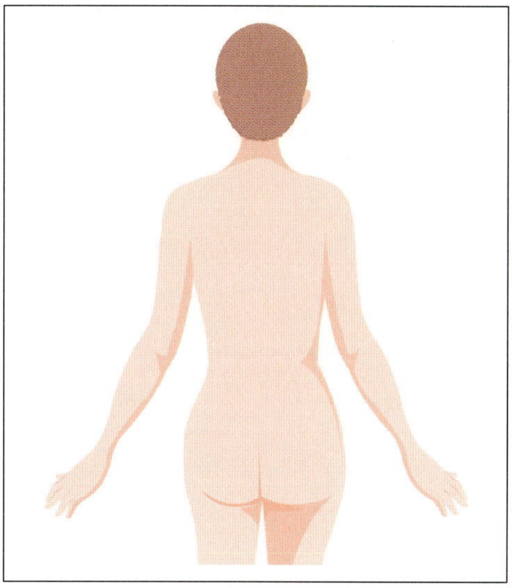

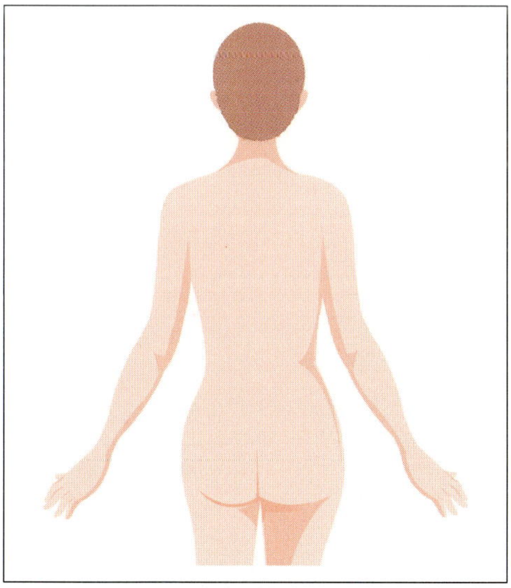

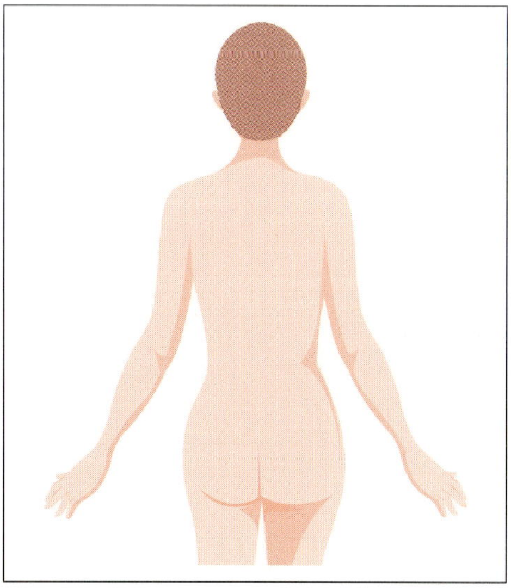

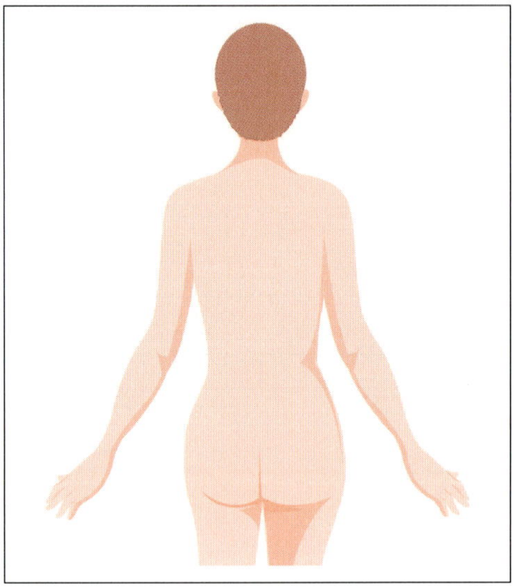

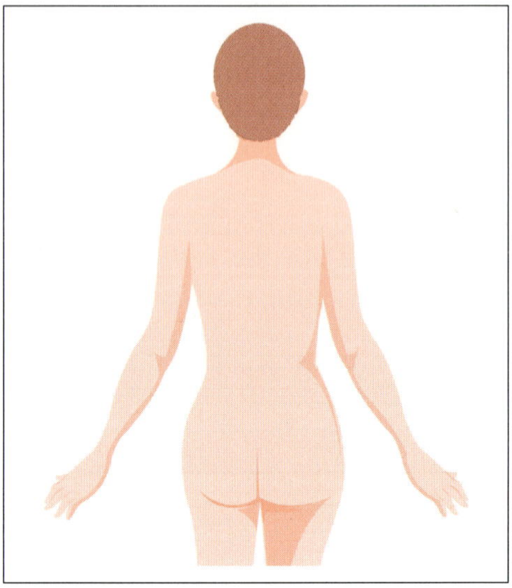

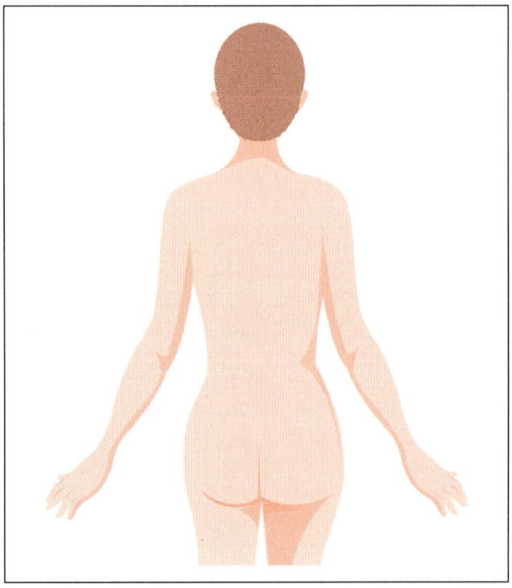

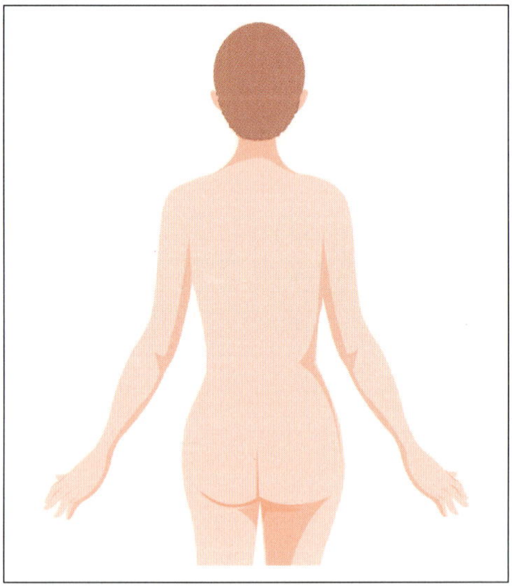

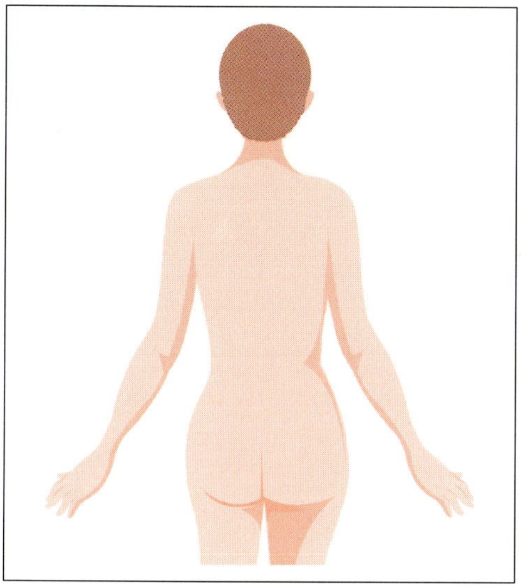

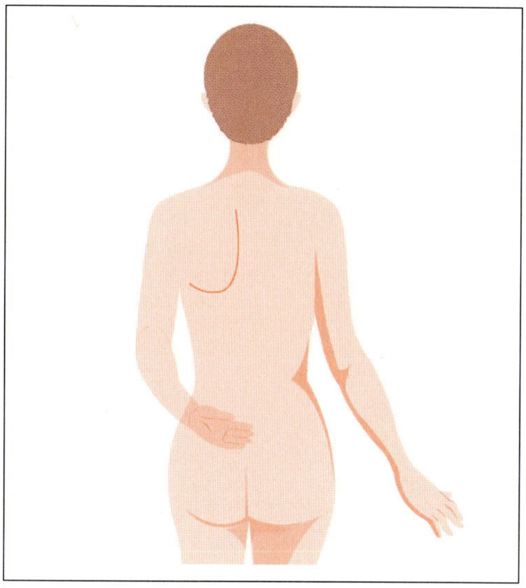

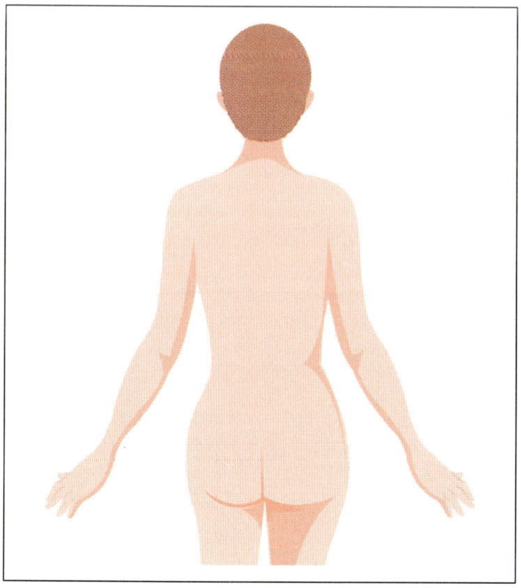

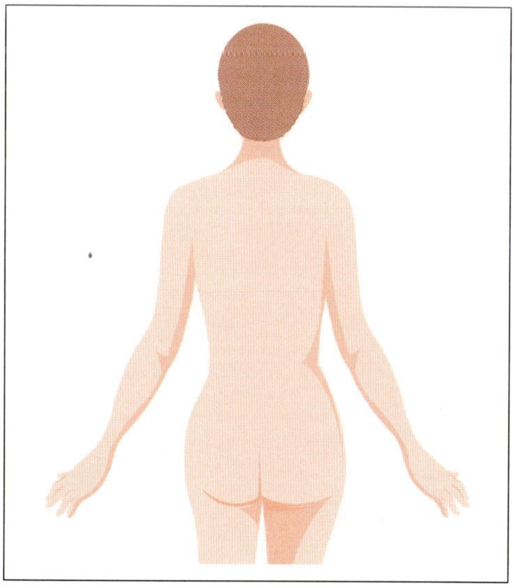

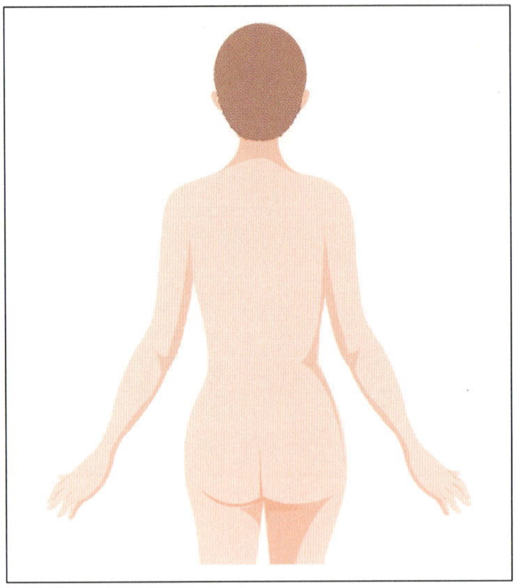

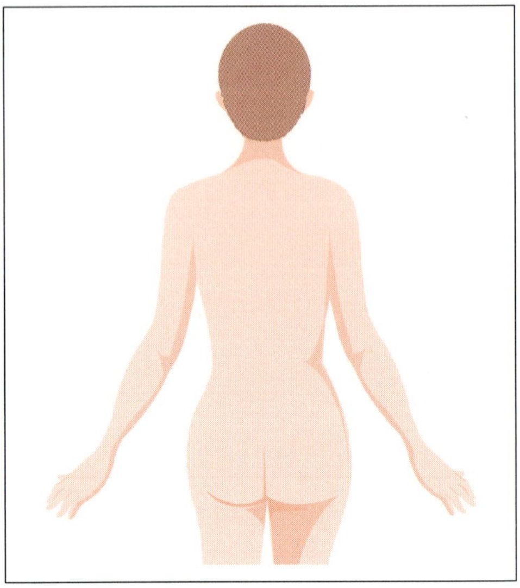

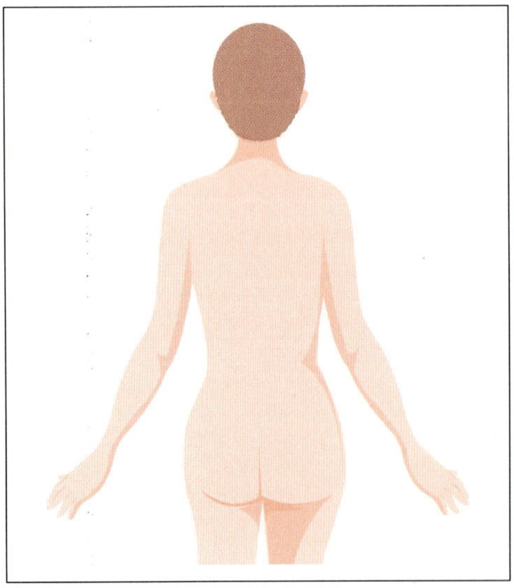

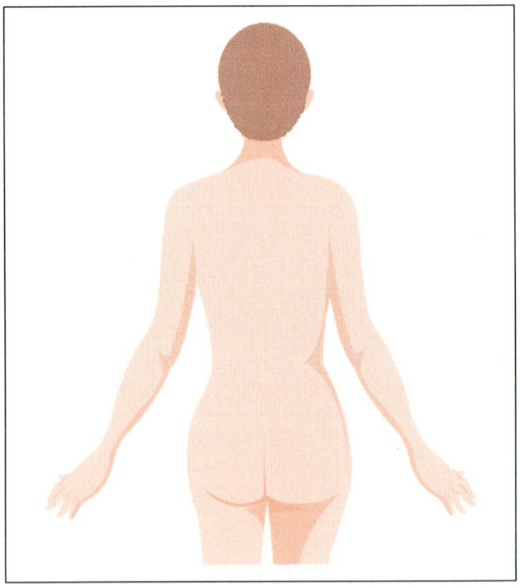

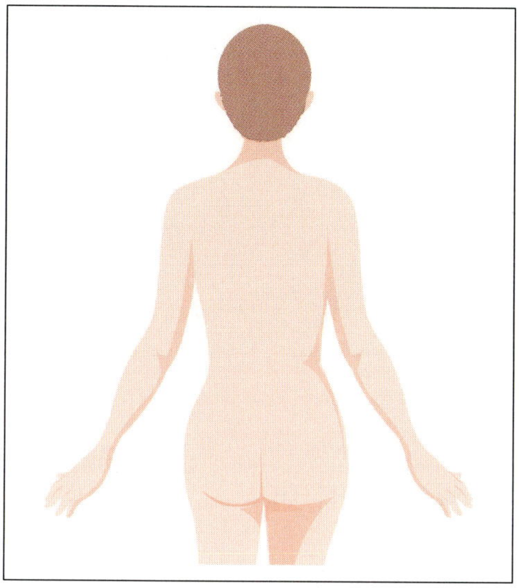

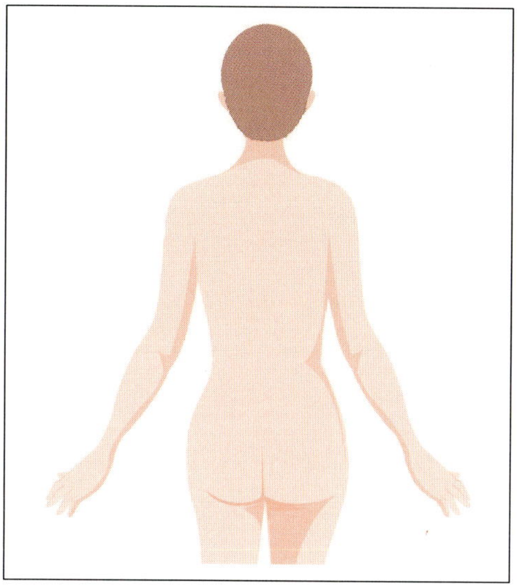

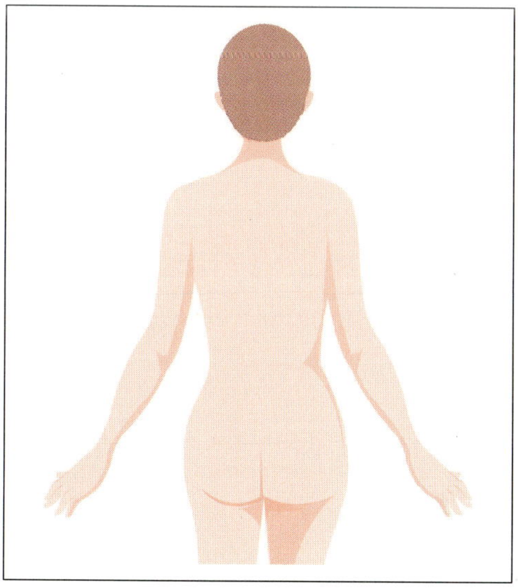

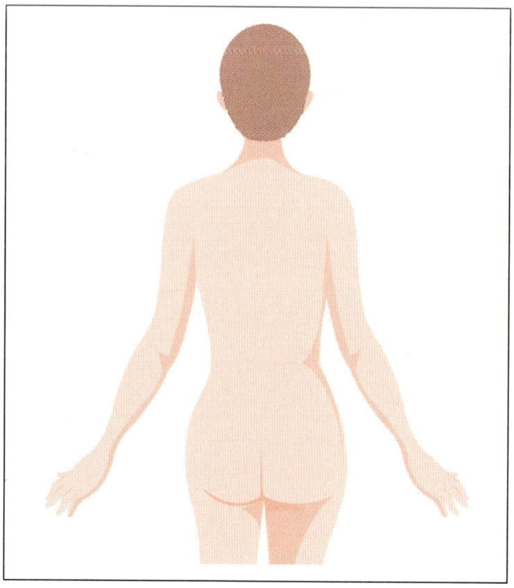

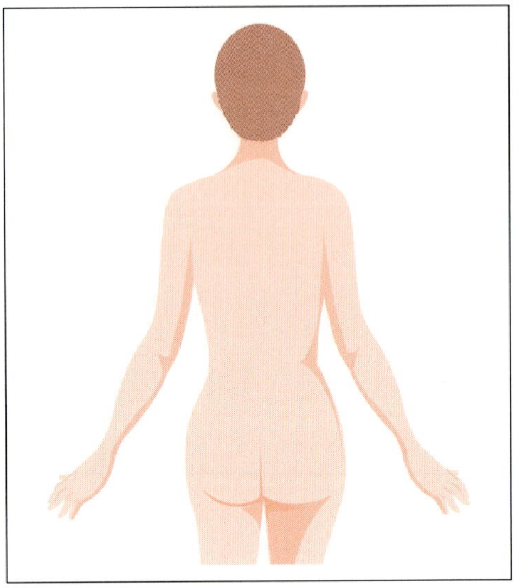

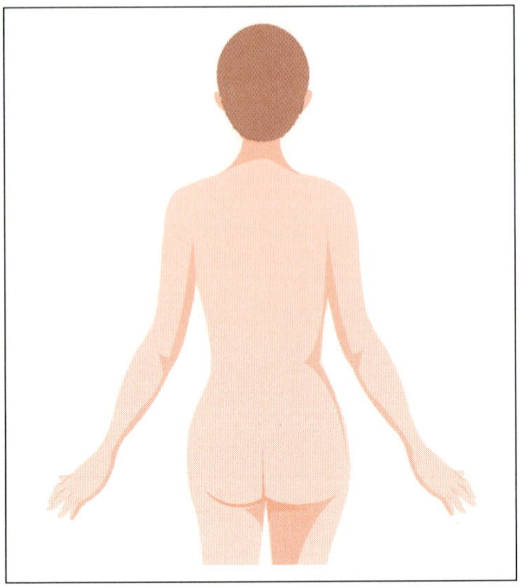

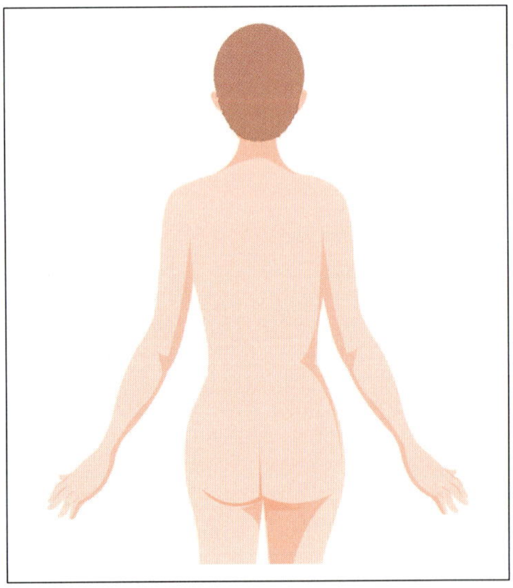

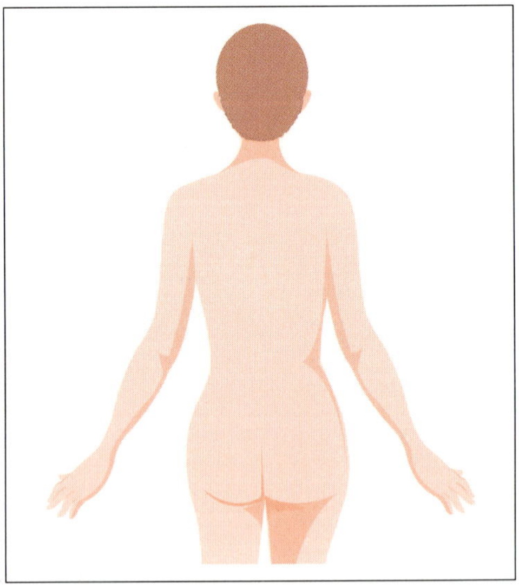

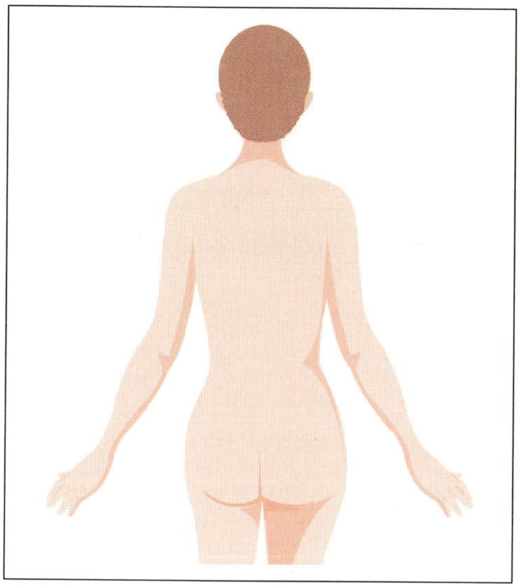

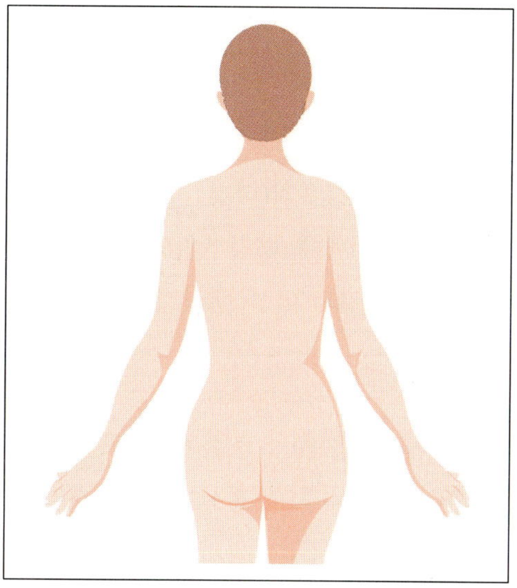

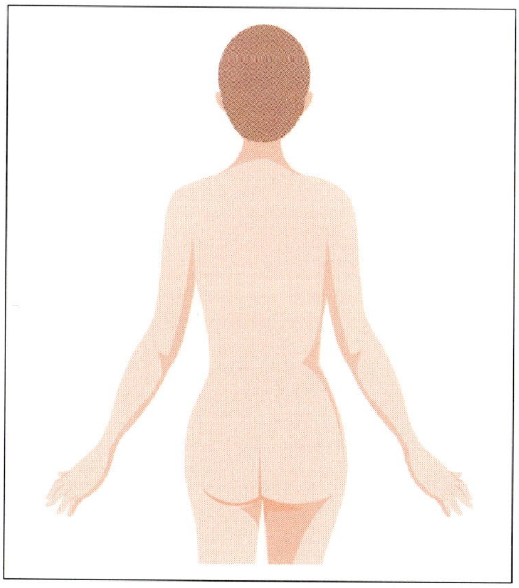

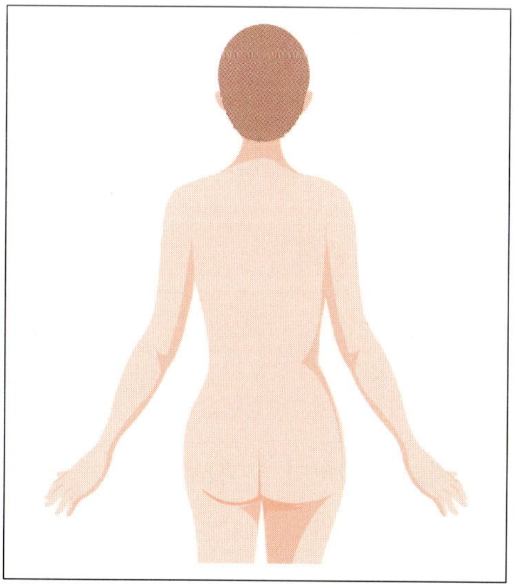

2. 하지관리

1) 하지 경락의 특징

하지에는 족삼음경(비경, 간경, 신경)과 족삼양경(위경, 담경, 방광경)이 유주하고 있다. 특히 여성에게 하지부위의 경락관리는 매우 중요하며 기혈순환을 유도하여 부종과 하체비만의 완화, 여성 생식계통의 기능에 영향을 준다.

(1) 족삼음경

- 비경락(전음경) : 소화계, 신체의 균형, 혈의 순환 등에 영향
- 간경락(측음경) : 전신에 기를 전달하고 하복부의 장애와 생식계통 등에 영향
- 신경락(후음경) : 원기에 관여하고 성장과 생식계통 등에 영향

(2) 족삼양경

- 위경락(전양경) : 소화계, 얼굴 등에 영향
- 담경락(측양경) : 다리 외측의 기 순환, 근육, 골반 등 하체의 자세 등에 영향
- 방광경락(후양경) : 척추와 함께 다리 뒤쪽 중앙부

2) 주요관리경락

족양명위경, 족소양담경, 족태양방광경, 족태음비경, 족궐음간경, 족소음신경

3) 주요동작

(1) 다리전체 쓸어주기

(2) 발과 관절 부위(후면)

① 지과로 발바닥 문지르기
② 용천혈 지압
③ 엄지로 족궁 부위 문지르기
④ 아킬레스건 엄지로 문지르기

⑤ 슬와 부위 풀어주기(⟡라인 엄지로 문지르기, 슬와부 안쪽 엄지로 문지르기, 혈해혈 엄지와 지과로 문지르기)

(3) 후면

① 용천혈 지압 후 신장경(후음경) 풀어주기(양 엄지 → 지과 → 수장사지로 문지르기)
② 승부혈 엄지로 지압한 후 허벅지 부위 위로 쓸어주기(지과 → 척부로 문지르기)
③ 승부혈에서부터 방광경(후양경) 풀어주기(양 엄지 → 지과 → 수장사지 또는 척부로 문지르기 한 후 족태양 방광경 지압)

(4) 외측면(개구리 다리 형태로 구부려 놓고 실시)

① 엄지로 관절부위 풀어주기(관절을 기준으로 상・하로 문지르기)
② 주첨으로 환도혈 지압
③ 환도혈에서부터 담경락(측양경) 풀어주기(양 엄지로 쓸어주기 → 양 엄지 교대로 문지르기 → 호구부위 또는 척부로 쓸어주기)
④ 지과로 담경락 문지르기 후 엄지로 족소양 담경락 지압
⑤ 다리 전체 수장사지로 쓰다듬기(내측으로 올라가 외측으로 내려주기)

(5) 앞면

① 다리 전체 수장사지로 쓰다듬기(내측으로 올라가 외측으로 내려주기)
② 관절부위 풀어주기(수장사지로 쓰다듬기(내측으로 올라가 외측으로 내려주기)
③ 엄지발가락 끝 은백혈에서부터 비경(전음경) 위로 풀어주기(양 엄지로 쓸어주기 → 양 엄지 교대로 문지르기 → 호구부위로 쓰다듬기)
④ 비경락의 혈해혈 풀어주기(양 엄지 교대로 반원 그리며 문지르기 → 지과로 원그리며 문지르기)
⑤ 기충혈에서부터 위경(전양경) 내려오며 풀어주기(양 엄지로 쓸어주기 → 양 엄지 교대로 문지르기 → 대퇴부 척부로 문지르기 → 수장사지로 쓰다듬기)

(6) 내측면(다리를 구부려 내려놓고 실시)

① 관절부위 풀어주기(관절을 기준으로 상・하로 문지르기)
② 서혜부 풀어주기(양 엄지 교대로 원 그리며 문지르기)
③ 대퇴부 주무르기(유날법)

④ 족삼음경(신・간・비경) 호구부위로 쓰다듬기
⑤ 족삼음경의 대퇴부 풀어주기(위로)
(양 엄지로 쓸어주기→양 엄지 교대로 문지르기→척부로 부드럽게 문지르기→지과로 부드럽게 문지르기→수장사지로 쓰다듬기)

(7) 주요혈 지압

① 위경락, 비경락, 간경락, 신경락 지압
② 전체 쓰다듬기(마무리)

4) 하지관리의 실제

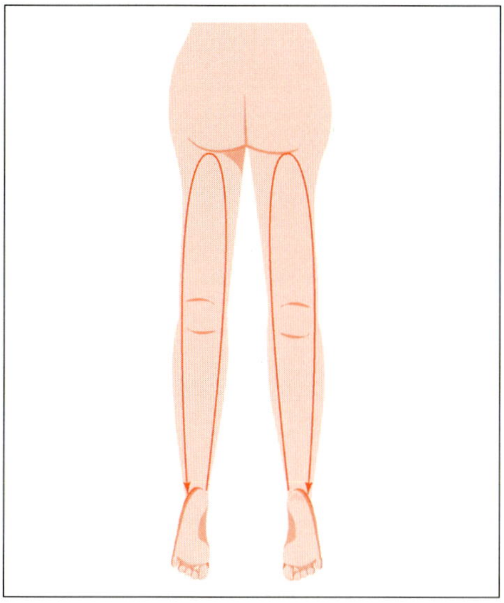

1. 디리전체 쓸이주기

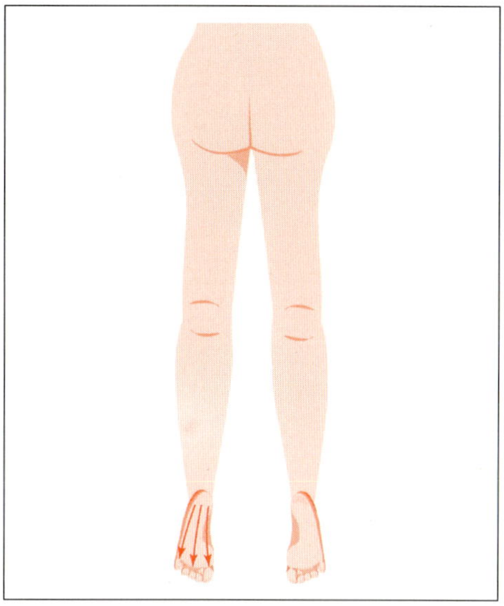

2. 지과로 빌바닥 문지르기

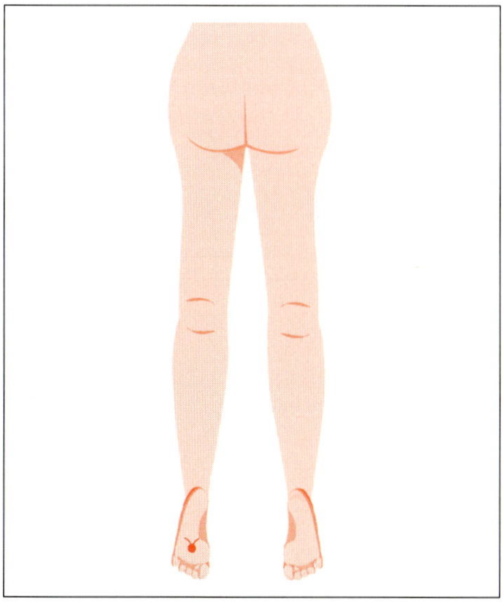

3. 용천혈 지압

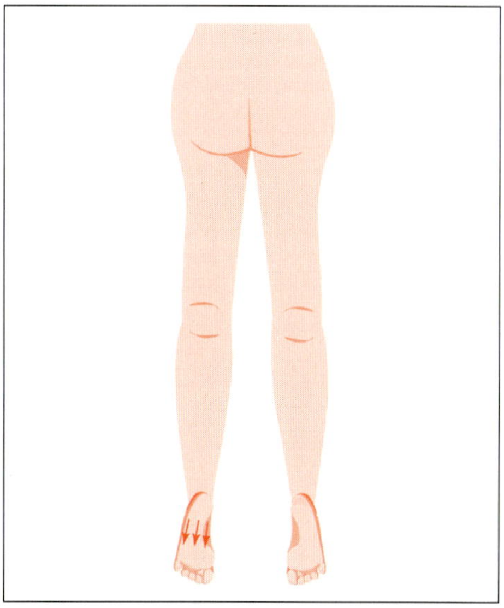

4. 엄지로 족궁부위 문지르기

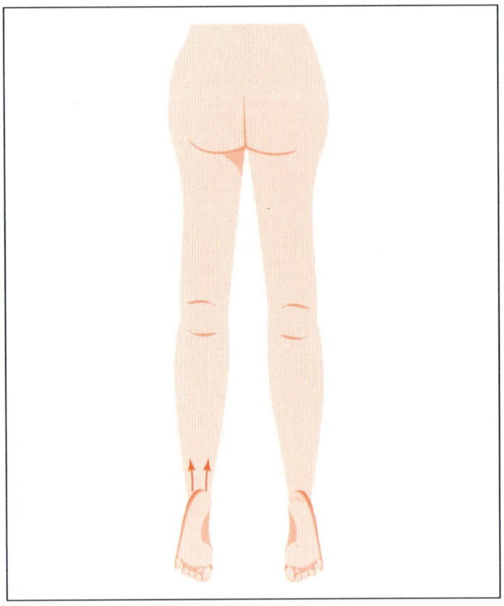

5. 아킬레스건 엄지로 문지르기

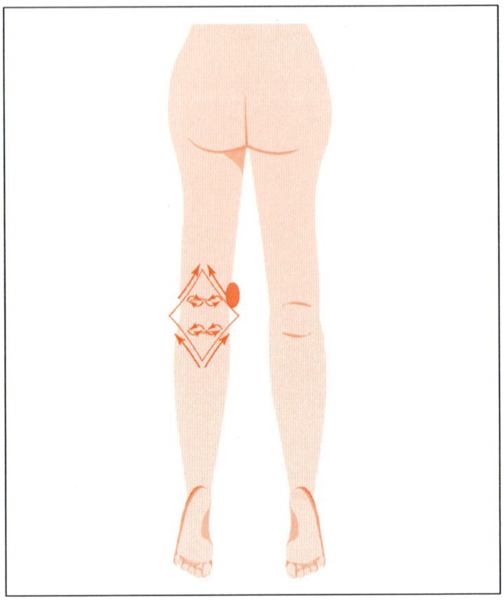

6. 슬와부위 풀어주기
① ◇라인 엄지로 문지르기
② 안쪽 엄지로 문지르기
③ 혈해혈 엄지와 지과로 문지르기

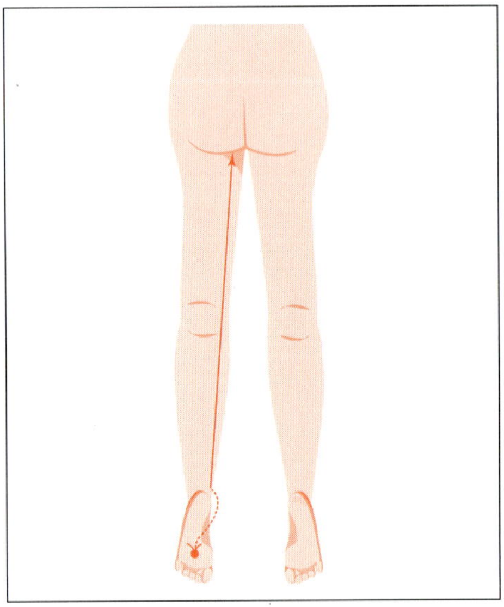

7. 신장경(후음경) 풀어주기
(용천부터 위로 문지르기)
양엄지 → 지과 → 수장사지로 문지르기

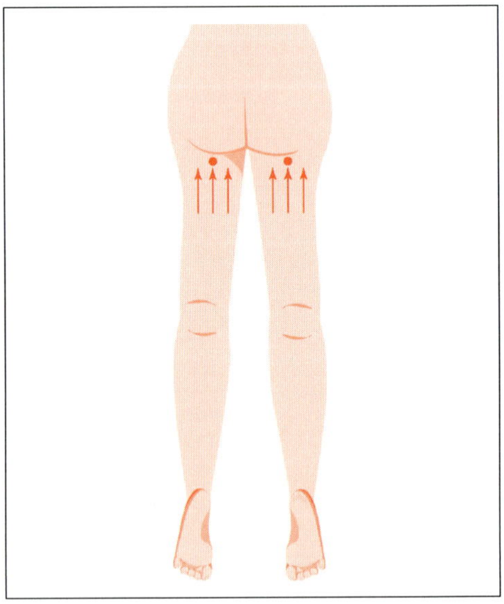

8. 승부혈 엄지로 지압한 후
허벅지부위 위로 쓸어주기
(지과 → 척부로 문지르기)

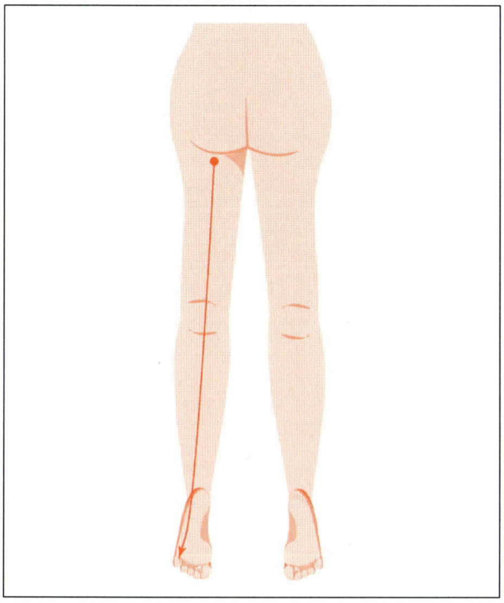

9. 승부혈에서부터 방광경(후양경) 풀어주기 (양엄지 → 지과 → 호구부위 또는 척부로 문지르기 후 족태양 방광경 지압)

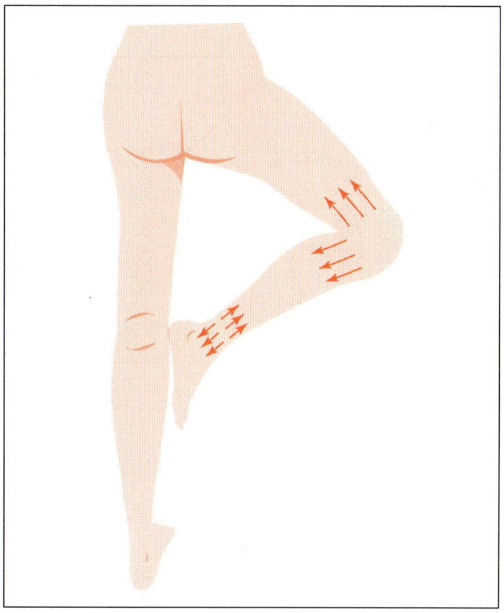

외측-1. (개구리 다리 형태로 구부려 놓고 실시) 엄지로 관절부위 풀어주기 (관절을 기준으로 상 · 하로 문지르기)

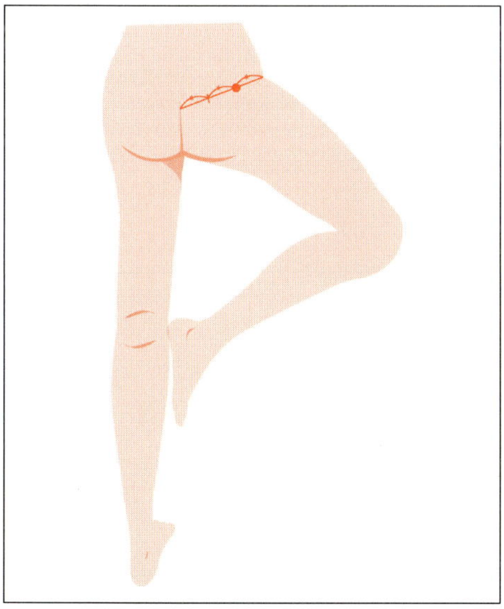

외측-2. 주첨으로 환도혈 지압

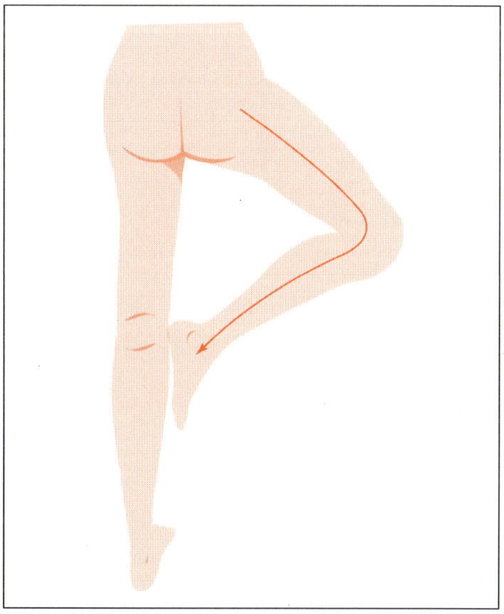

외측-3. 환도혈에서부터 담경락(측양경) 풀어주기(양엄지로 쓸어주기 → 양엄지 교대로 문지르기 → 수장사지 또는 척부로 쓸어주기)

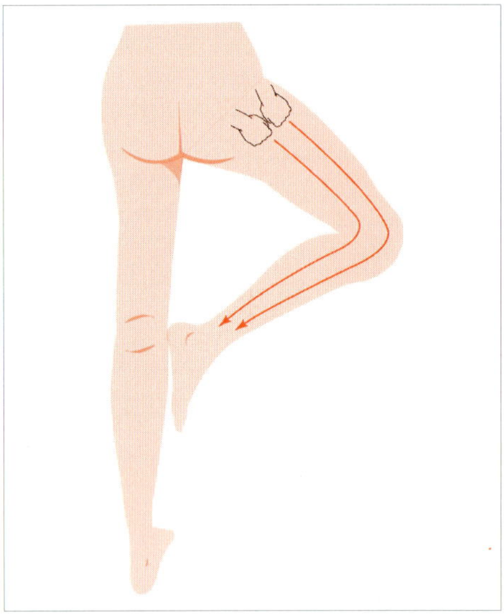

외측-4. 지과로 담경락 문지르기 후
엄지로 족소양 담경락 지압

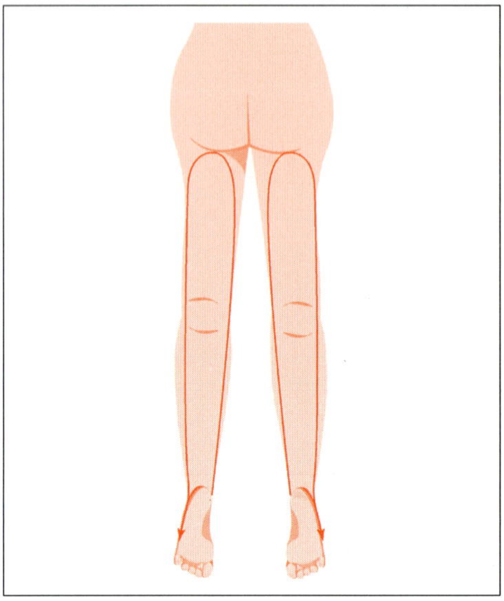

10. 다리 전체 수장사지로 쓰다듬기
(내측으로 올라가 외측으로 내려주기)

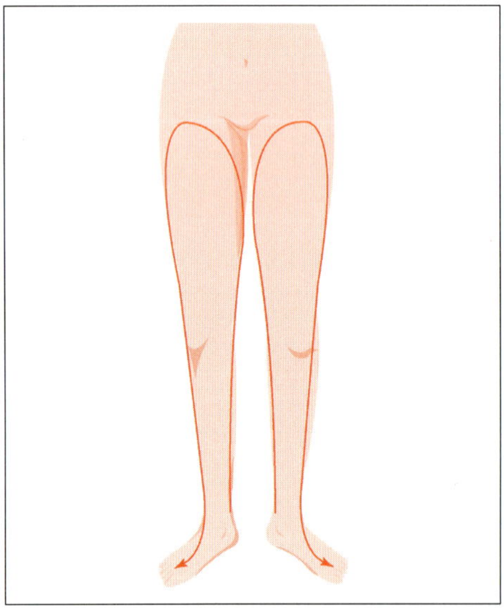

앞-1. 다리 전체 쓰다듬기
(내측으로 올라가 외측으로 내려주기)

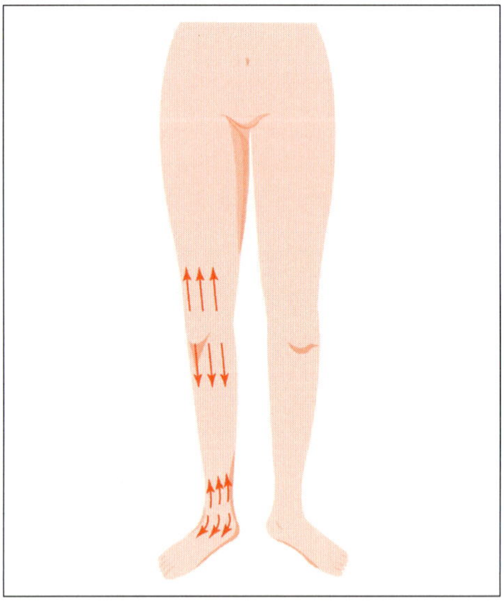

앞-2. ① 관절부위 풀어주기
(관절을 기준으로 상 · 하로
문지르기)

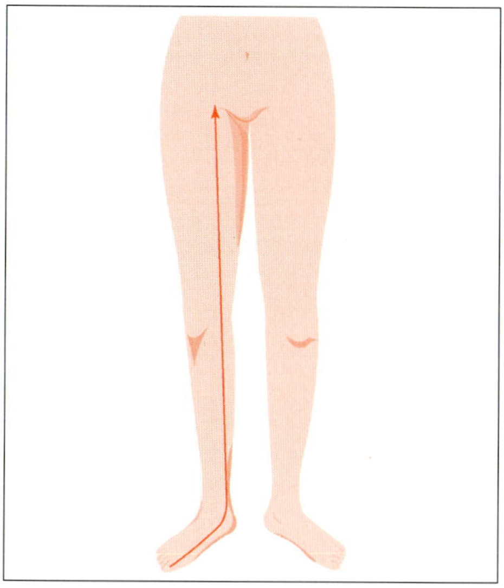

앞-3. 엄지발가락 끝 은백혈에서부터 비경(전음경) 위로 풀어주기
① 양엄지로 쓸어주기
② 양엄지 교대로 문지르기
③ 호구부위로 쓰다듬기

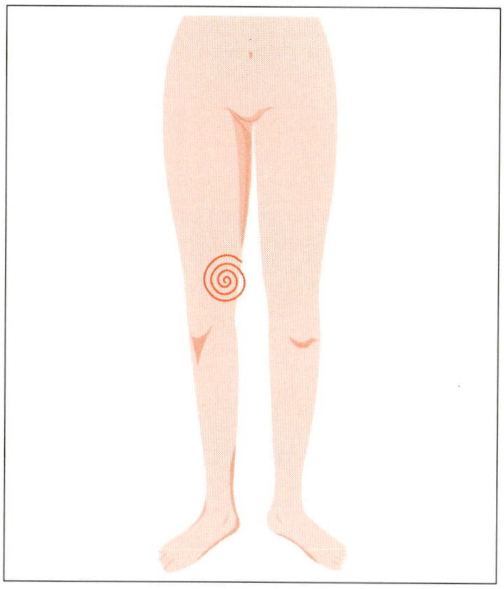

앞-4. 비경락의 혈해혈 풀어주기
① 양엄지 교대로 원그리며 문지르기
② 지과로 원그리며 문지르기

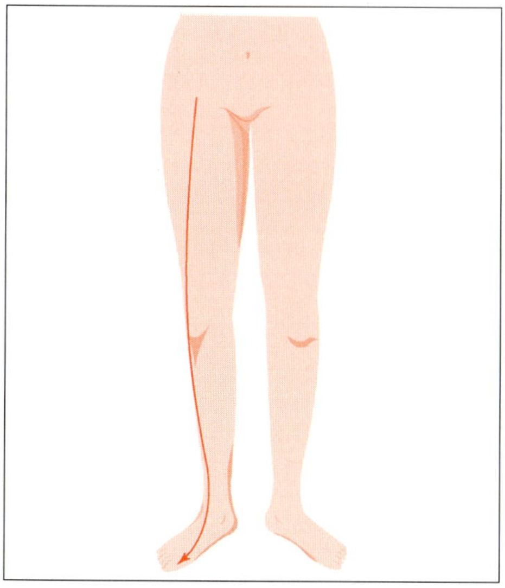

앞-5. 기충혈에서부터 위경(전양경) 내려오며 풀어주기
① 양엄지로 쓸어주기
② 양엄지 교대로 문지르기
③ 대퇴부 척부로 문지르기
④ 수장사지로 쓰다듬기

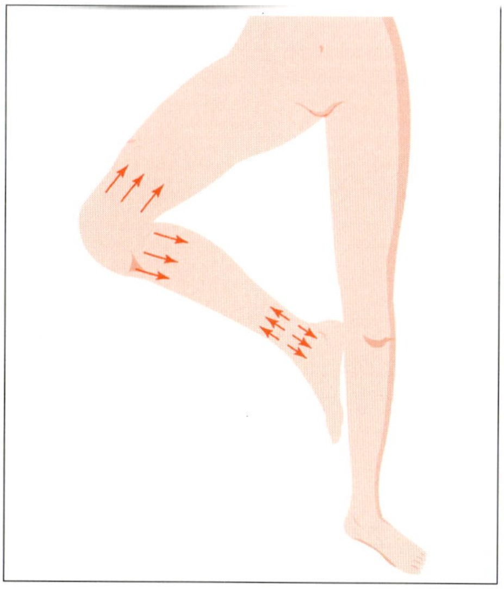

내측-1. (다리를 접어 구부리고 실기) 관절부위 풀어주기 (관절을 기준으로 상 · 하로 문지르기)

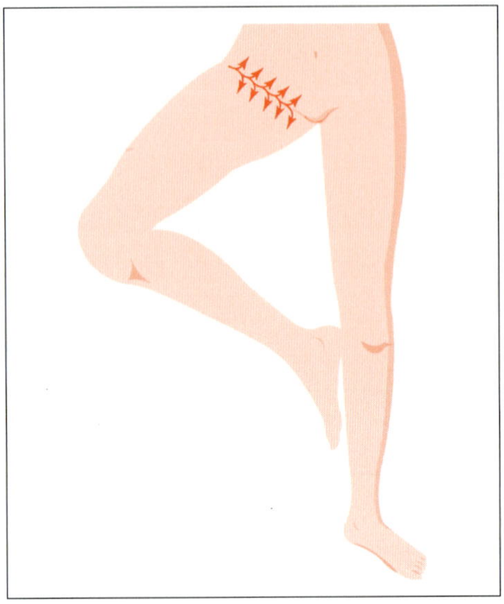

내측-2. 서혜부 풀어주기
(양 엄지 교대로 원그리며 문지르기)

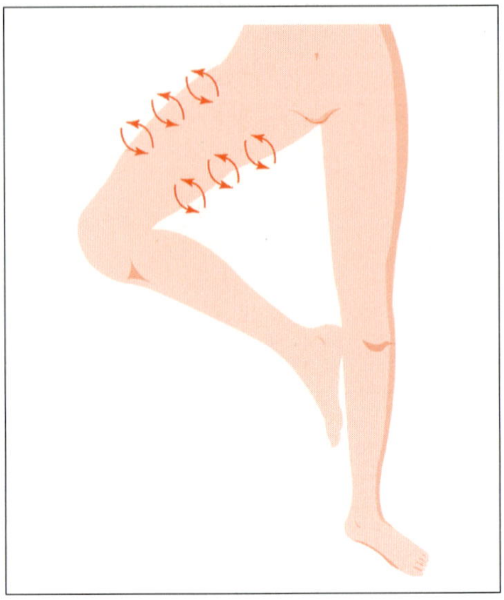

내측-3. 대퇴부 주무르기(유날법)

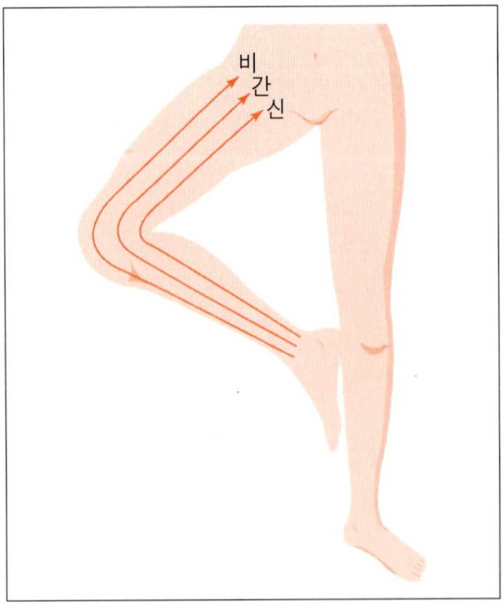

내측-4. 족삼음경 호구부위로 쓰다듬기
(비경, 간경, 신경)

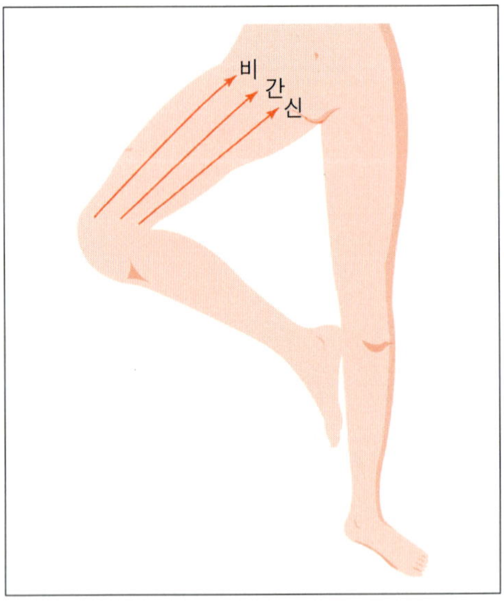

내측-5. 족삼음경의 대퇴부 풀어주기
① 양엄지로 쓸어주기
② 양엄지 교대로 문지르기
③ 척부로 부드럽게 문지르기
④ 지과로 부드럽게 문지르기
⑤ 수장사지로 쓰다듬기

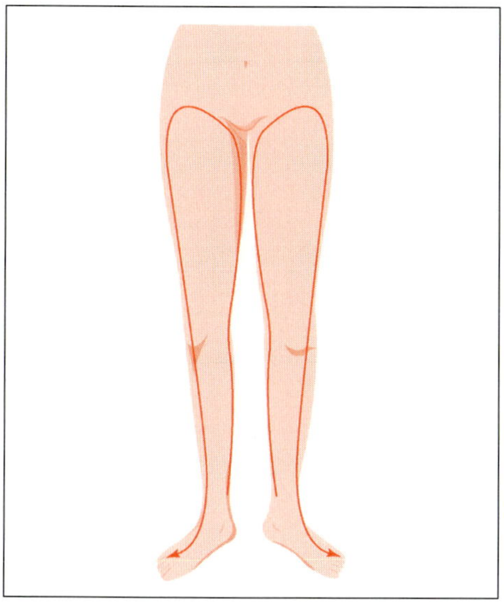

① 위경락, 비경락, 간경락, 신경락 지압
② 전체 쓰다듬기(마무리)

5) 하지관리 연습

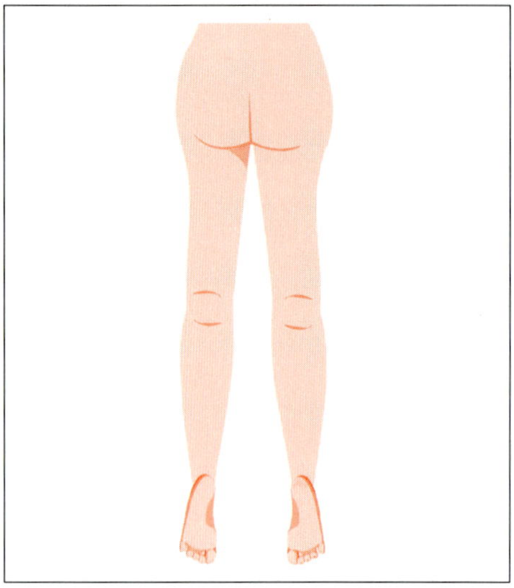

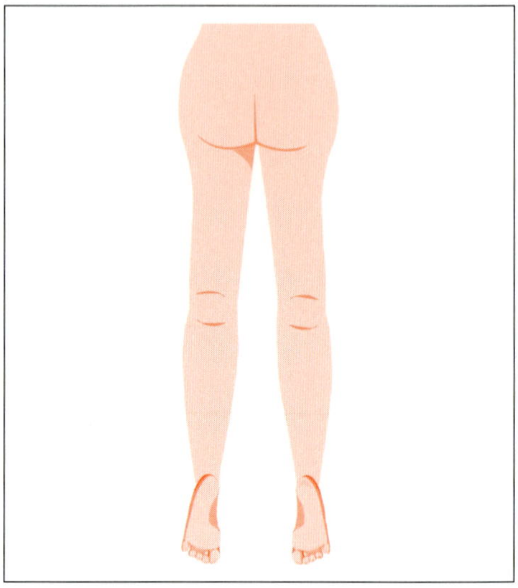

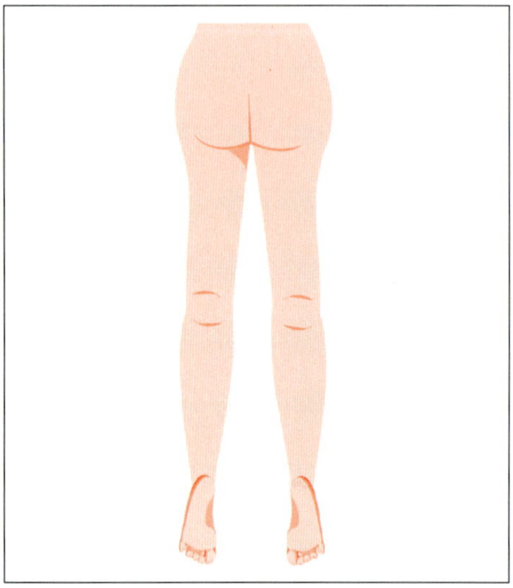

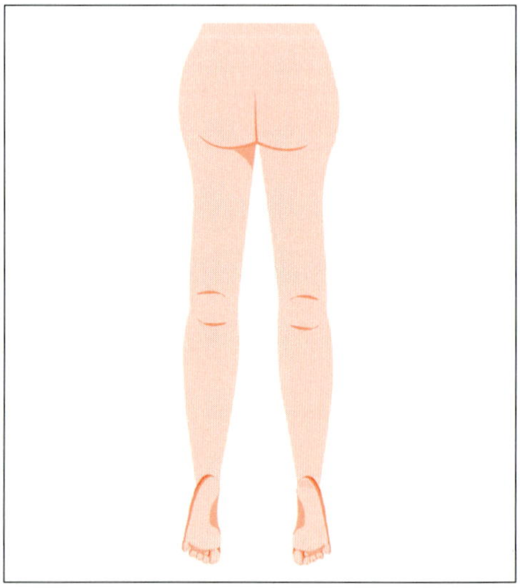

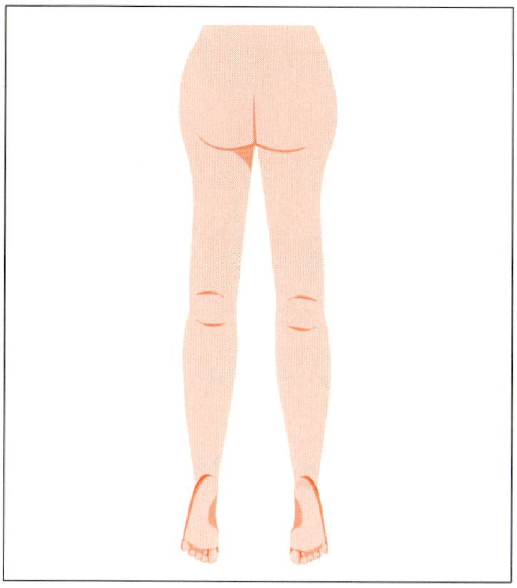

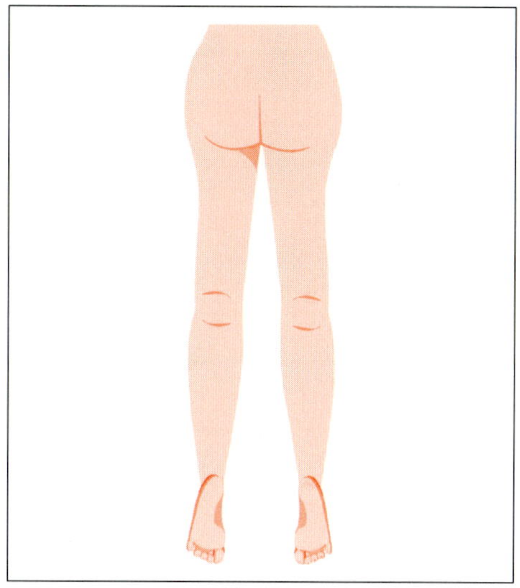

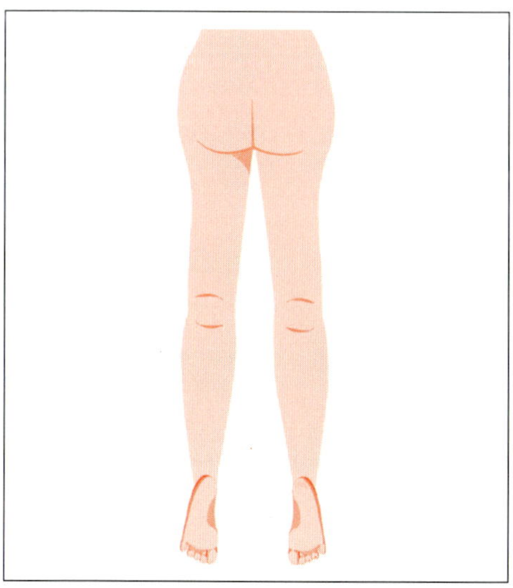

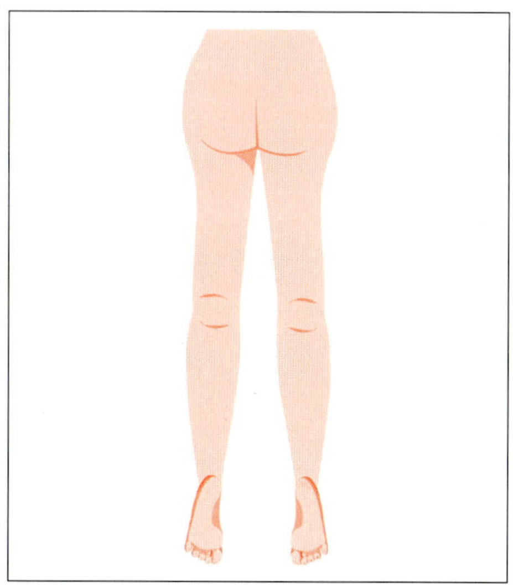

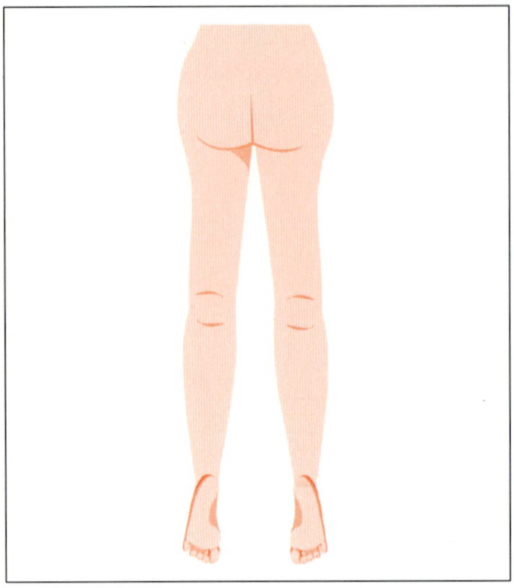

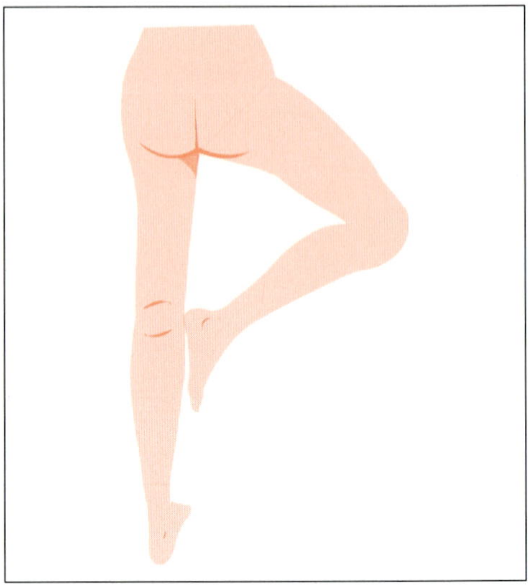

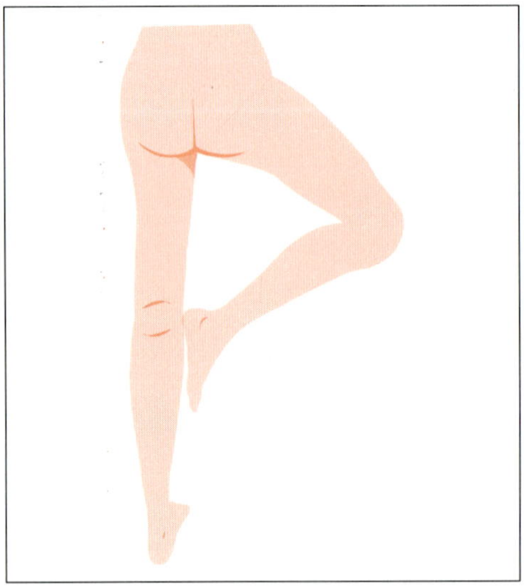

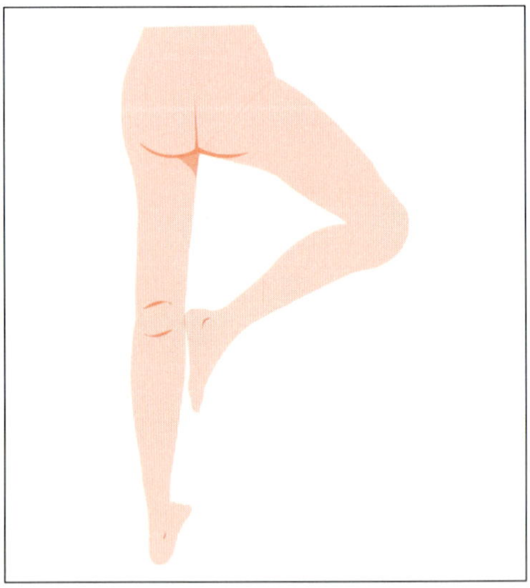

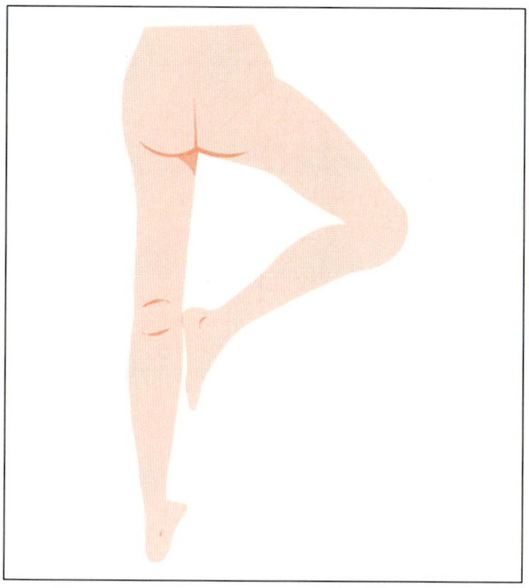

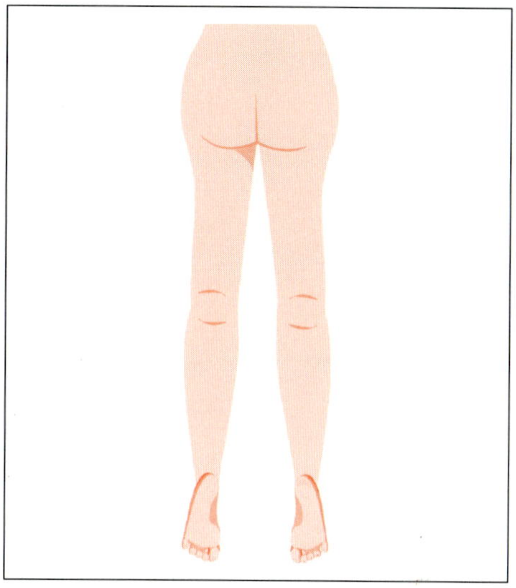

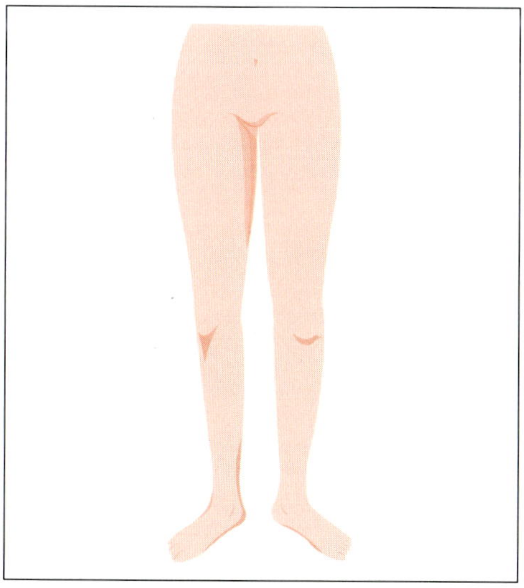

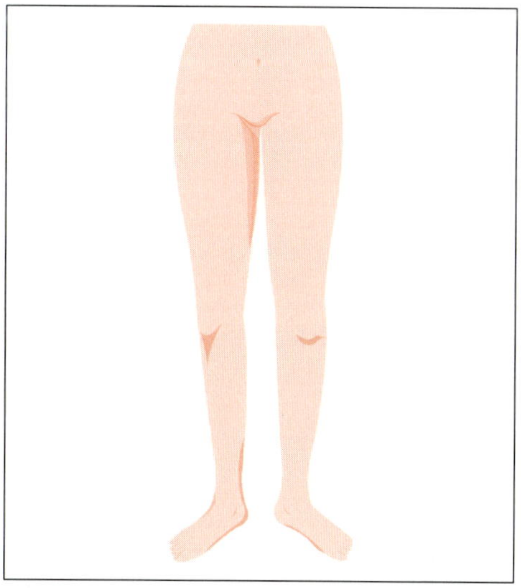

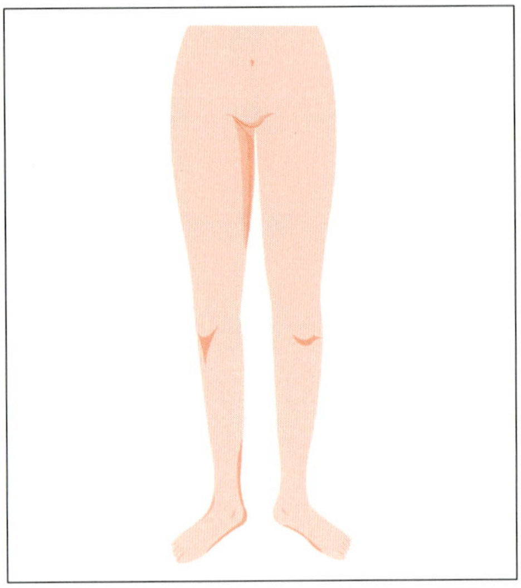

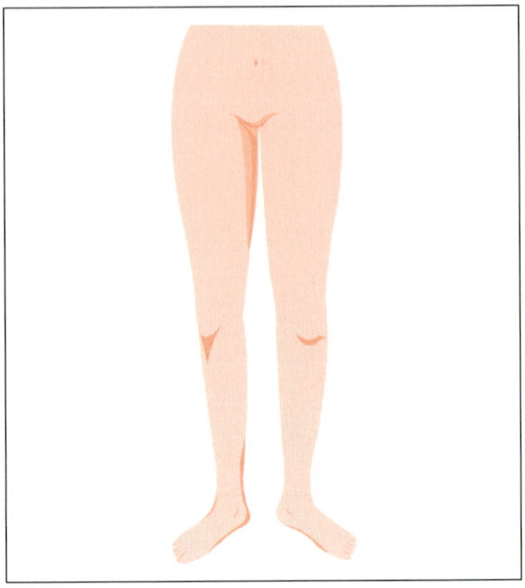

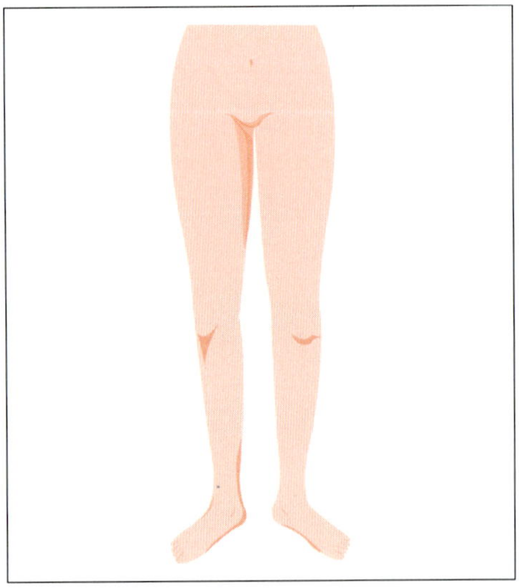

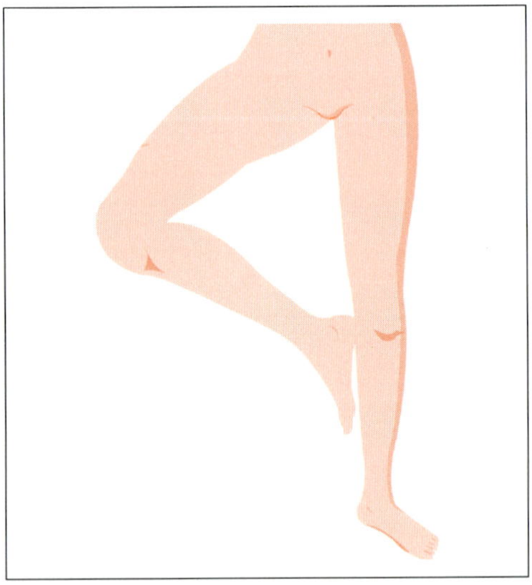

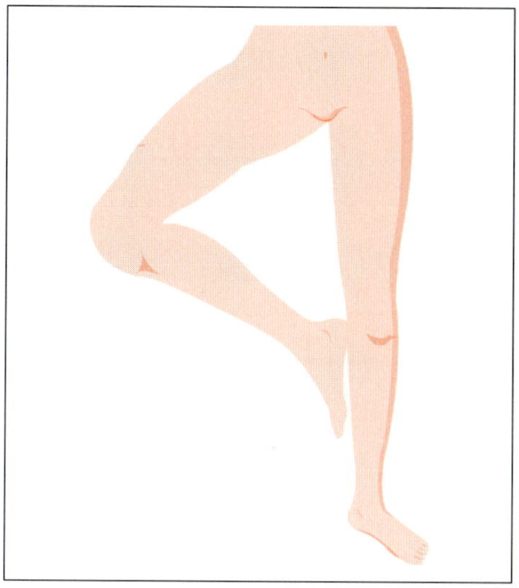

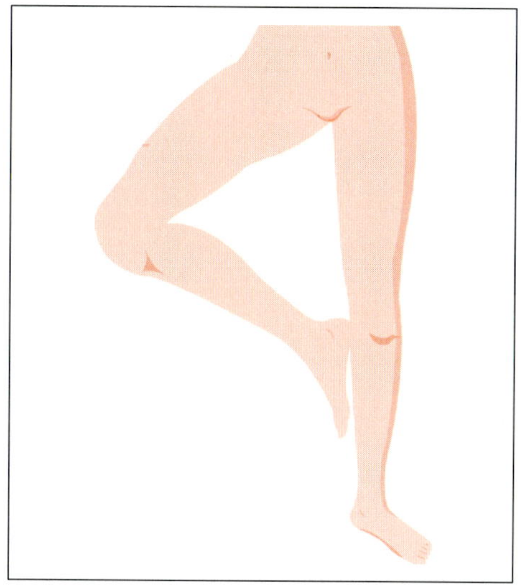

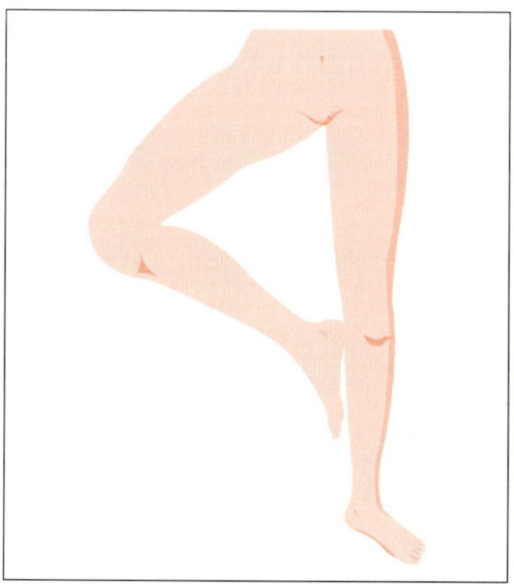

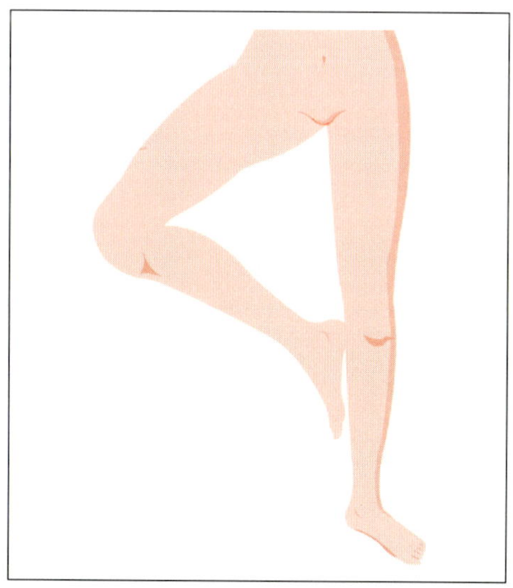

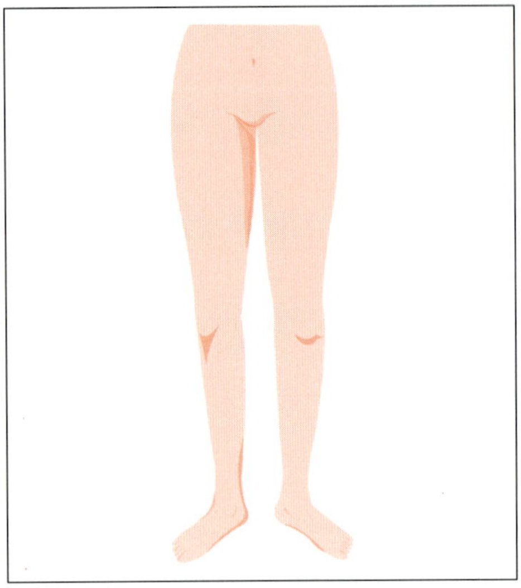

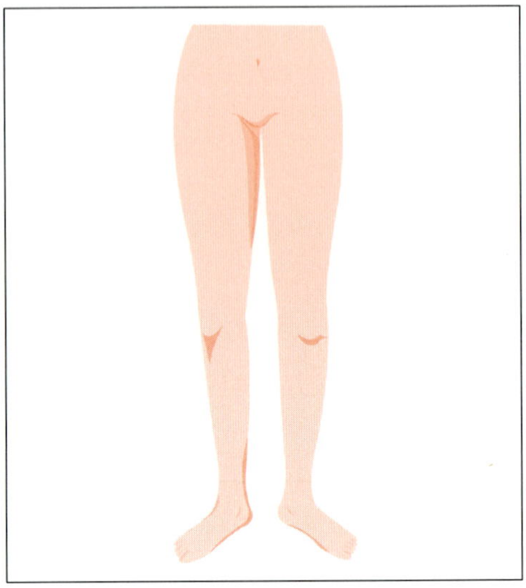

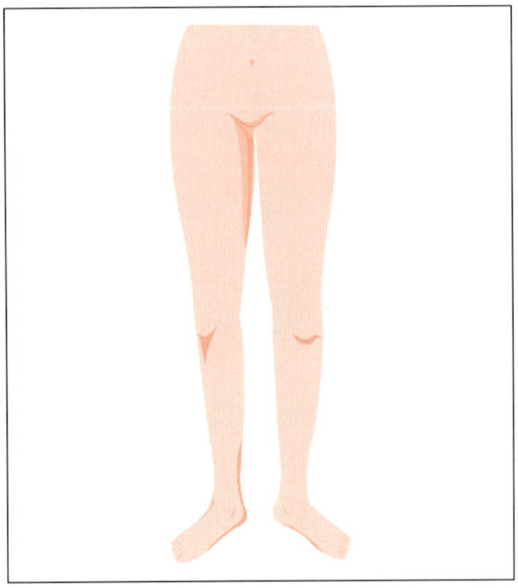

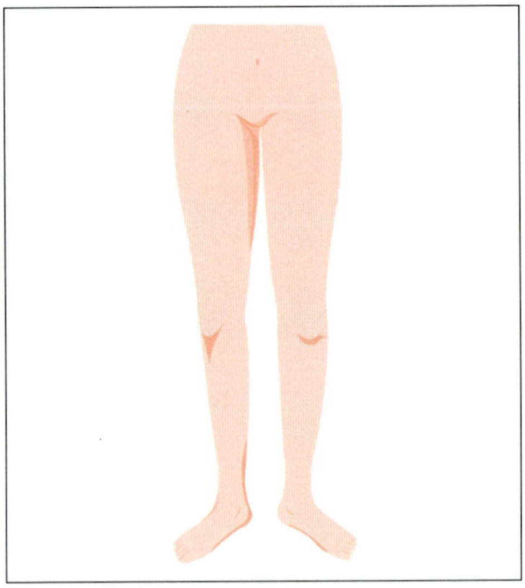

3. 복부와 흉부

1) 복부와 흉부 경락의 특징

복부와 흉부는 오장육부가 위치해 있는 중요한 부위이고 기경팔맥 중 음경맥을 주관하는 임맥이 정중선을 유주하고 있다. 또한 오장육부의 모혈이 모두 모여 있으며 인체 에너지의 원천인 단전부위도 있다.

인체의 음부위에 해당되므로 미용경락마사지를 시술 시 너무 강하지 않게 하고 피술자와 호흡을 맞춰 시행하여야 한다.

2) 주요관리경락

임맥, 족소음신경, 족양명위경, 족궐음간경, 족태음비경

3) 주요동작

(1) (시술자의 양손을 포개어) 단전부위에 두고 복식호흡 유도 (호흡을 맞추며 고객이 날숨일 때 시술자는 지압)

(2) 임맥 쓸어 올리기 (수장사지 양손 교대로 쓰다듬기 한 후 승장혈을 엄지로 지압)

(3) 복부위

① 복부의 모혈을 사지복으로 원 그리며 문지르기
(중부, 단중, 거궐, 기문, 일월, 중완, 천추, 장문, 경문, 석문, 관원, 중극)
② 시계방향으로 복부 큰 원 그리기(수장사지)
③ (양손을 포개어) 시계방향으로 복부 큰 원 그리기(대장)
④ (양손을 포개어) 시계방향으로 복부 작은 원 그리기(소장)
⑤ 수장사지로 명문혈에서 기충혈까지 쓸어주고, 임맥을 상행한 후 늑골로 내려와 하단전 장압
⑥ 사지복으로 배꼽 주위 지압
⑦ 결장 풀어주기(상행결장 → 횡행결장 → 하행결장)
⑧ 외복사근 풀어주기(수장사지 교대로 쓸어 올린 후 반죽하기)
⑨ 늑골 사이를 양 엄지 교대로 문지르기

⑩ 양손을 포개어 밀고 당겨주기
⑪ 복부경맥 풀어주기(임맥, 신경, 위경, 비경 쓸어주기)
⑫ 배꼽을 향하여 진동하기(지과)
⑬ 복부 전체 집어주기
⑭ 배꼽 위에 양손을 포개어 진동 후 하단전 압

(4) 복모혈 지압(엄지)
(중부, 단중, 거궐, 기문, 일월, 중완, 천추, 장문, 경문, 석문, 관원, 중극)

(5) 가슴 부위

① 단중혈을 사지복으로 원 그리며 문지르기
② 쇄골 아래를 중부혈 방향으로 양 엄지 교대로 문지른 후 중부혈 압
③ 임맥 쓸어올려주기(수장사지)
④ 가슴 위 늑골 사이 지압(엄지)
⑤ 가슴 위 늑골 사이를 엄지 교대로 문지르기
⑥ 중부혈을 수근으로 문지르기
⑦ 단중혈에서 천돌혈까지 양 엄지 교대로 문지르기
⑧ 액와 부위의 극천혈 문지르기
⑨ 대흉근 풀어주기(사지복)
⑩ 가슴 쓸어 올리기
⑪ 가슴 마무리

4) 복부관리의 실제

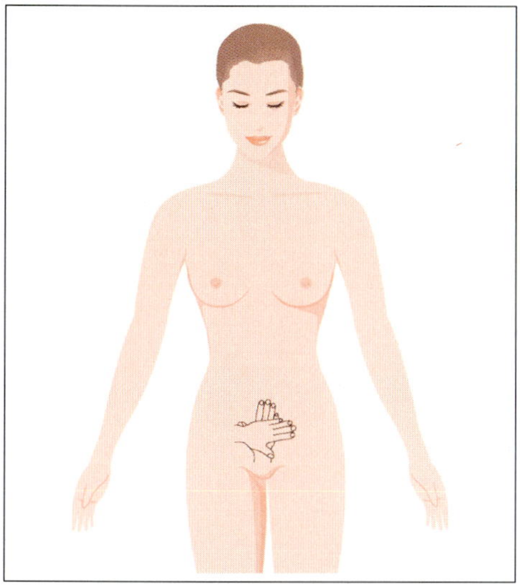

복부-1. (시술자의 양손을 포개어)
단전 부위에 두고 복식호흡 유도
(호흡을 맞추며 고객이 날숨일
때 시술자는 지압)

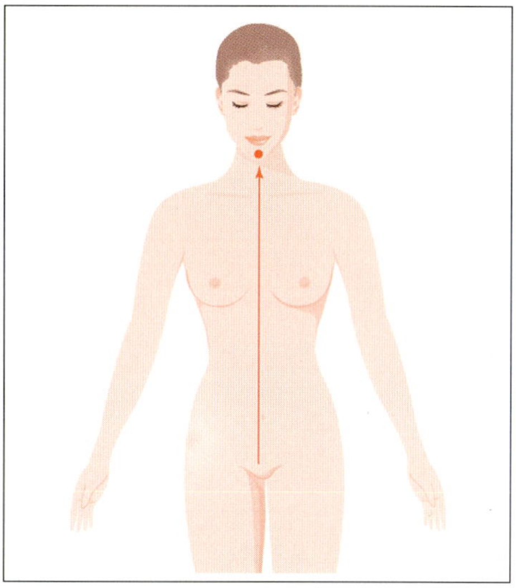

복부-2. 임맥쓸어올리기
(수장사지 양손 교대로 쓰다듬기 후
승장혈 압)

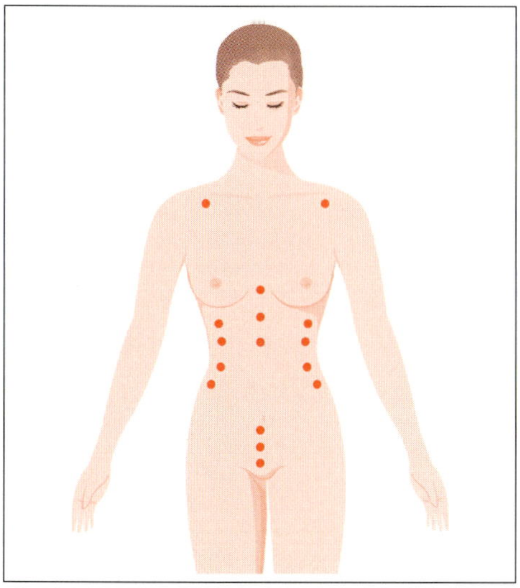

복부-3. 복부의 모혈을 사지복으로 원을
그리며 문지르기
(중부, 단중, 거궐, 기분, 일월,
종완, 천추, 장문, 경문, 석문,
관원, 중극)

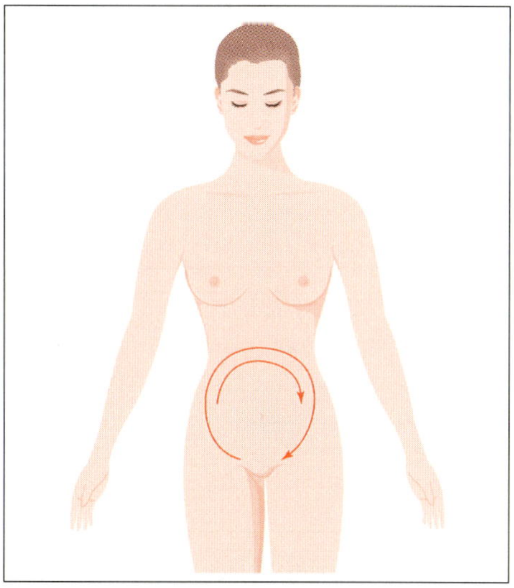

복부-4. 수장사지로 시계방향으로
복부 큰 원 그리기(360°, 180°)

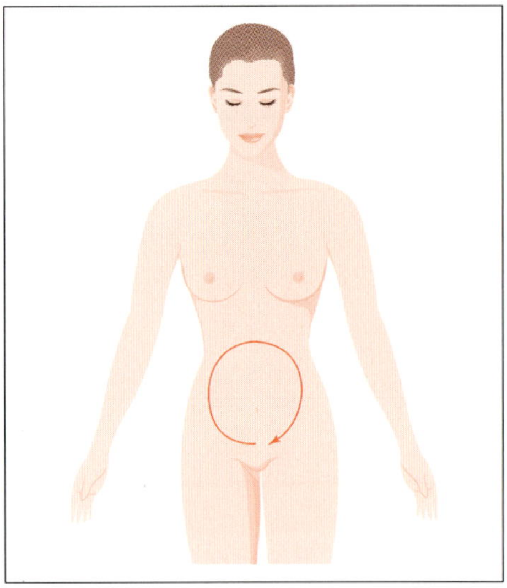

복부-5. (양손을 포개어)
시계방향으로 복부 큰 원 그리기
(대장)

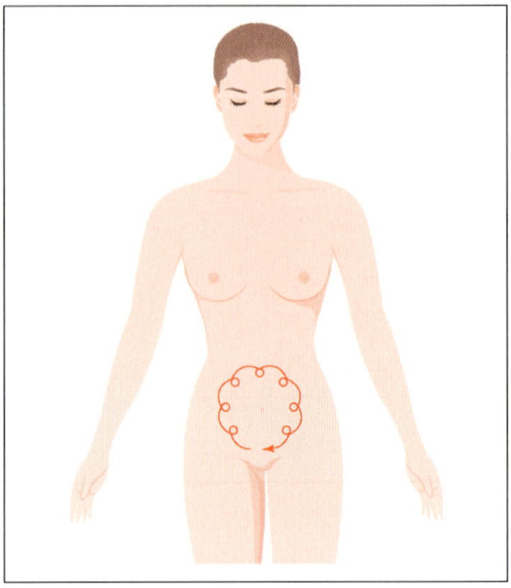

복부-6. (양손을 포개어)
시계방향으로 복부 작은 원 그리기
(소장)

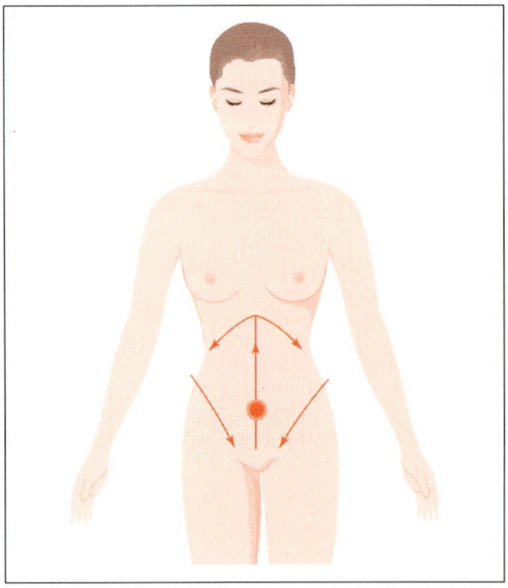

복부-7. 수장사지로 명문에서 기충까지
쓸어주고, 임맥을 상행한 후
늑골로 내려와 하단전 장압

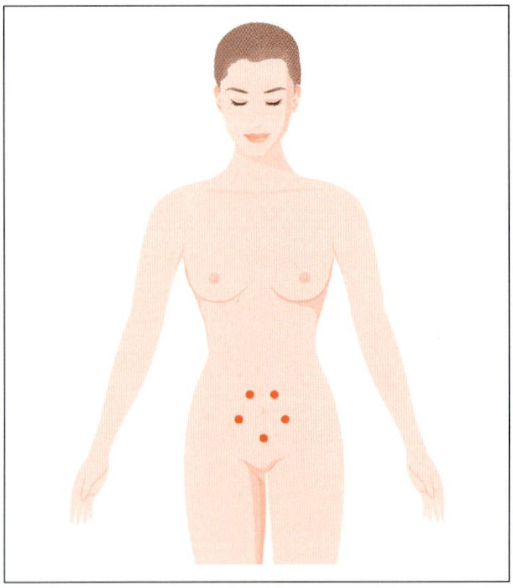

복부-8. 사지복으로 배꼽주위 지압

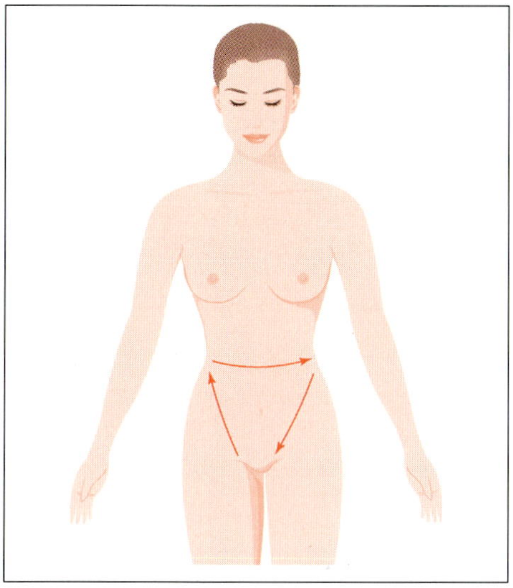

복부-9. 결장 풀어주기
(상행결장 → 횡행결장 → 하행결장)

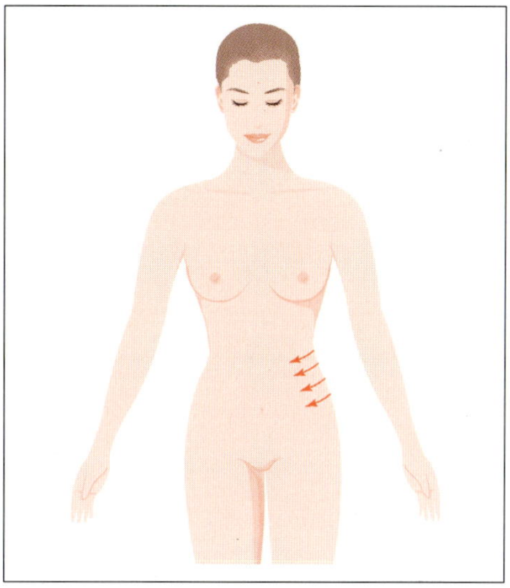

복부-10. 외복사근 풀어주기
(수장사지 교대로 쓸어올린 후 반죽하기)

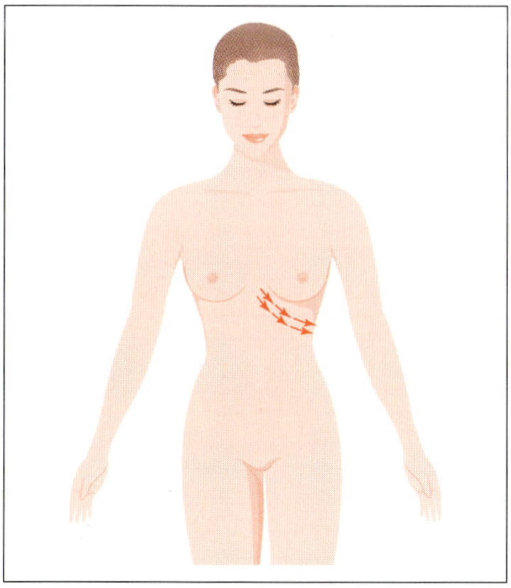

복부-11. 늑골 사이를 양 엄지 교대로 문지르기

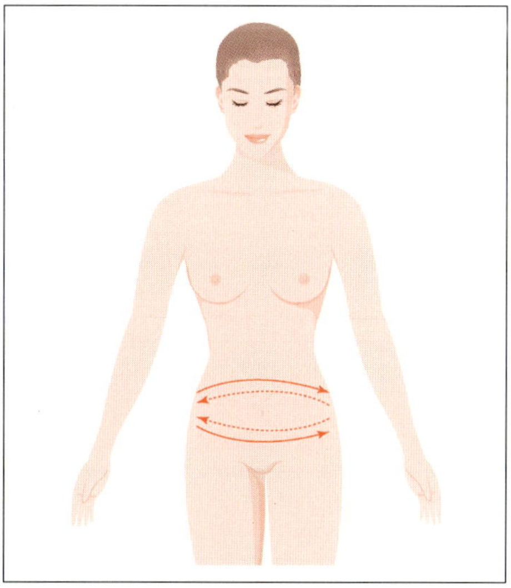

복부-12. 양손을 포개어 밀고 당겨주기

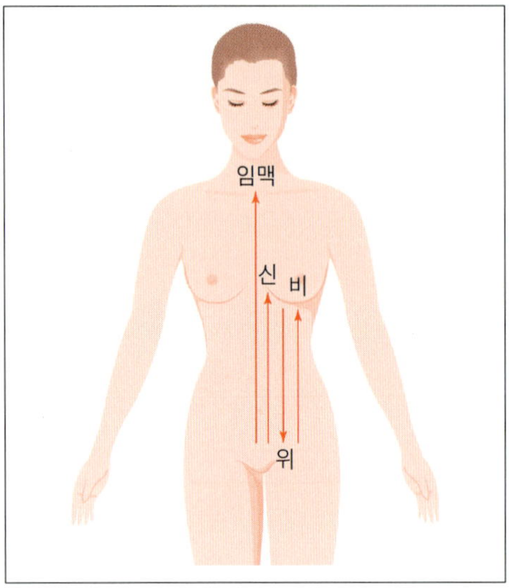

복부-13. 복부경맥 풀어주기
(임맥, 신경, 위경, 비경 쓸어주기)

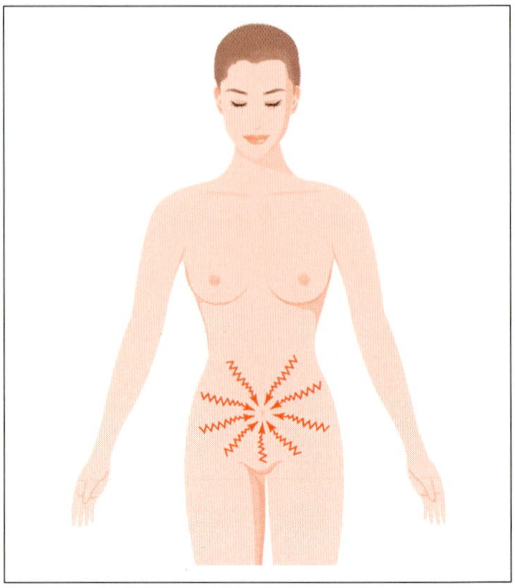

복부-14. 배꼽을 향하여 진동(지과)

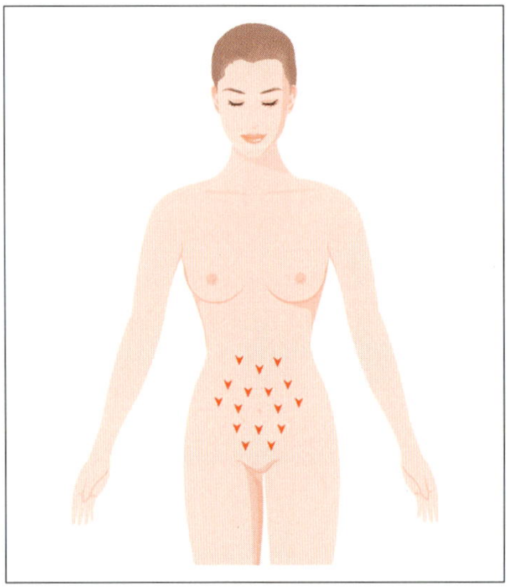

복부-15. 복부전체 집어주기

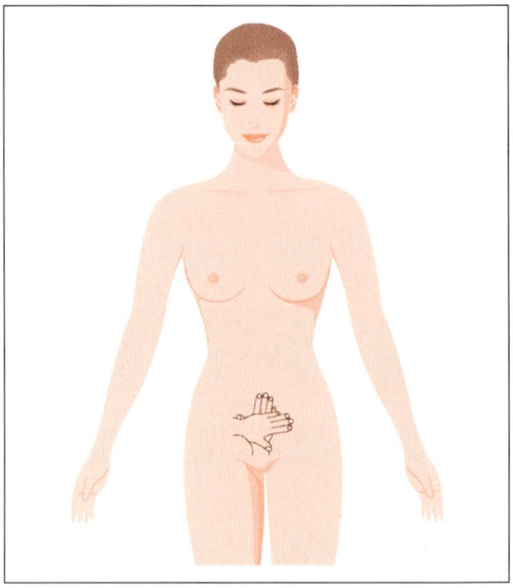

복부-16. 배꼽위에 양손을 포개어 진동 후
하단전 압

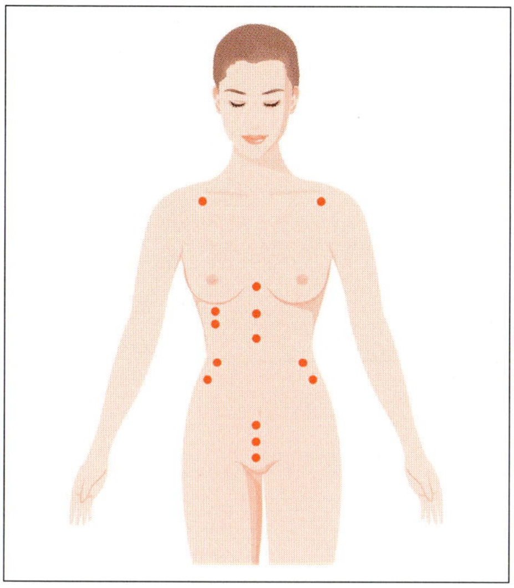

복모혈 지압(엄지)
(중부, 단중, 거궐, 기분, 일월, 중완, 천추, 장문, 경문,석문, 관원, 중극)

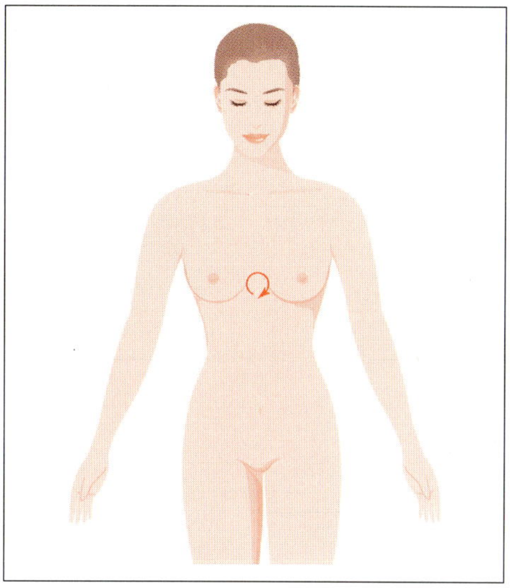

흉부-1. 단중혈을 사지복으로 원 그리며 문지르기

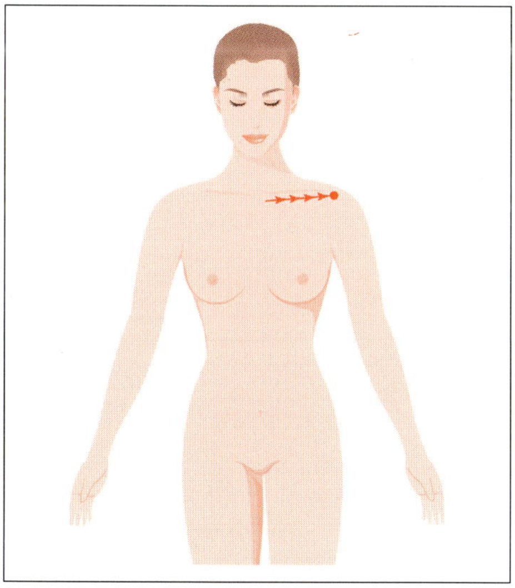

흉부-2. 쇄골 아래를 중부혈 방향으로 양 엄지 교대로 문지른 후 중부혈 압

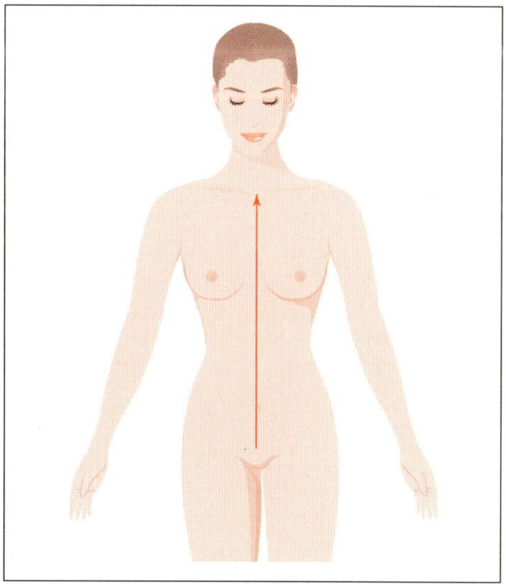

흉부-3. 임맥 쓸어 올려주기(수장사지)

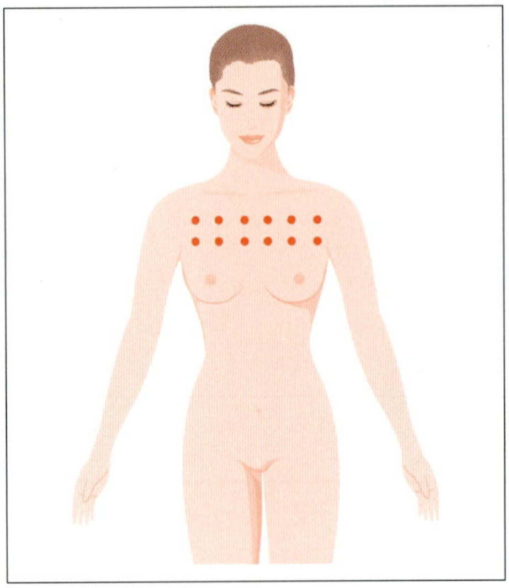

흉부-4. 가슴 위 늑골사이 지압(엄지)

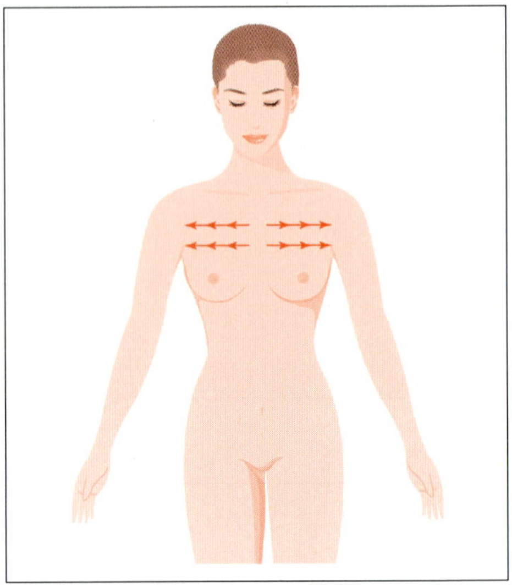

흉부-5. 가슴 위 늑골사이 엄지 교대로 문지르기

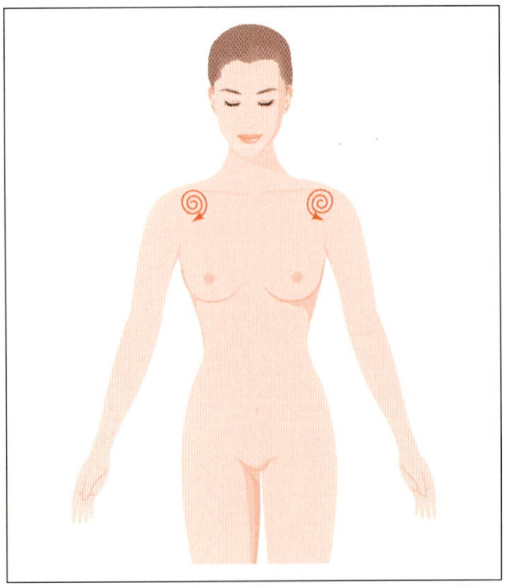

흉부-6. 중부혈을 수근으로 문지르기

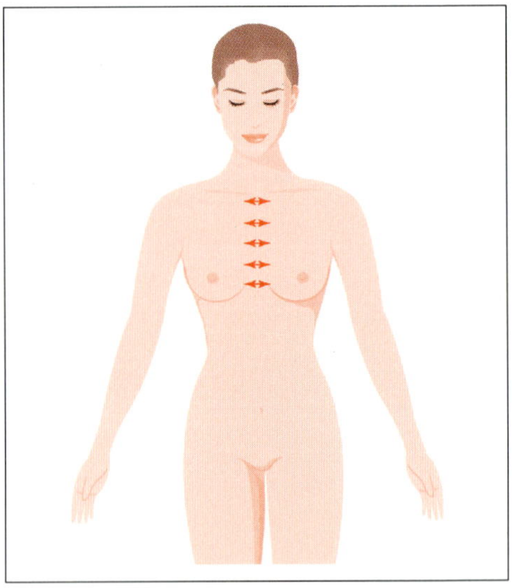

흉부-7. 단중에서 천돌까지 양 엄지 교대로 문지르기

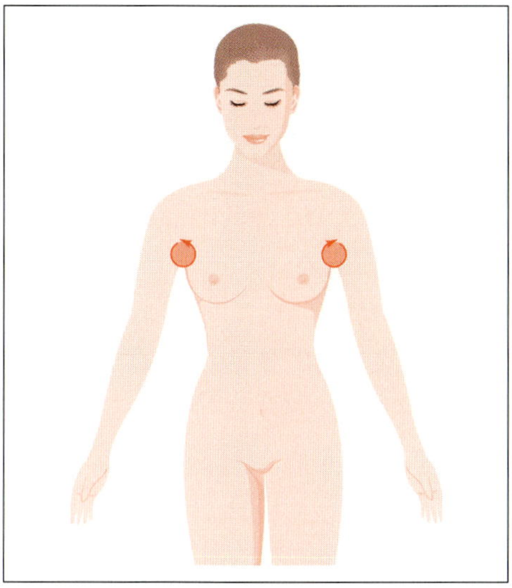

흉부-8. 액와부위의 극천혈 문지르기
(수장사지)

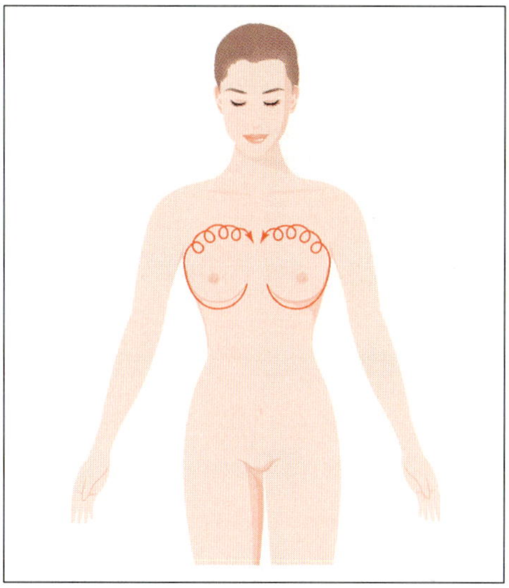

흉부-9. 대흉근 풀어주기(사지복)

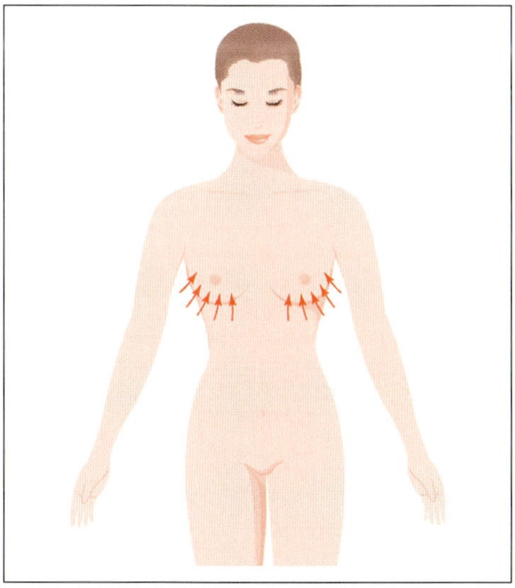

흉부-10. 가슴 쓸어올리기

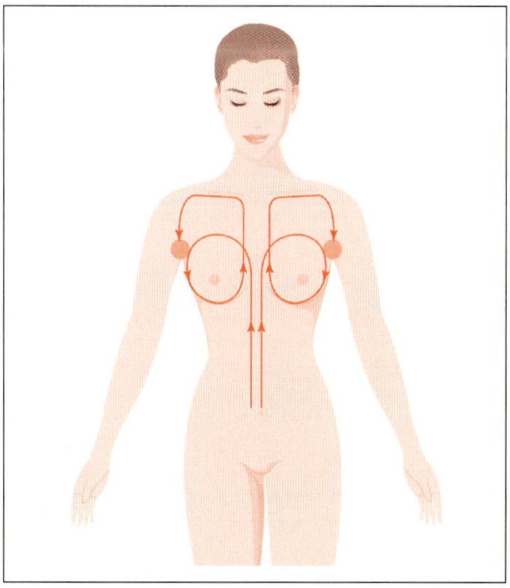

흉부-11. 가슴마무리

5) 복부관리 연습

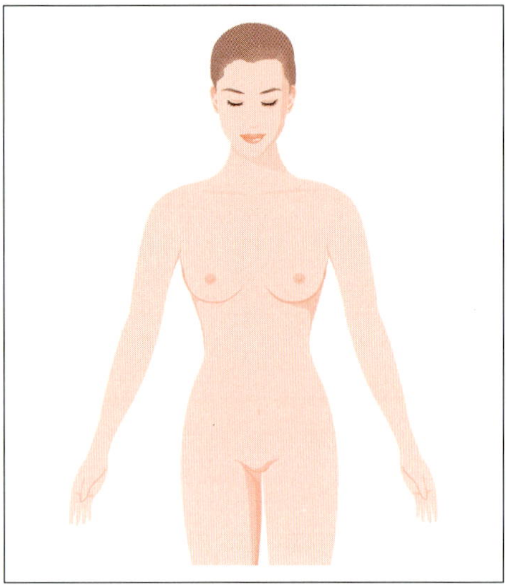

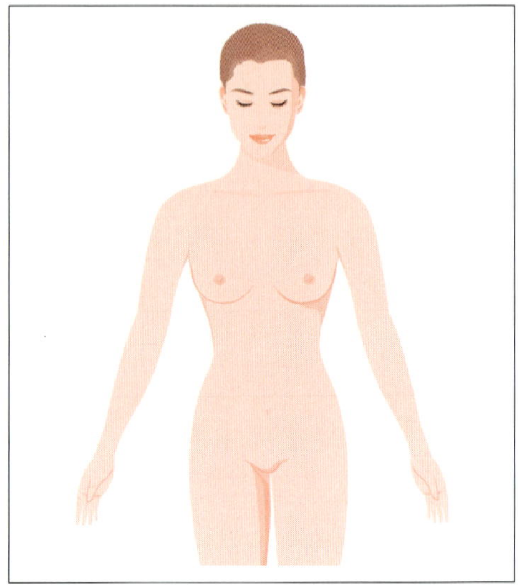

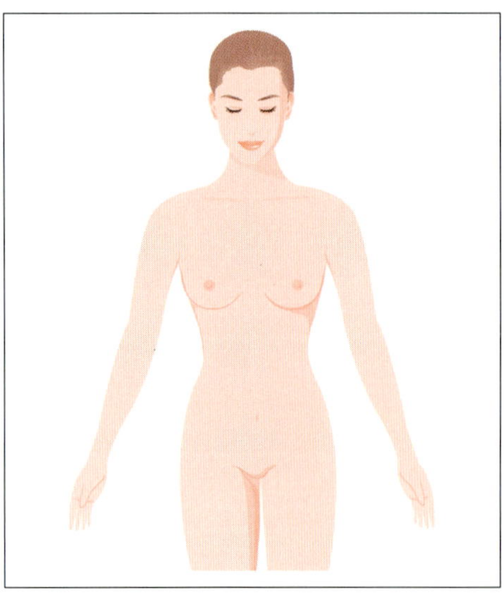

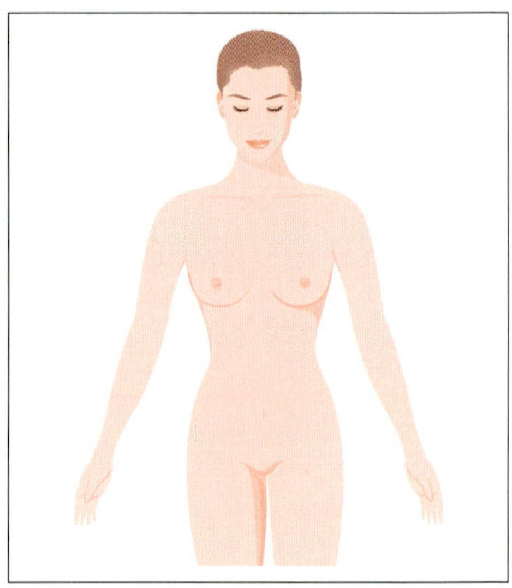

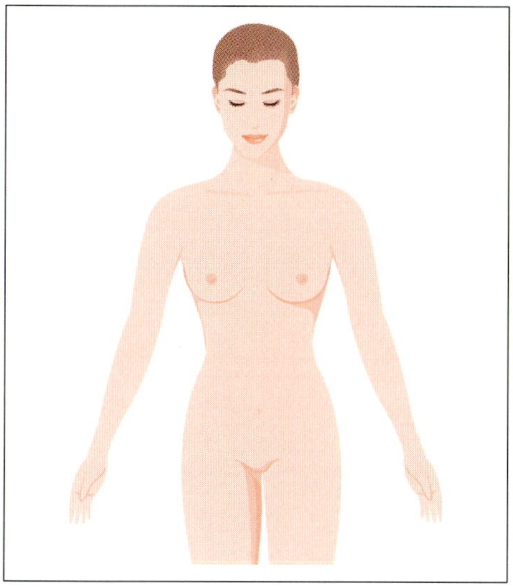

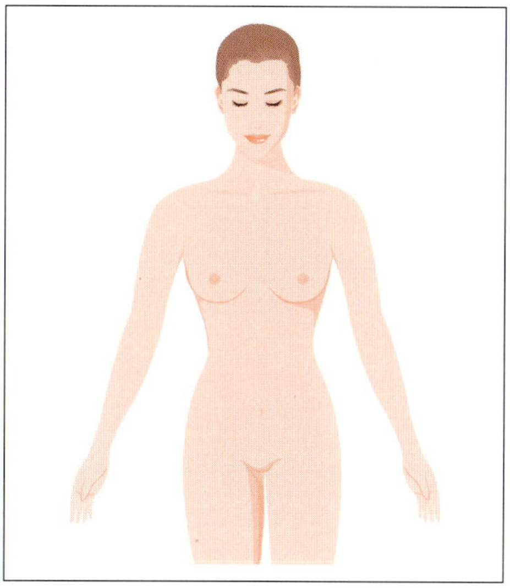

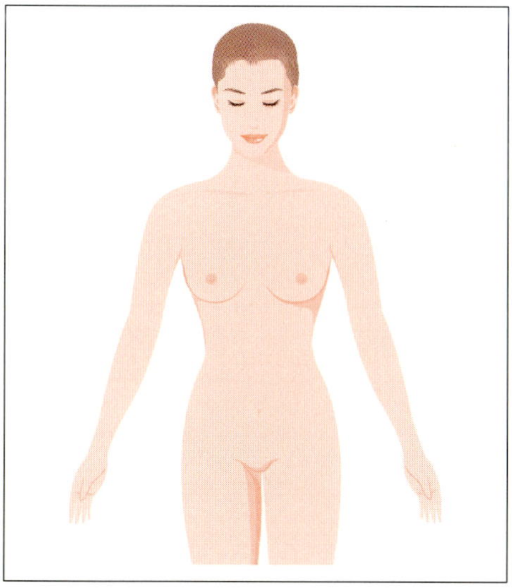

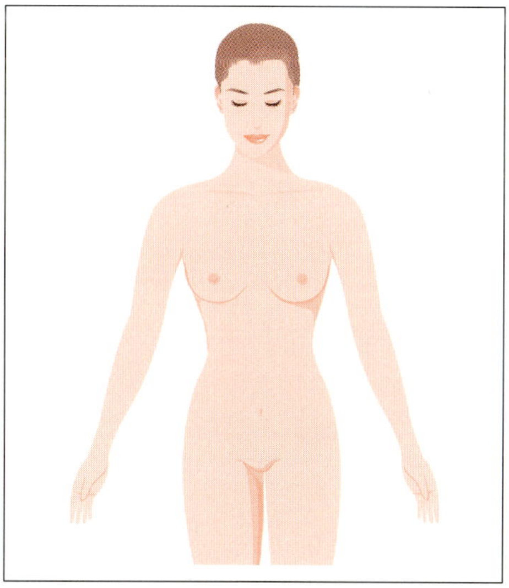

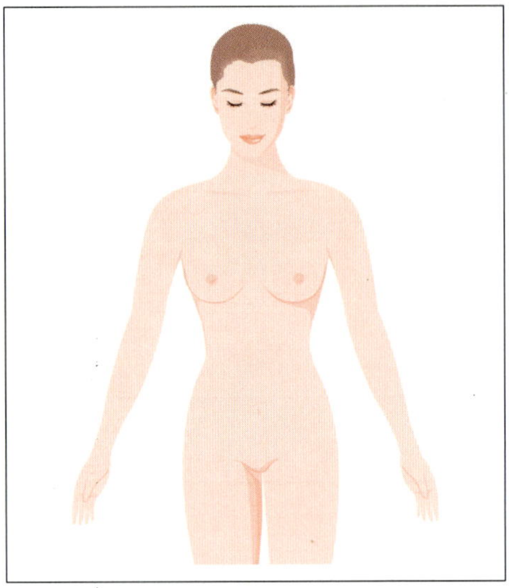

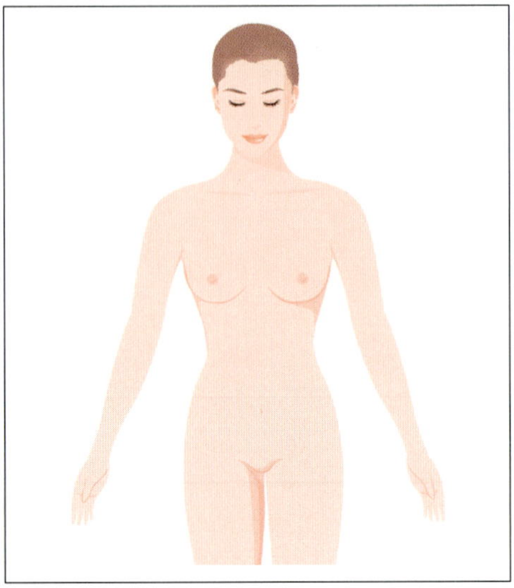

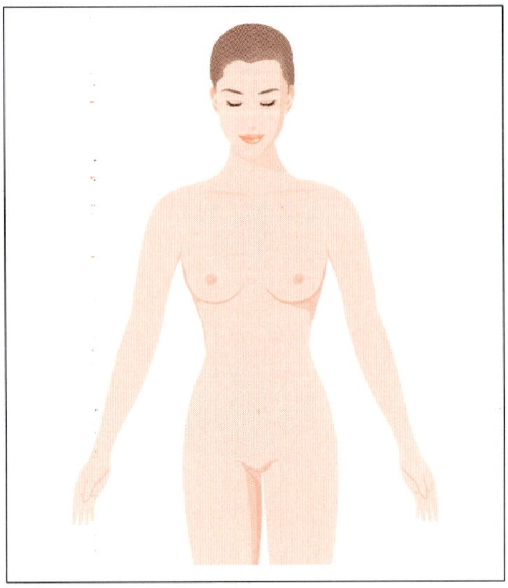

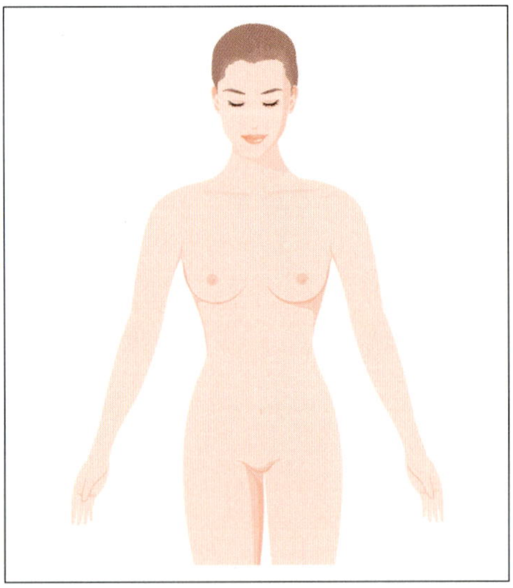

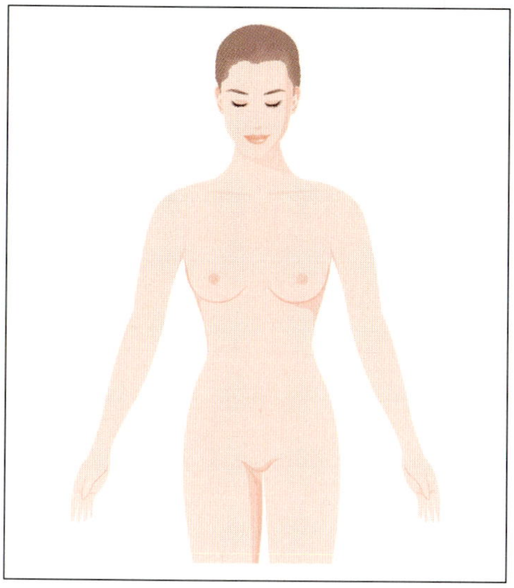

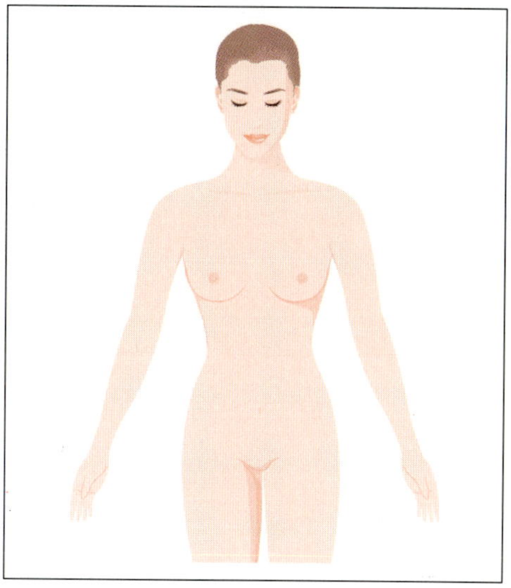

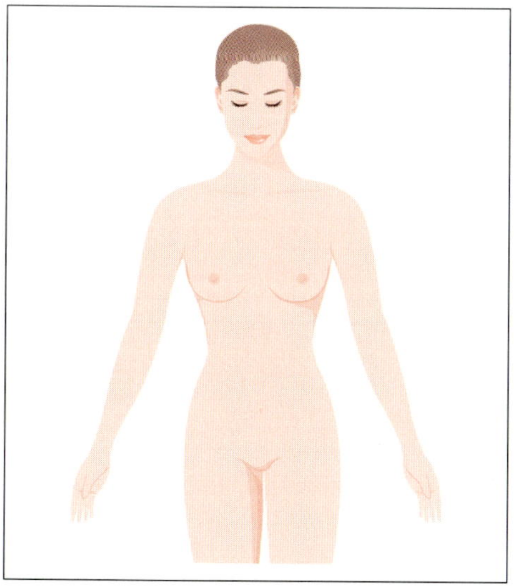

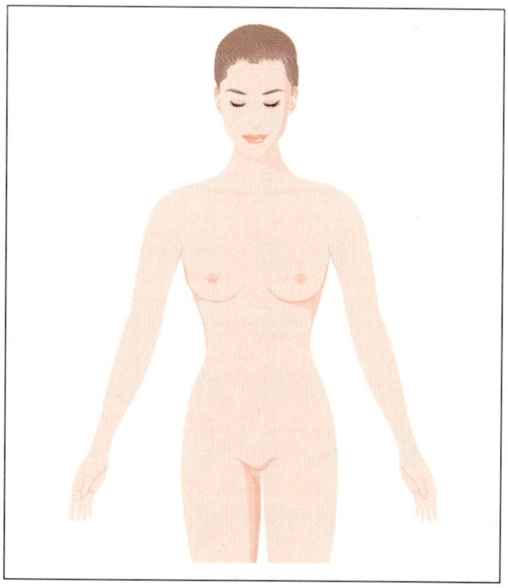

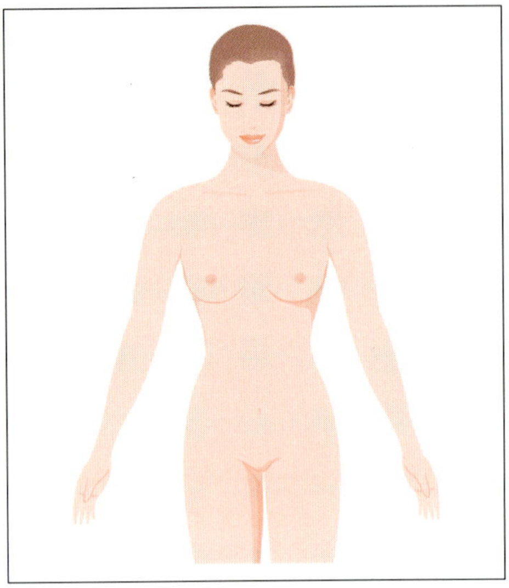

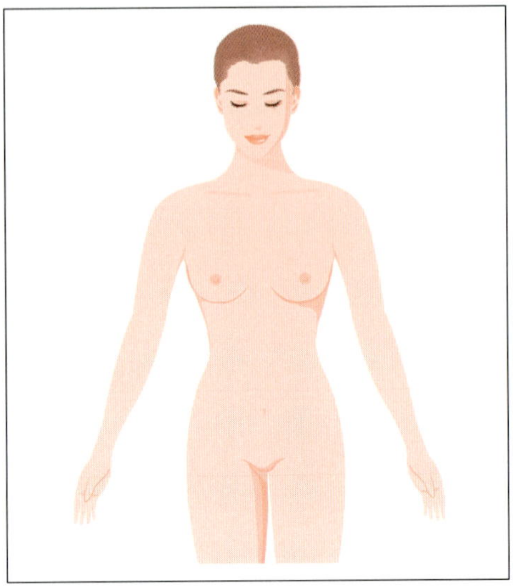

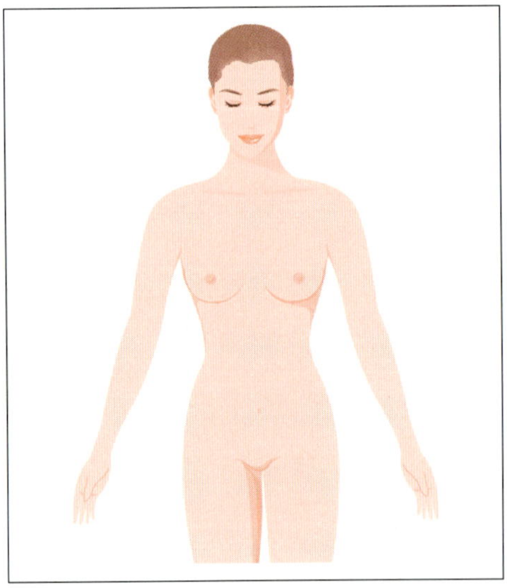

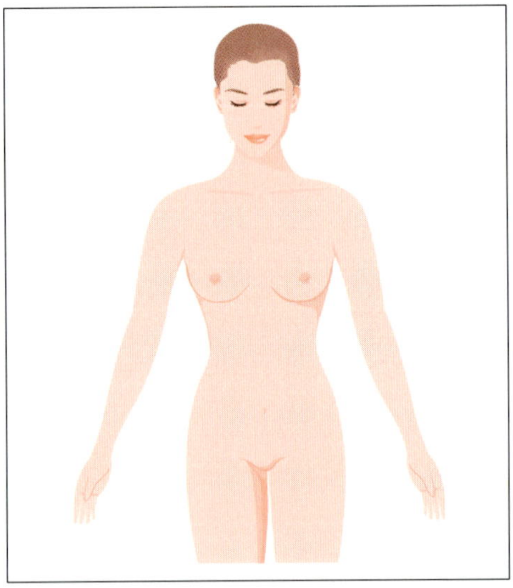

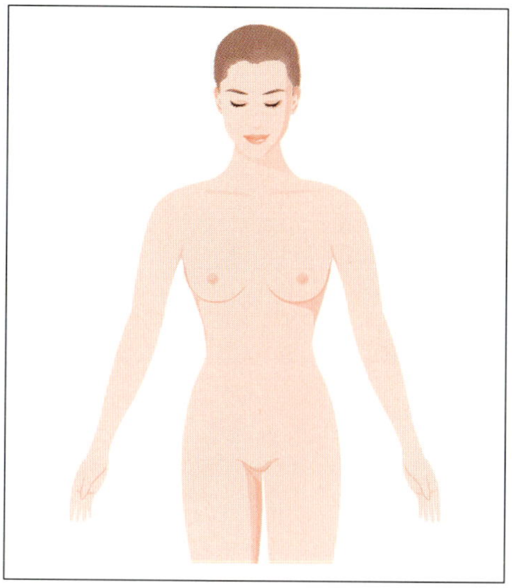

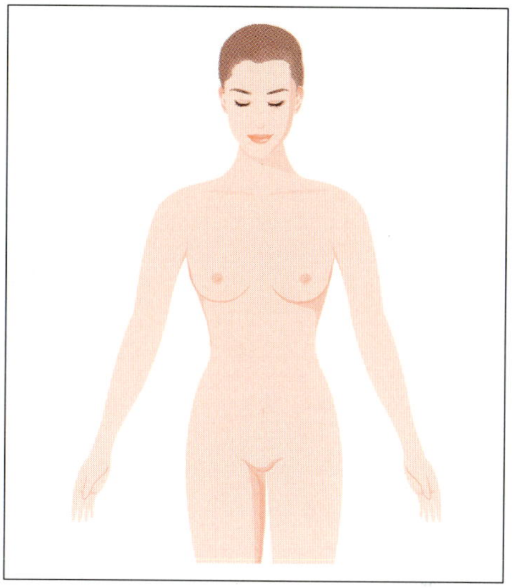

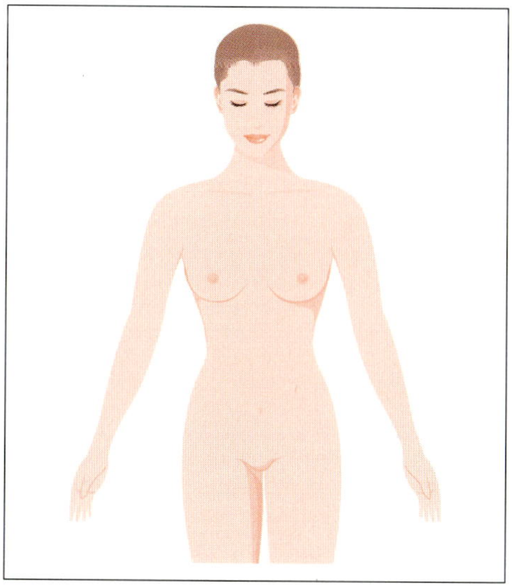

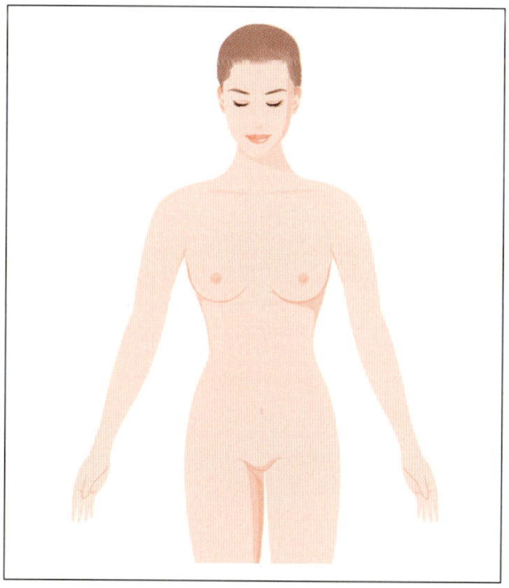

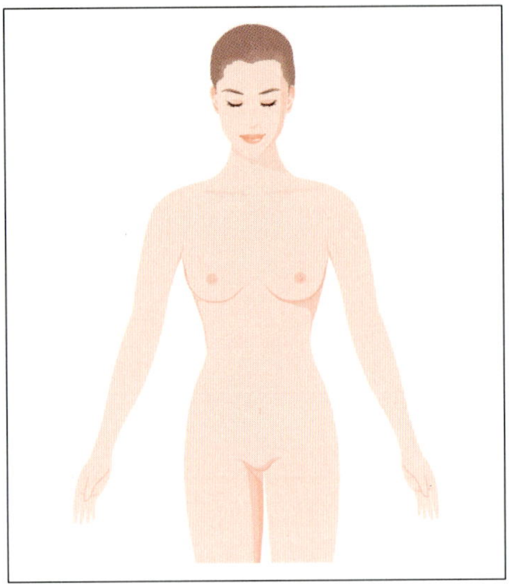

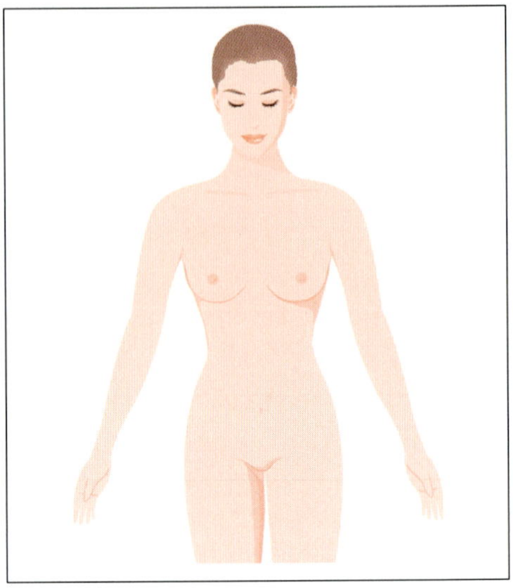

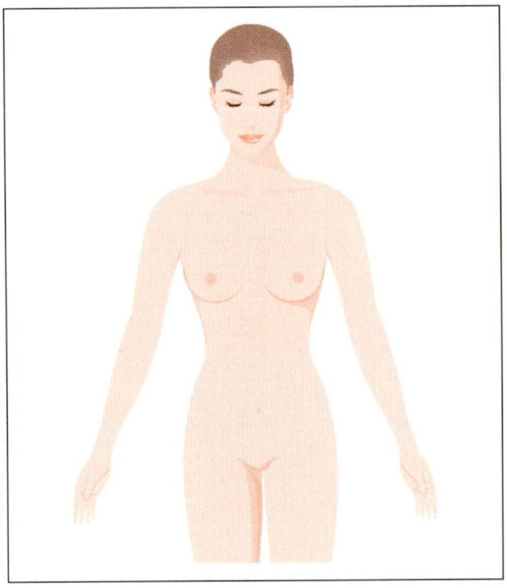

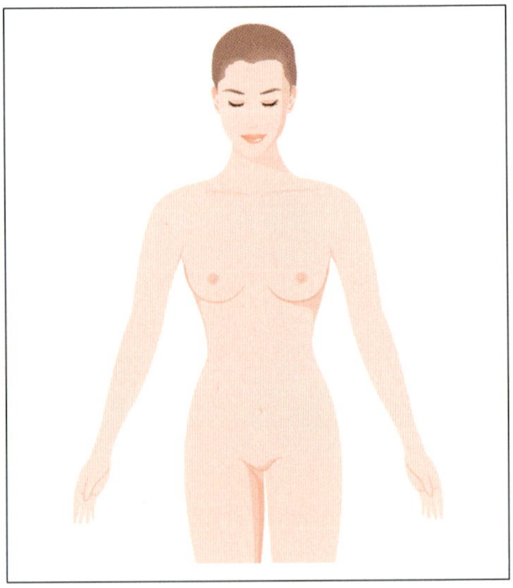

4. 상지관리

1) 상지 경락의 특징

12경맥은 모두 손가락이나 발가락의 끝에서 시작하거나 끝나고, 오장육부가 위치한 곳은 아니지만 수삼음경(폐경, 심포경, 심경)과 수삼양경(대장경, 삼초경, 소장경)의 6개의 경맥이 흐르는 중요한 부위이다.

2) 주요관리경락

수태음폐경, 수궐음심포경, 수소음심경, 수양명대장경, 수소양삼초경, 수태양소장경

3) 주요동작

(1) 관절부위와 액와 풀어주기

(2) 진체 쓰다듬기(양경릭은 내려주고 음경락은 올려주기)

(3) 전체 문지르기(엄지, 호구부위, 지과)

(4) 각각의 경락이 흐르는 방향으로 풀어주기
(양 엄지 포개어 쓸어주기 → 엄지 교대로 문지르기 → 주요혈 지압)

① 수삼음경 풀어주기(폐경, 심경, 심포경)

② 수삼양경 풀어주기(대장경, 소장경, 삼초경)

(5) 주요혈 지압

4) 상지관리 연습

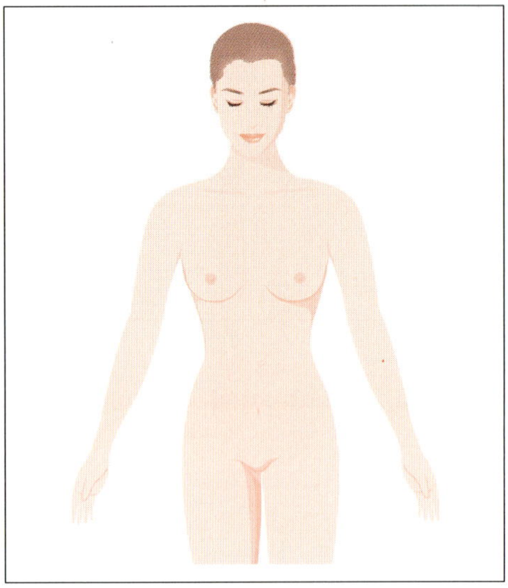

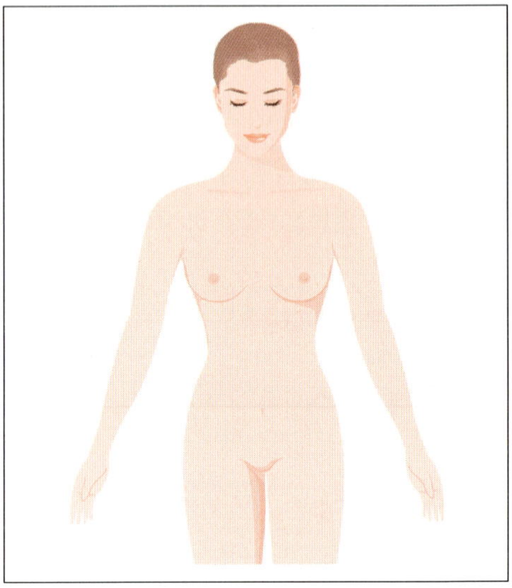

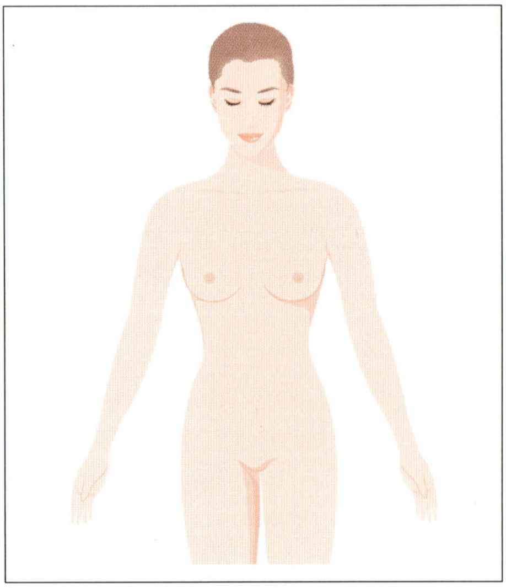

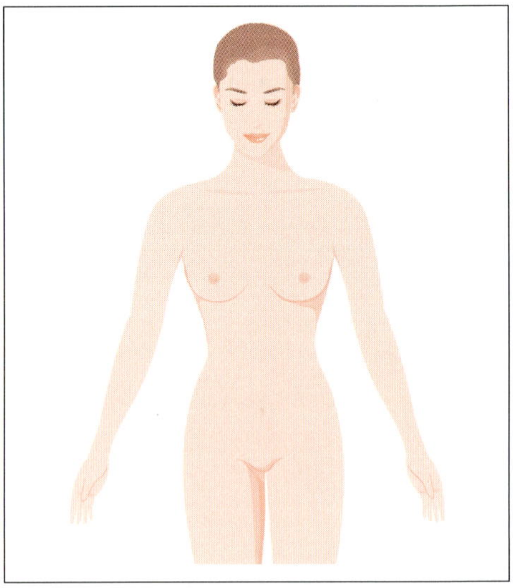

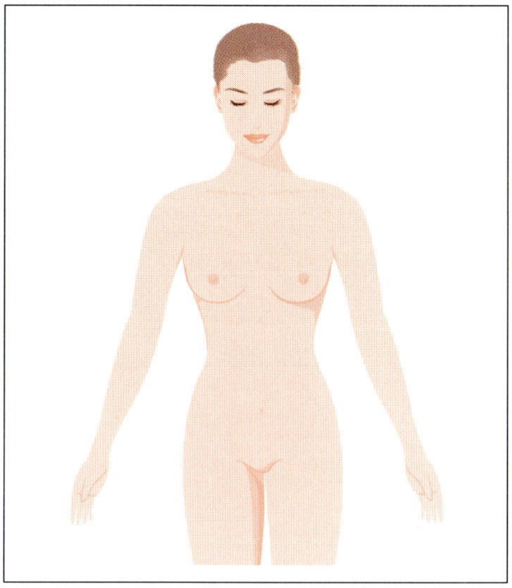

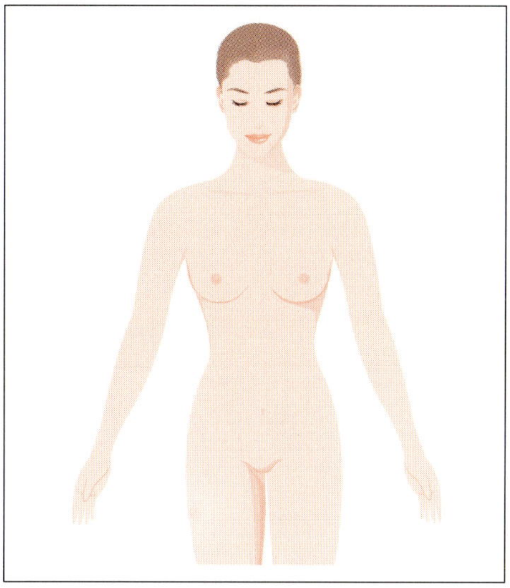

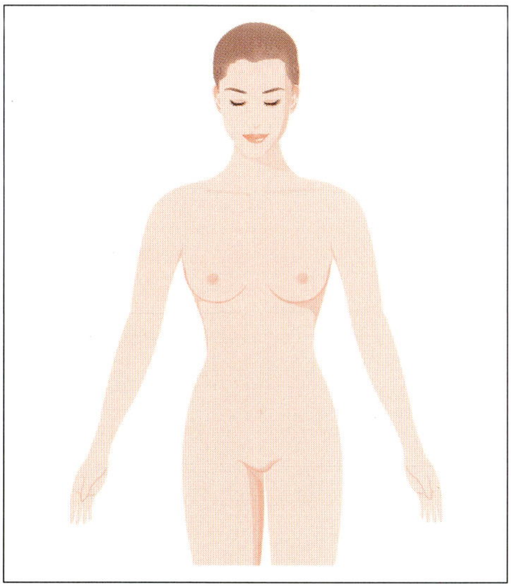

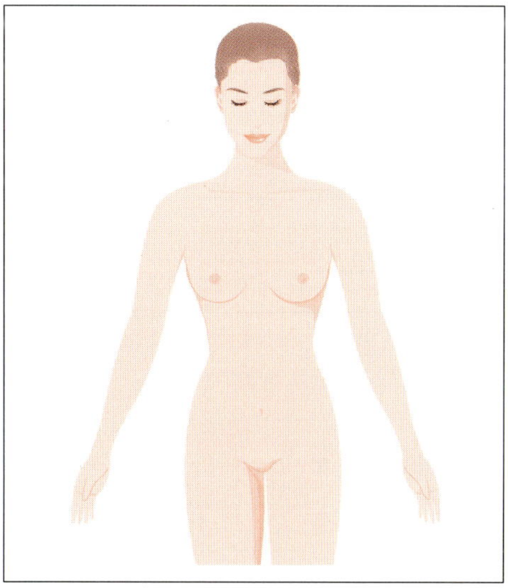

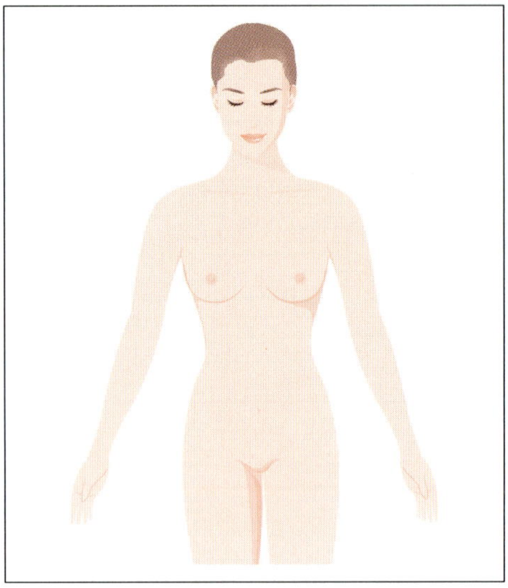

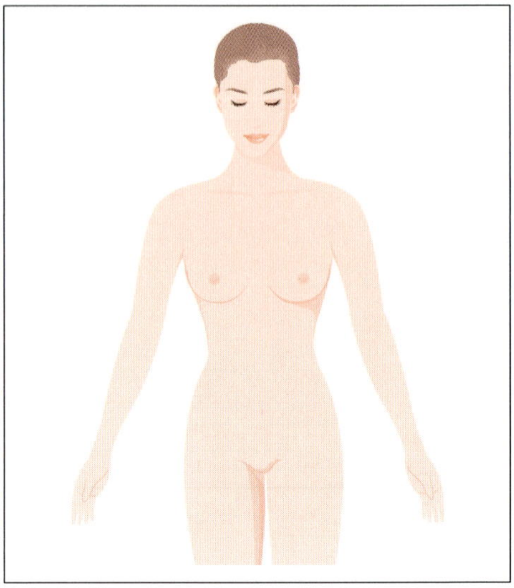

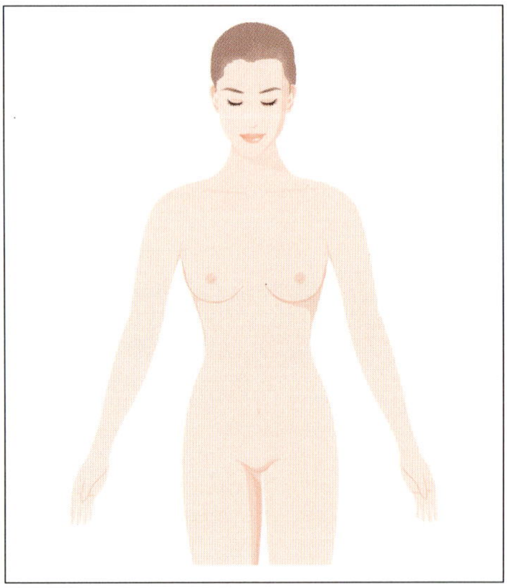

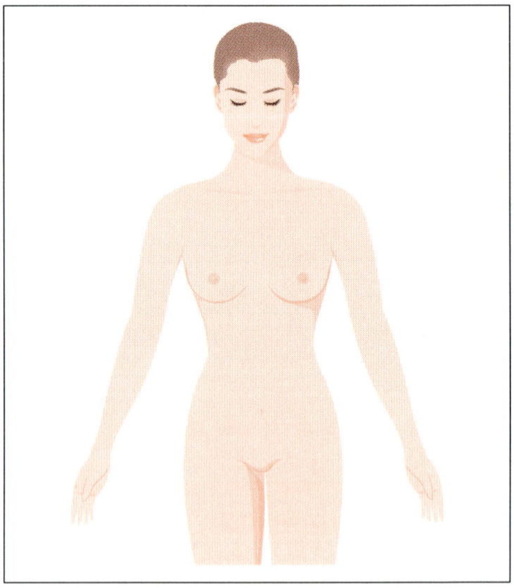

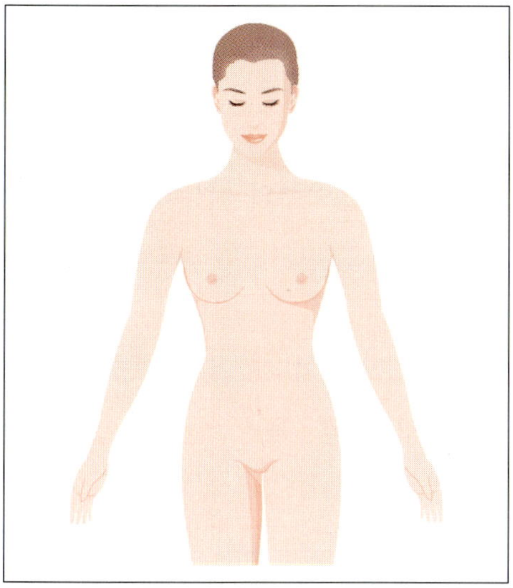

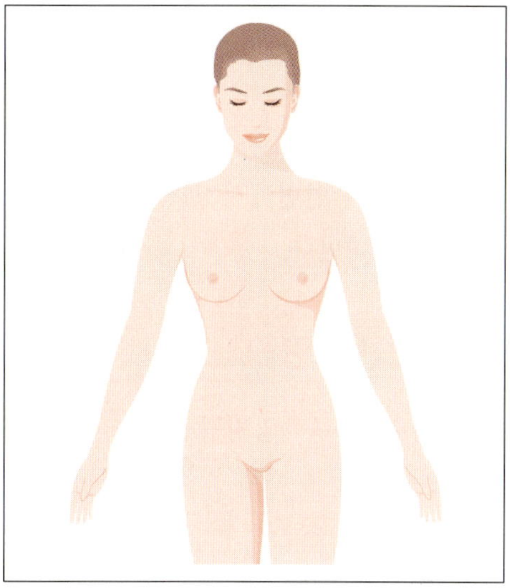

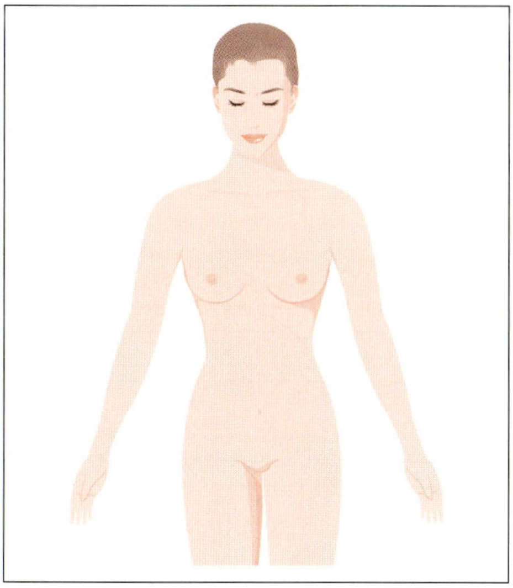

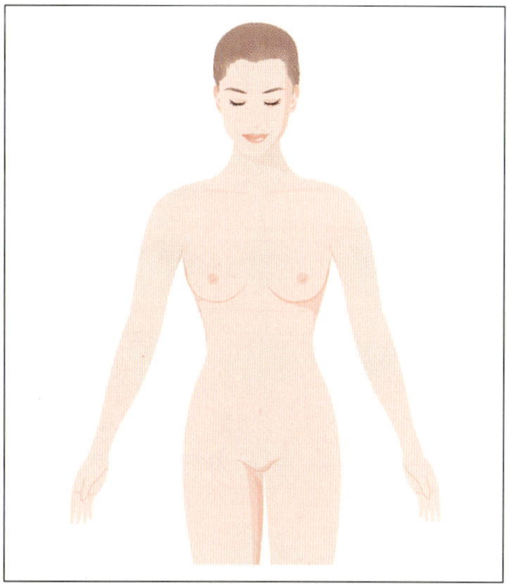

5. 안면관리

1) 안면 경락의 특징

여러 경락이 안면에서 시작되거나 끝나고 경유하므로 오장육부의 이상이 안면에 여러 현상으로 나타난다.

2) 주요관리경락

족양명위경, 족태양방광경, 수양명대장경, 족소양담경, 임맥, 독맥

3) 안면의 경혈

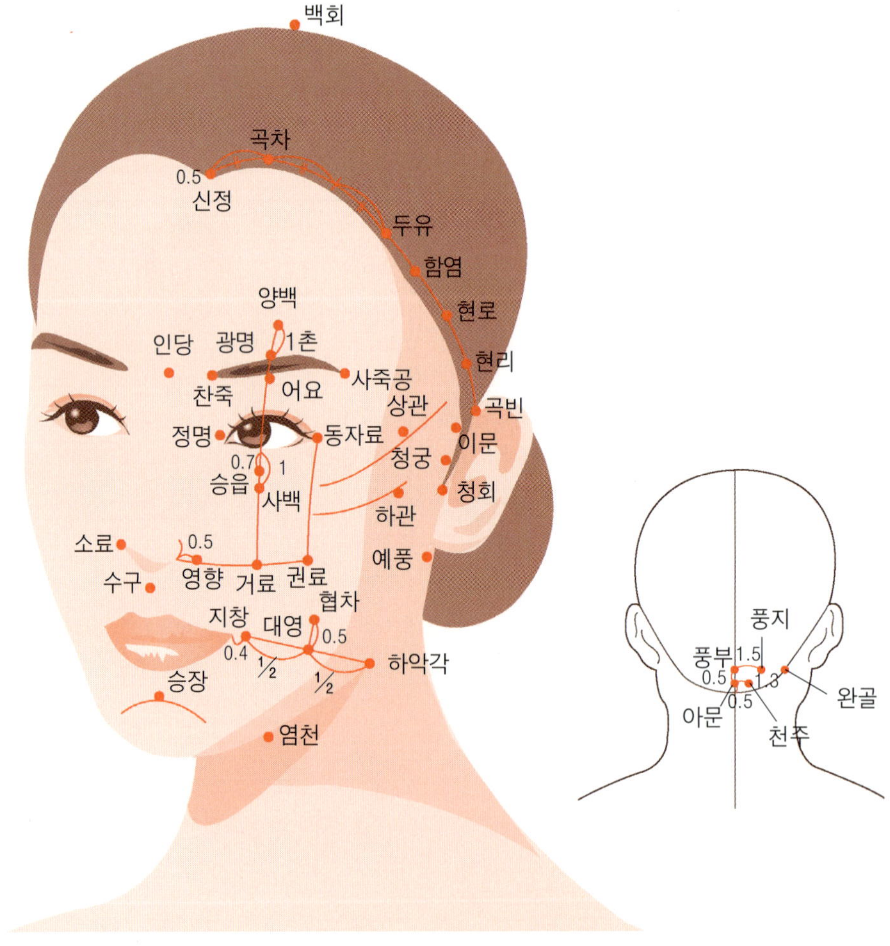

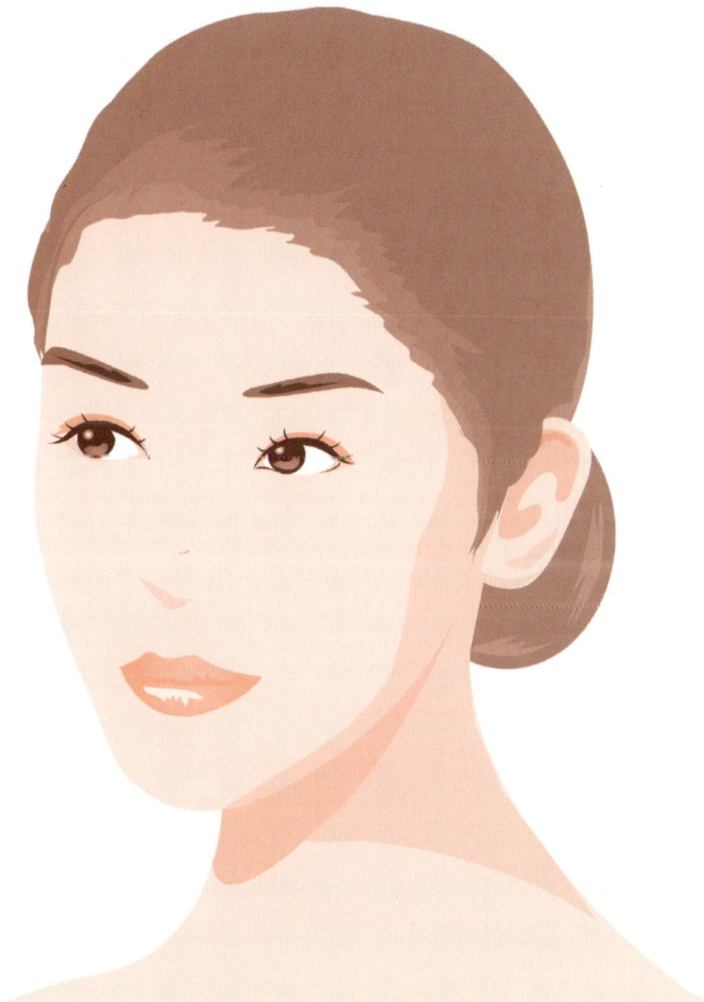

그림 5-1. 안면경혈 연습

4) 주요동작

(1) 두부 경혈 지압

① 두부의 독맥 지압(신정 – 상성 – 신회 – 전정 – 백회 – 후정)

② 두부의 방광경 지압(곡차 – 오처 – 승광 – 통천)

③ 두부의 담경 지압(두유 – 함염 – 현로 – 현리 – 곡빈)

(2) 전발제 지압

신정 – 곡차 – 두유 – 함염 – 현로 – 현리 – 곡빈

(3) 안면 경혈 지압

염천 – 승장 – 지창 – 수구 – 영향 – 거료 – 권료 – 정명 – 찬죽 – 어요 – 사죽공 – 동자료 – 태양 – 인당 – 신정 – 두유 – 대영 – 협차 – 이문 – 청궁 – 청회 – 예풍

(4) 귀부위 풀어주기

① 귀 주위 문지르기(귀 앞, 귀 뒤를 위로 원 그리며 문지르기)

② 귀 볼 문지르기(귀 전체를 엄지와 검지로 문지르기)

(5) 어깨 견정혈 지압(엄지)

(6) 승모근 풀어주기

① 승모근을 원 그리며 문지르기

② 어깨 삼각근에서 경추 양 옆 방관1선을 따라 쓸어 올리기

(7) 경부 경락 풀어주기(위경, 대장경, 소장경)

① 머리를 옆으로 30° 정도 돌려주기

② 스트레칭

③ 경부경락(위, 대장, 소장) 쓸어주기

④ 경부경락 원 그리며 문지르기

⑤ 주요혈 문지르기

위경 – 인영, 수돌, 기사

대장경 – 부돌, 천정

소장경 – 천용, 천창

(8) 목부터 안면 전체 쓸어 올리기(수장사지)

(9) 검지와 중지를 이용하여 양손 교대로 턱선 쓸어주기

(10) 턱선 집어주기(엄지, 검지) 후 염천혈에서 하악각 방향으로 원 그리며 문지르기(사지복)

(11) 승장혈에서 영향혈 방향으로 쓸어주기 후 원 그리며 문지르기

(12) 볼선 쓸어주기(사지복)

(13) 볼선 집어주기(영향혈→하악각)

(14) (9~13번 동작) 반대편 실시

(15) 코와 볼의 경계선 풀어주기(중지로 원 그리며 문지르기)

(16) 눈

① 눈 주위 8자(양쪽)
② 눈썹 집어주기

(17) 미간 쓸어 올리기(2,3,4지)

(18) 이마 위로 쓸어 올리기(수장사지)

(19) 하관혈에서 협차혈, 대영혈까지 풀어주기(양쪽)

① 사지복으로 원 그리며 문지르기
② 지과로 원 그리며 문지르기

(20) 귀 마무리(양쪽)

① 귀의 앞·뒤를 원 그리며 문지르기
② 귀 전체를 엄지와 검지로 원 그리며 문지르기

(21) 안면 피부 근육결대로 쓰다듬기

① 이근(턱근) 쓰다듬기(턱 중앙 → 지창)
② 구각하체근 쓰다듬기(턱 → 영향)
③ 교근 쓰다듬기
④ 상순거근, 소관골근, 대관골근 쓰다듬기
⑤ 측두근 쓰다듬기

⑥ 전두근 쓰다듬기

⑦ 측두근 쓰다듬기(반대편)

⑧ 상순거근, 소관골근, 대관골근 쓰다듬기

⑨ 교근 쓰다듬기

⑩ 구각하체근 쓰다듬기(턱 → 영향)

⑪ 이근(턱근) 쓰다듬기(턱 중앙 → 지창)

(22) 안면 전체 집어주기(독소 배출)

(23) 볼 전체 진동

5) 안면관리의 실제

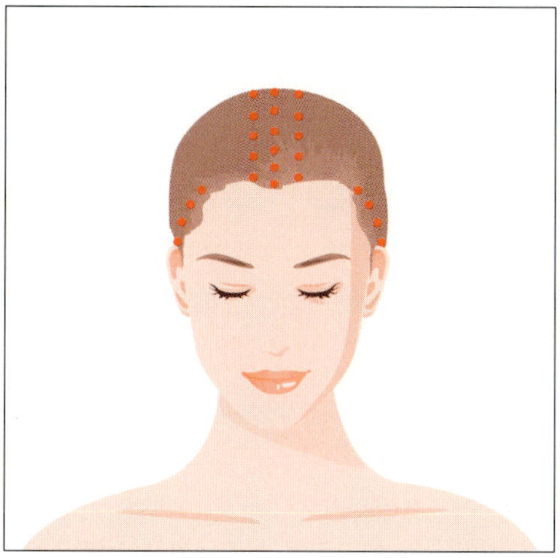

1. 두피부위 경혈 지압
 ① 독맥
 (신정 – 상성 – 신회 – 진정 – 백회 – 후정)
 ② 방광경(곡차 – 오처 – 승광 – 통천)
 ③ 담경(두유, 함염, 현로, 현리, 곡빈)

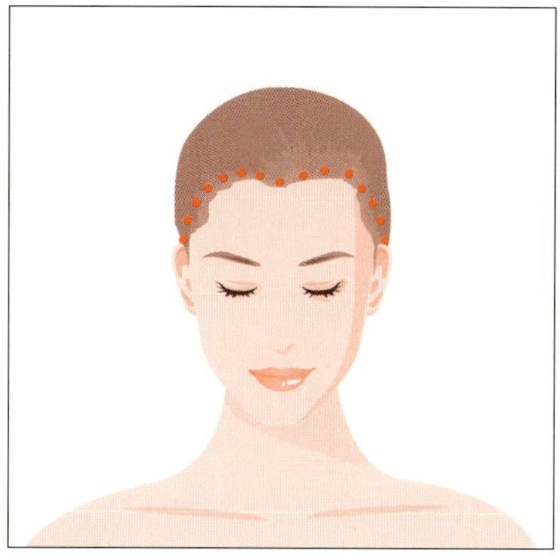

2. 전발제 지압
 (신정 – 곡차 – 두유 – 함염 – 현로 – 현리 – 곡빈)

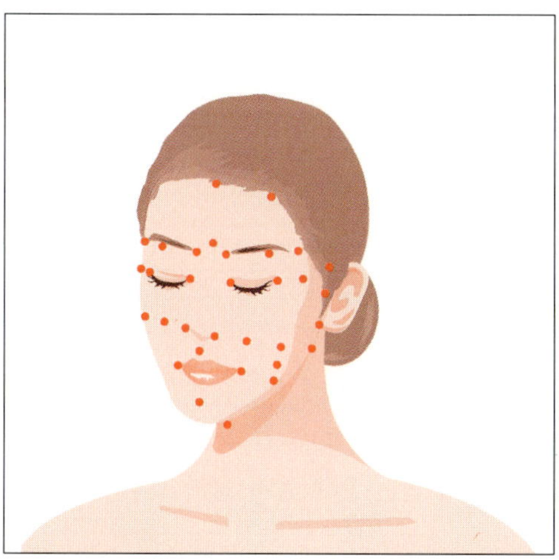

3. 안면 경혈 지압
 (염천 – 승장 – 지창 – 수구 – 영향 – 거료 – 권료 – 정명 – 찬죽 – 어요 – 사죽공 – 동자료 – 태양 – 인당 – 신정 – 두유 – 대영 – 협차 – 이문 – 청궁 – 청회 – 예풍)

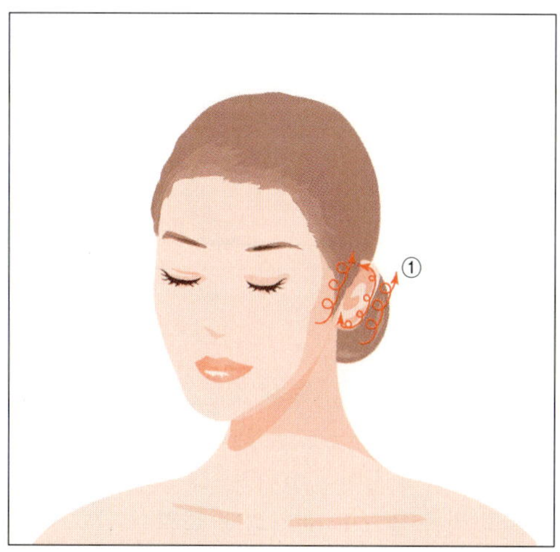

4. 귀부위 풀어주기
 ① 귀 주위 문지르기
 (귀앞, 귀뒤 위로 원 그리며 문지르기)
 ② 귓불 문지르기
 (귀 전체를 엄지와 검지로 문지르기)

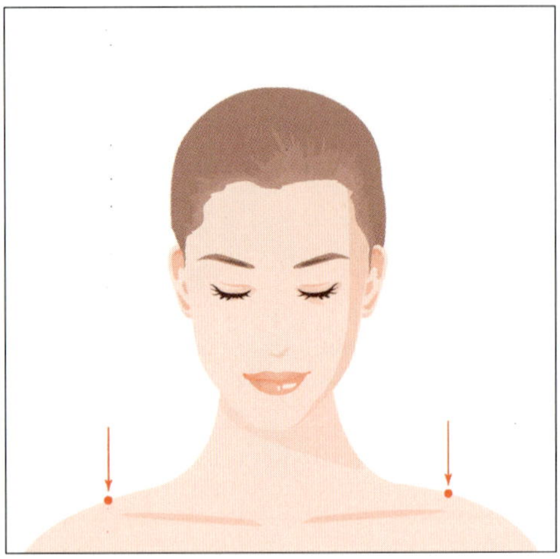

5. 어깨견정혈 지압(엄지)

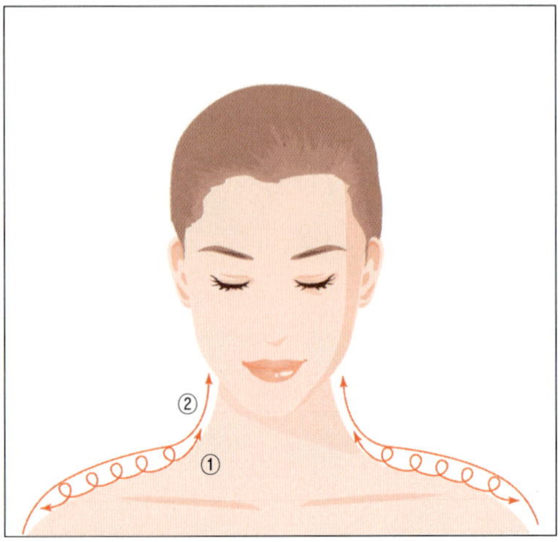

6. 승모근 풀어주기
① 승모근을 원그리며 문지르기(사지복)
② 어깨 삼각근에서 경추 양 옆 방광1선을 따라 쓸어 올리기

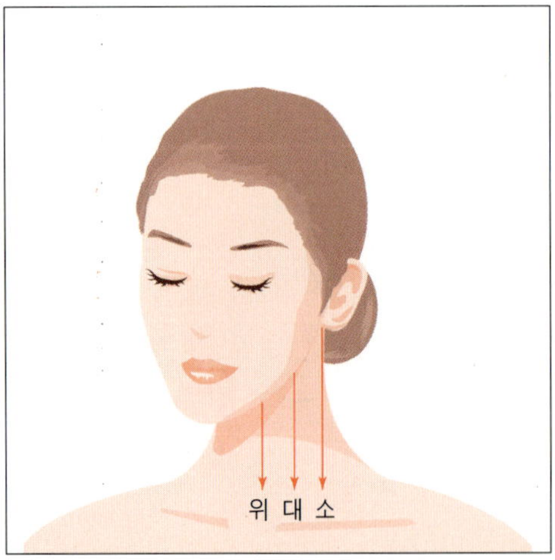

7. 경부 경락 풀어주기(위경, 대장경, 소장경)
① 머리를 옆으로 30° 정도 돌려주기
② 스트레칭
③ 경부경락(위 · 대 · 소) 쓸어주기
④ 경부경락 원그리며 문지르기
⑤ 주요혈 문지르기(위경 : 인영, 수돌, 기사 대장경 : 부돌, 천정　소장경 : 천용, 찬장)

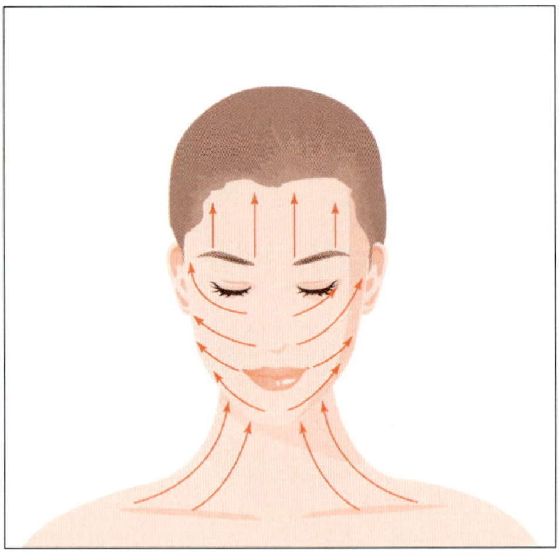

8. 목부터 안면 전체 쓸어 올리기(수장사지)

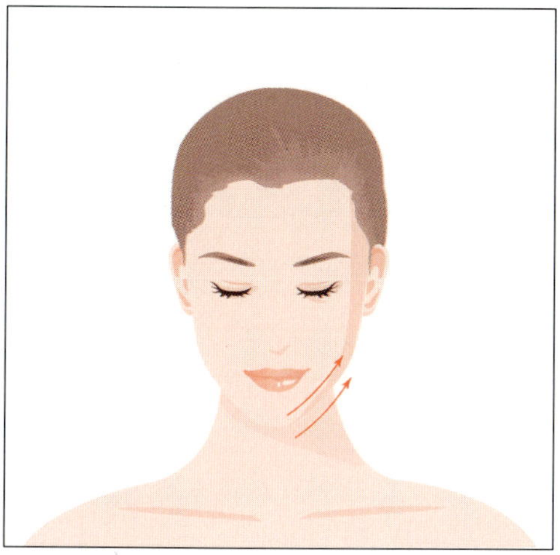

9. 검지와 중지를 이용하여 양손교대로 턱선 쓸어주기

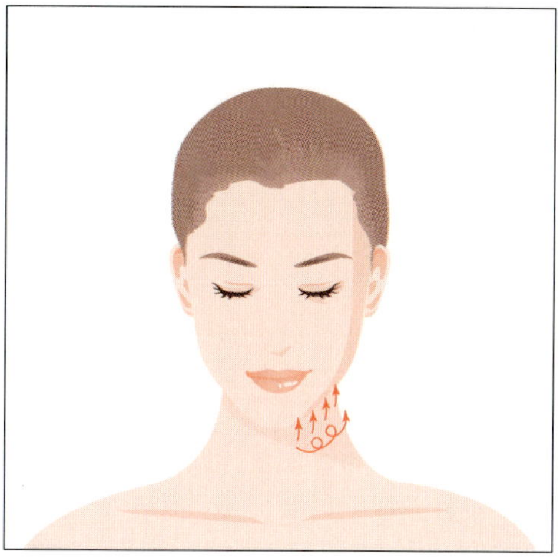

10. 턱선 집어주기(엄지, 검지) 후 염천혈에서 하악각 방향으로 원 그리며 문지르기 (사지복)

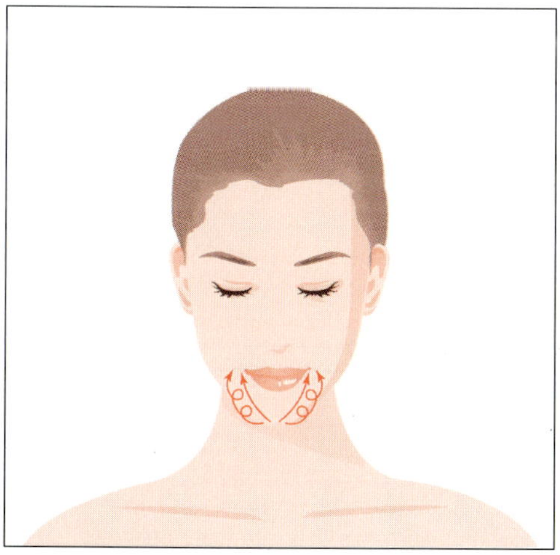

11. 승장혈에서 영향혈 방향으로 쓸어주기 후 원 그리며 문지기

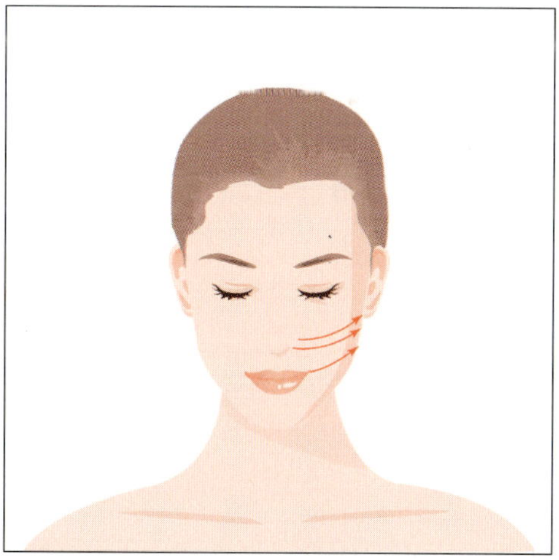

12. 볼 선 쓸어주기(사지복)

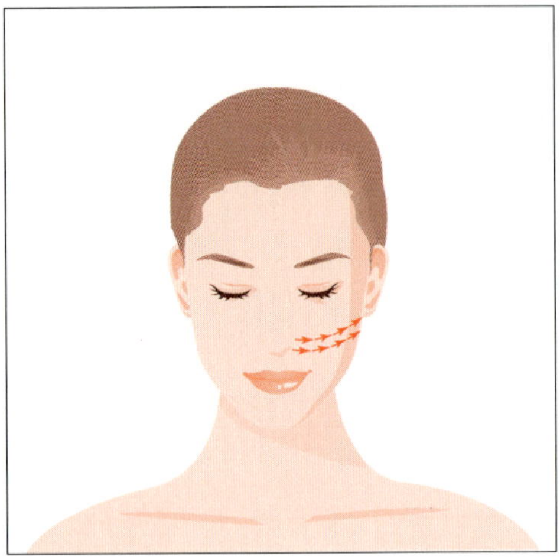

13. 볼선 집어주기(영향 → 하악각)

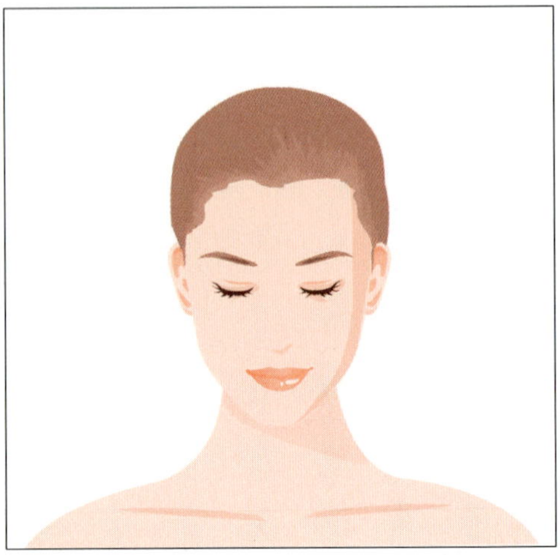

14. (9~13번 동작) 반대편 실시

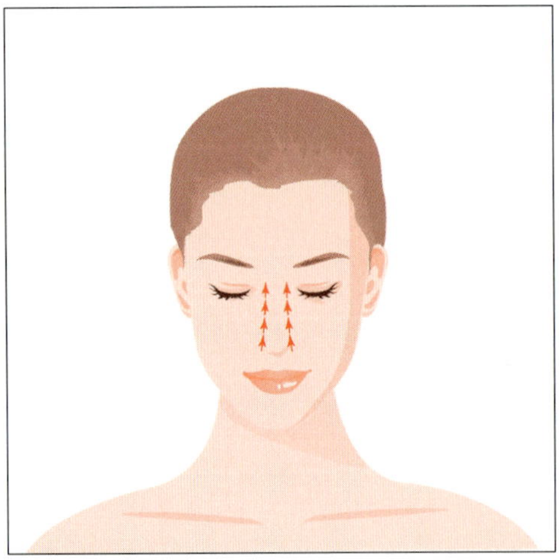

15. 코와 볼의 경계선 풀어주기
(중지로 원그리며 문지르기)

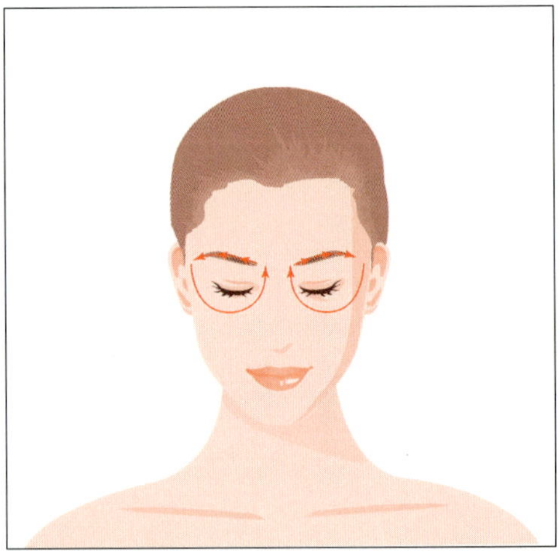

16. 눈 ① 눈주위 8자(양쪽)
② 눈썹 집어주기

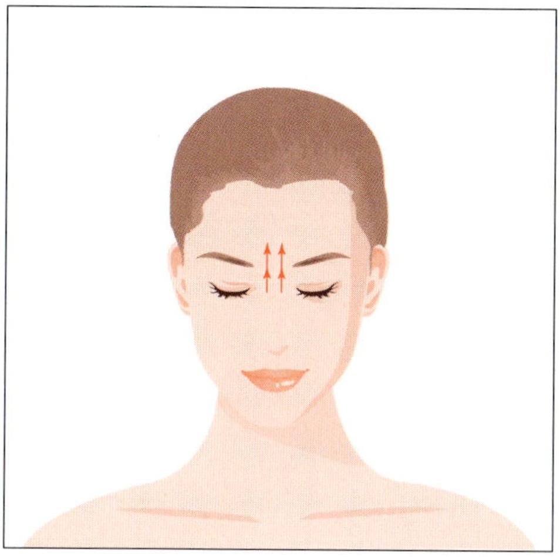

17. 미간 쓸어 올리기

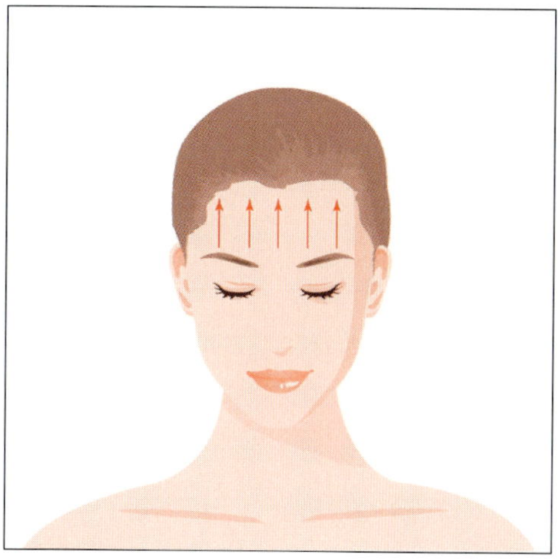

18. 이마 위로 쓸어 올리기(수장사지)

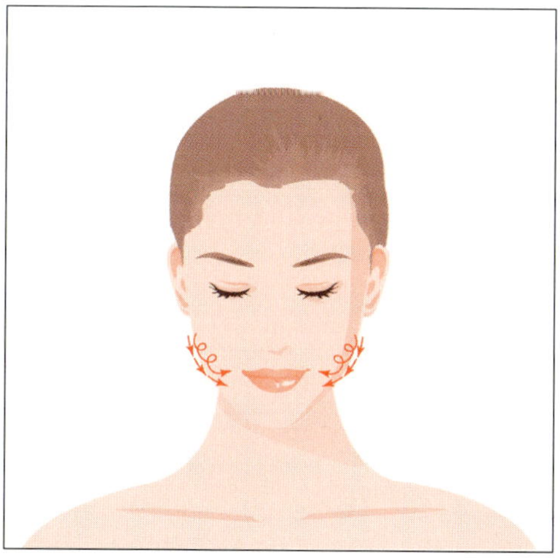

19. 하관혈에서 협차혈, 대영혈까지 풀어주기 (양쪽)
① 사지복에서 원 그리며 문지르기
② 지과로 원 그리며 문지르기

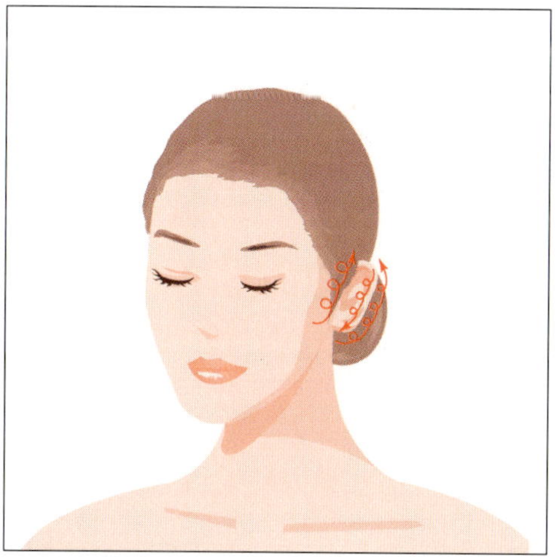

20. 귀 마무리(양쪽)
① 귀의 앞 · 뒤를 원 그리며 문지르기
② 귀 전체를 엄지와 검지로 원 그리며 문지르기

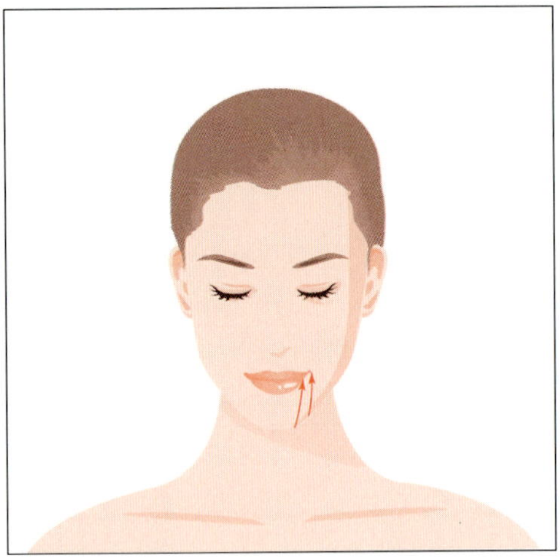

21. 안면 피부 근육결대로 쓰다듬기
① 이근 쓰다듬기(턱중앙 → 지창)

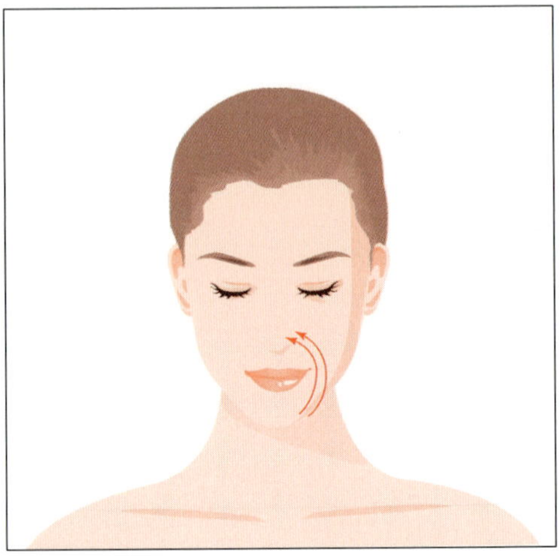

② 구각하체근 쓰다듬기(턱 → 영향)

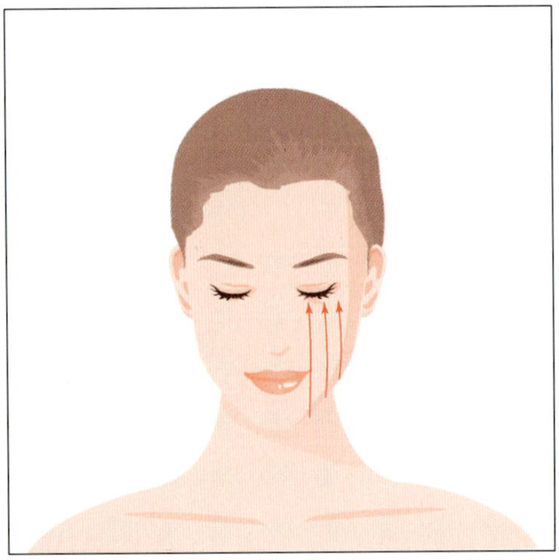

③ 교근 쓰다듬기

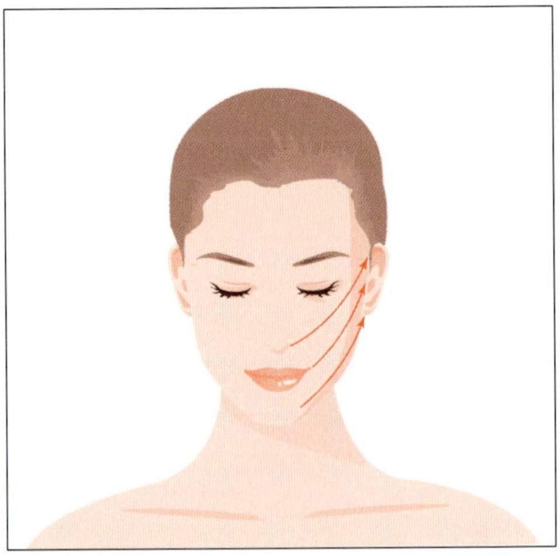

④ 상순거근, 소관골근, 대관골근 쓰다듬기

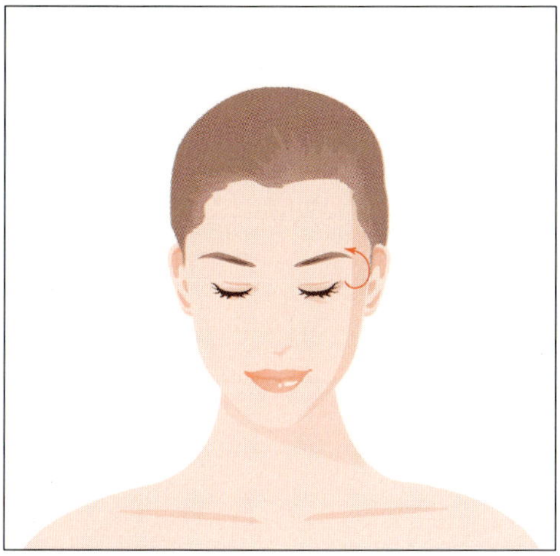

⑤ 측두근 쓰다듬기(눈꼬리 → 이마)

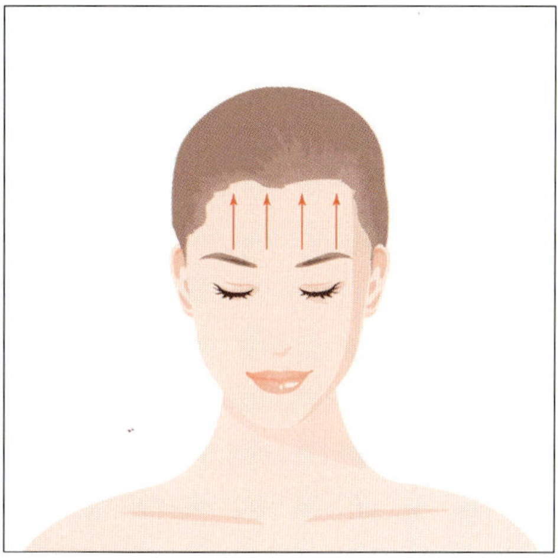

⑥ 전두근 쓰다듬기

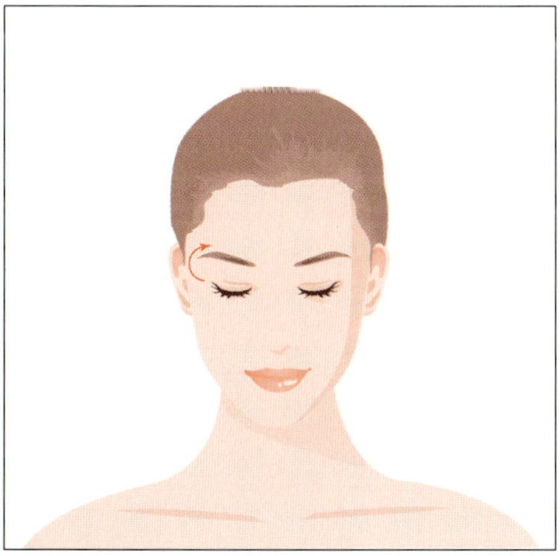

⑦ 측두근 쓰다듬기(반대편)

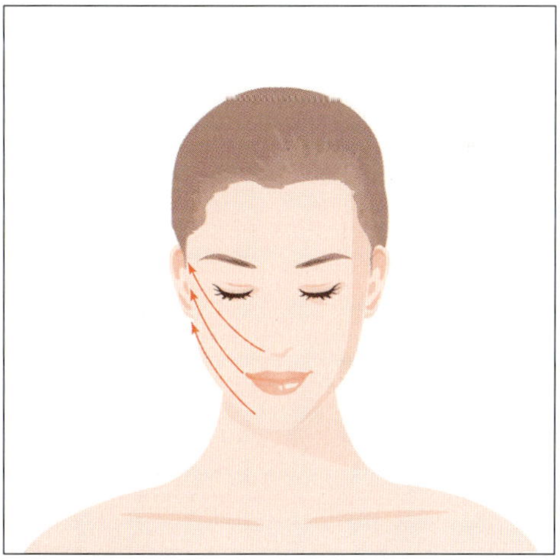

⑧ 상순거근, 소관골근, 대관골근 쓰다듬기

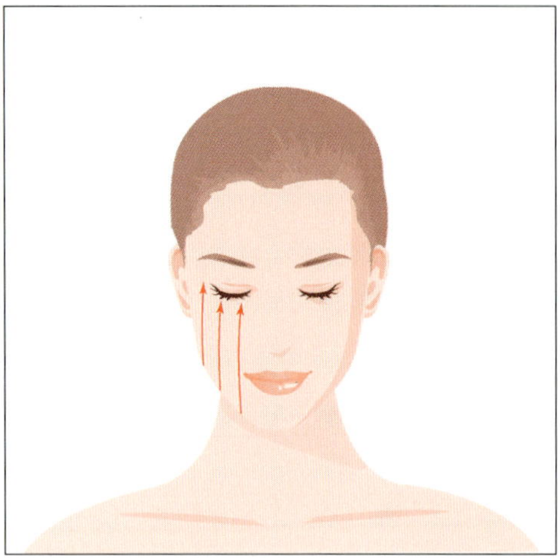

⑨ 교근 쓰다듬기

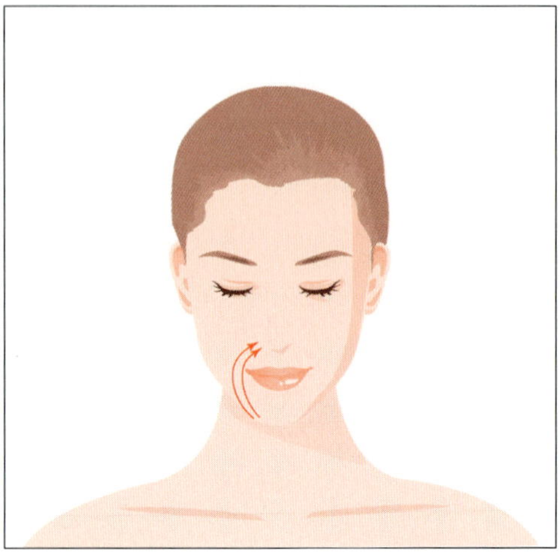

⑩ 구각하체근 쓰다듬기

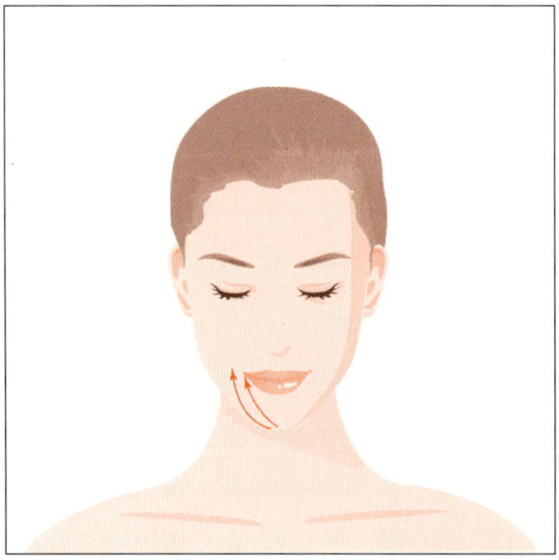

⑪ 이근 쓰다듬기

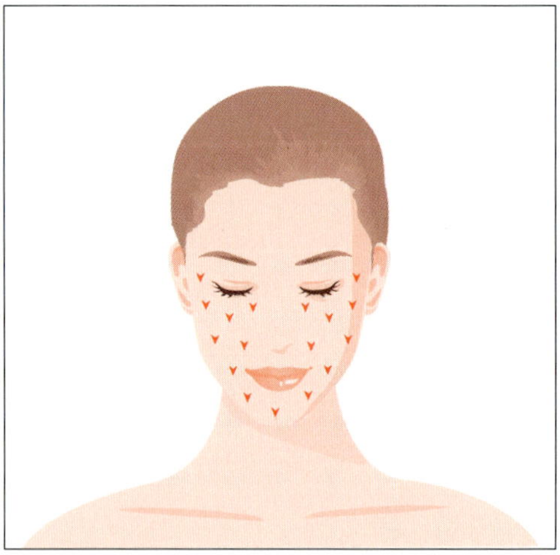

22. 안면 전체 집어주기(독소배출)

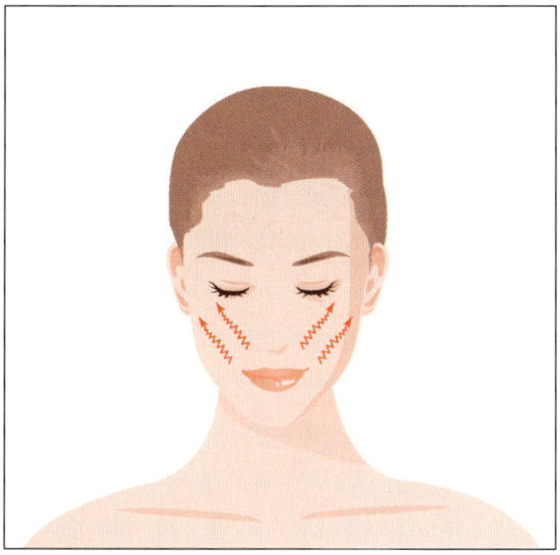

23. 볼 전체 진동

6) 안면관리 연습

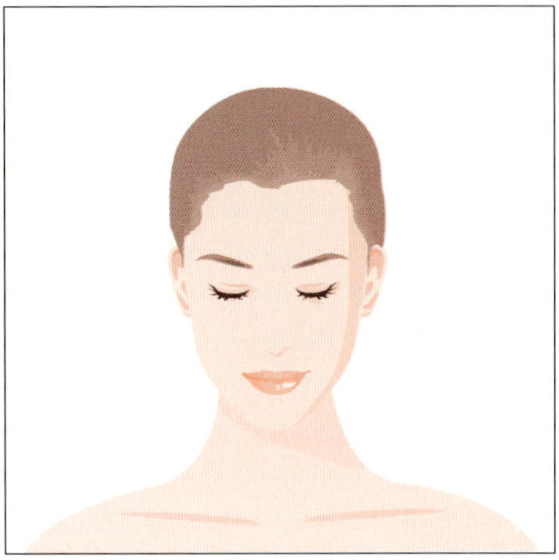

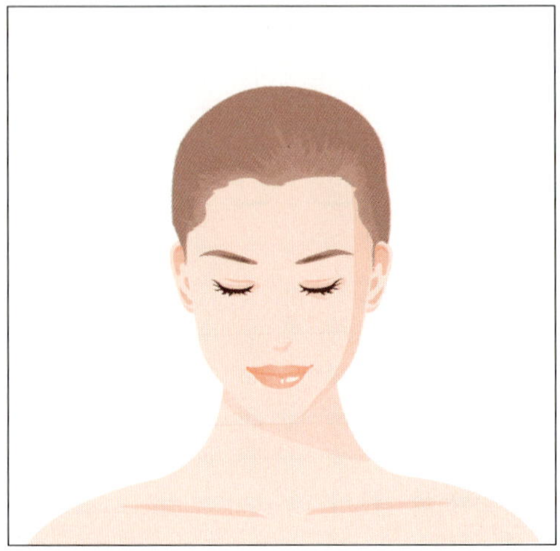

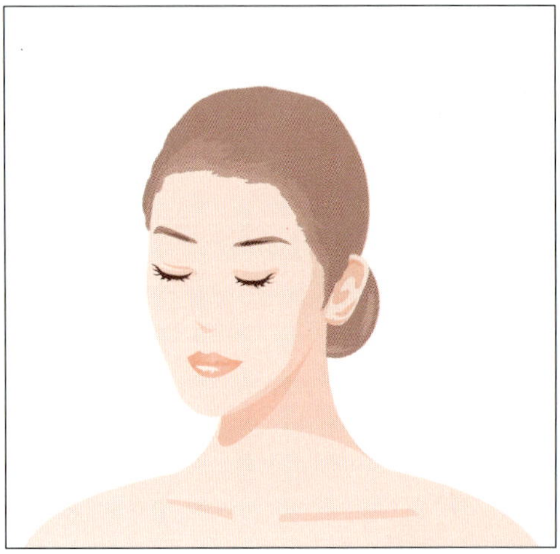

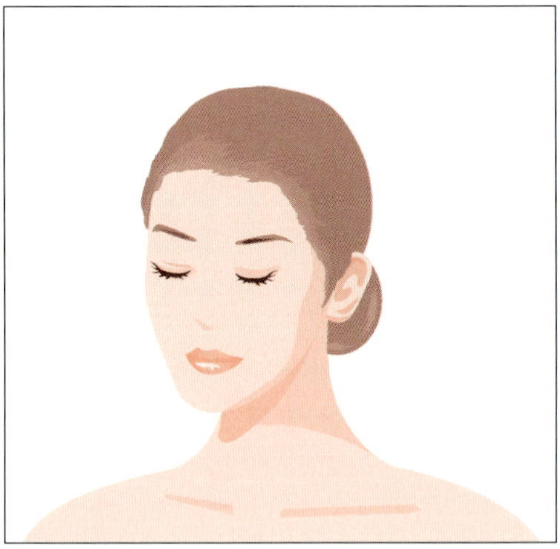

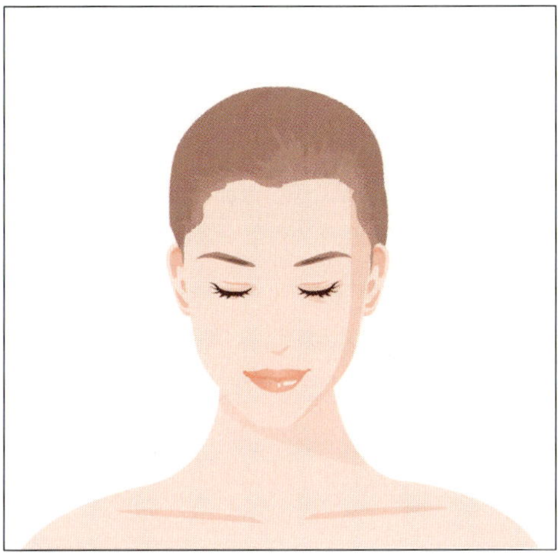

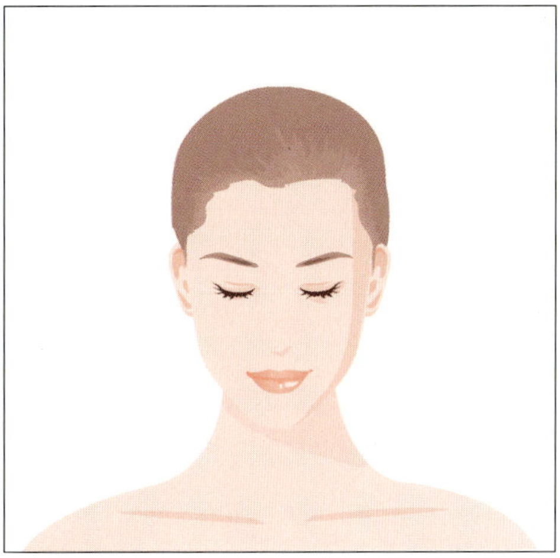

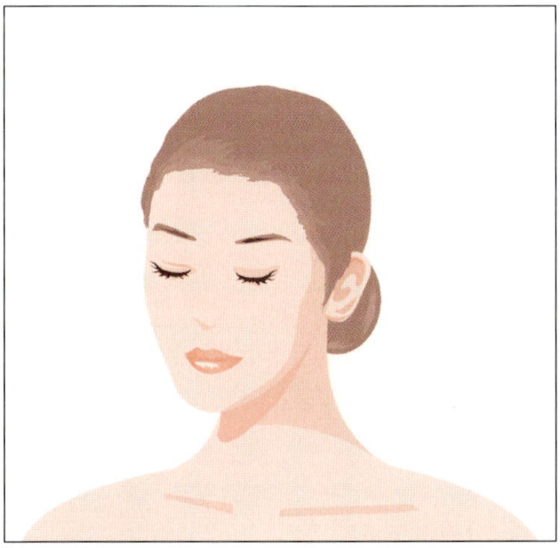

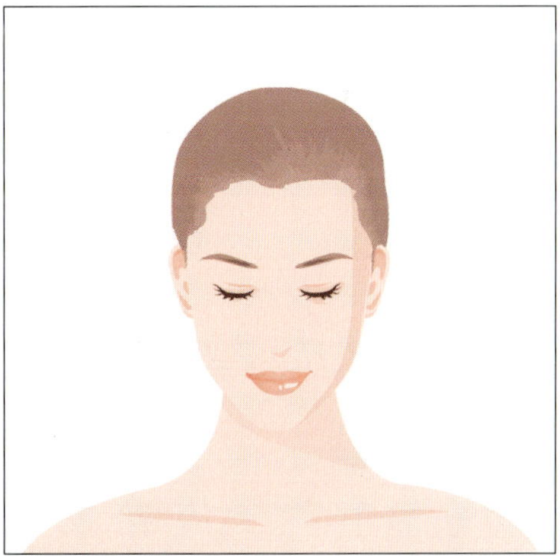

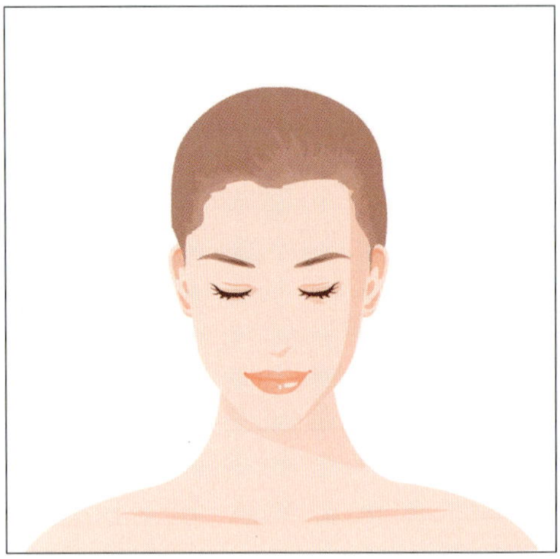

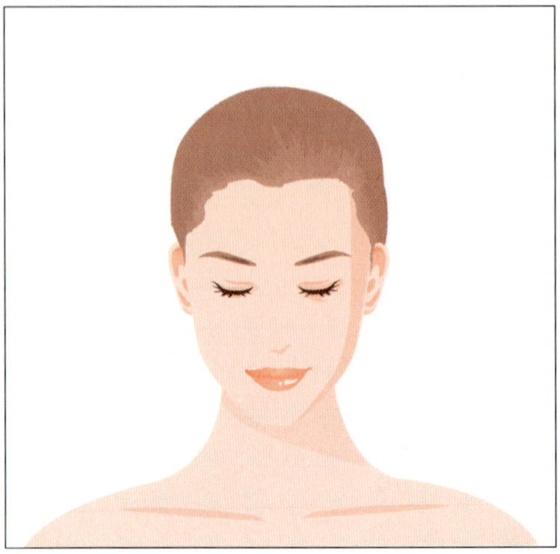

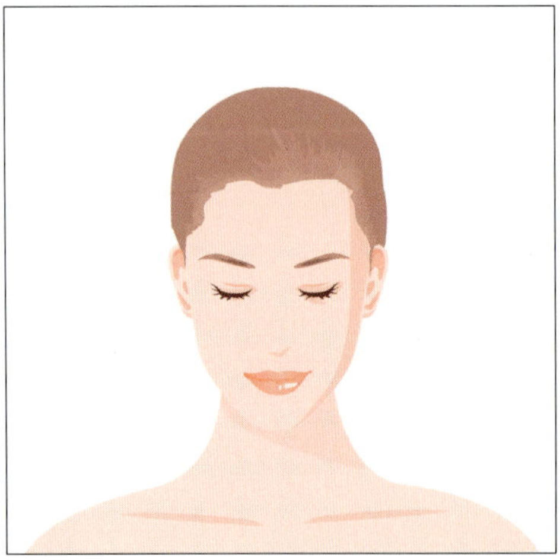

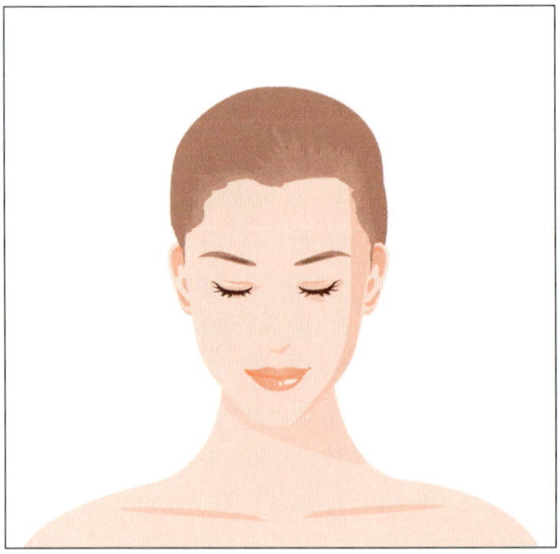

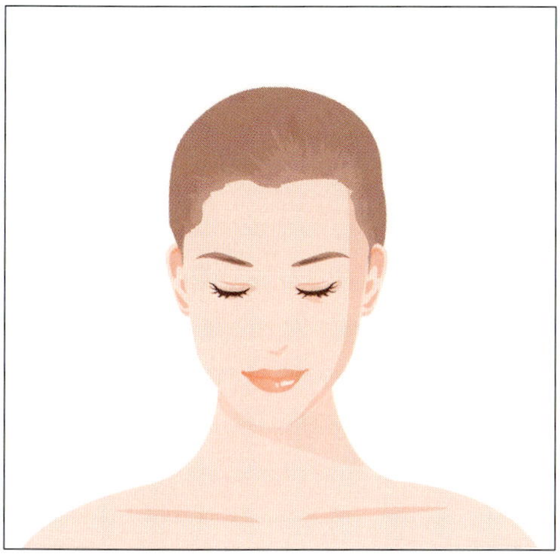

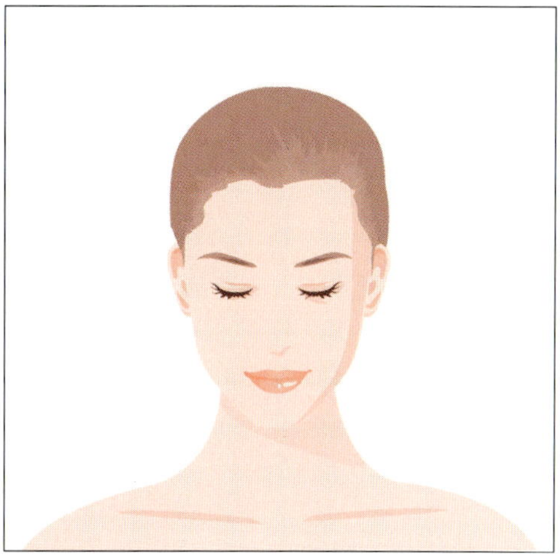

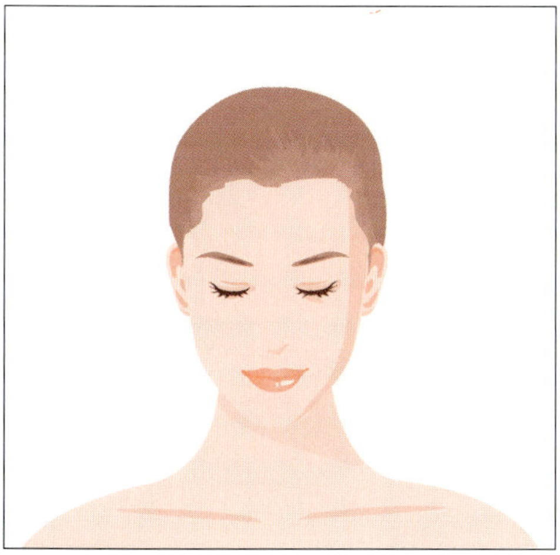

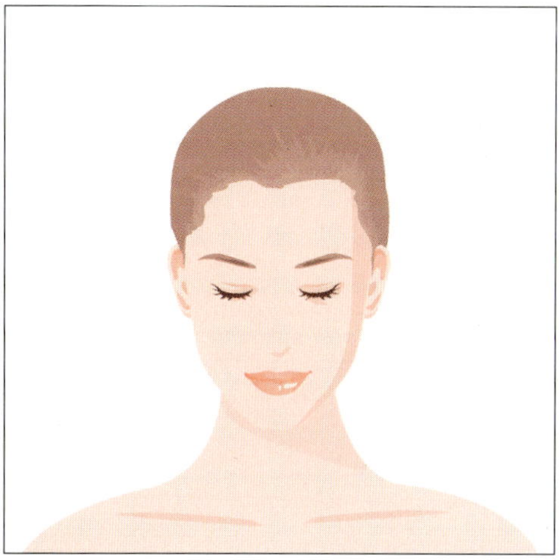

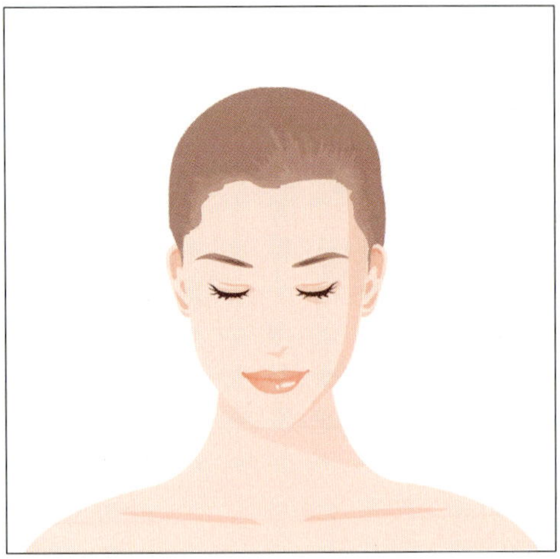

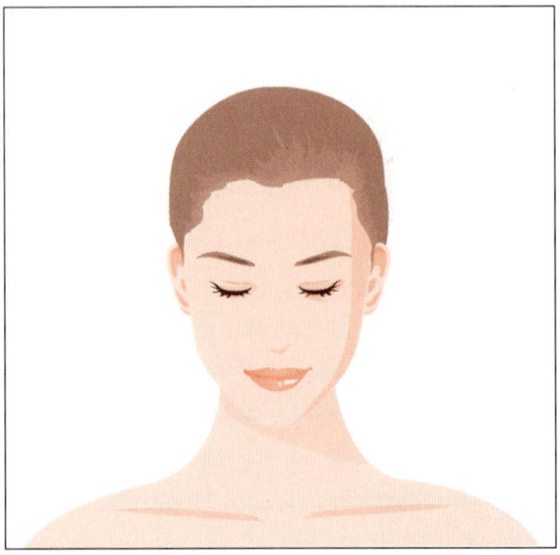

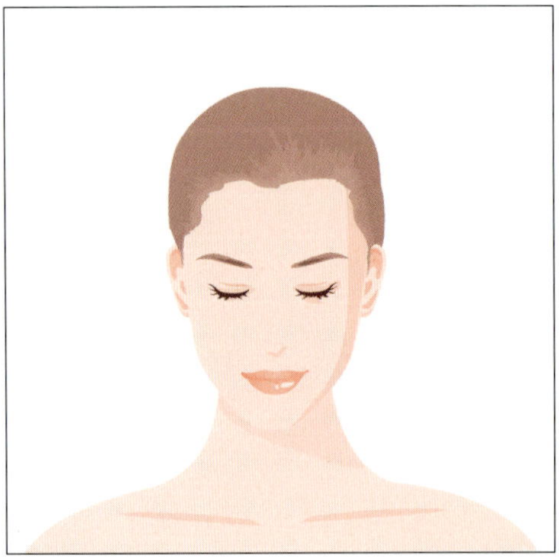

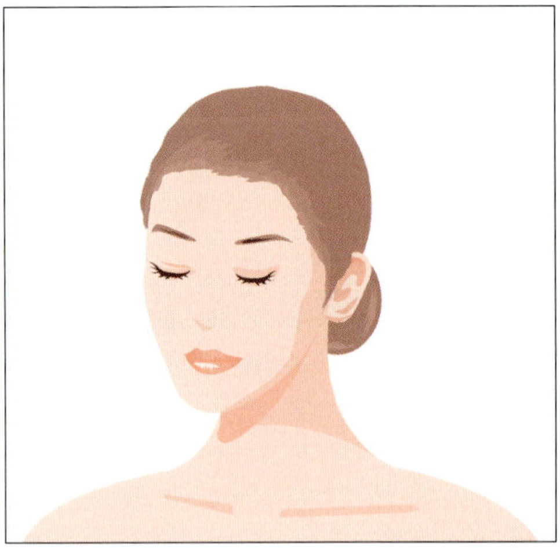

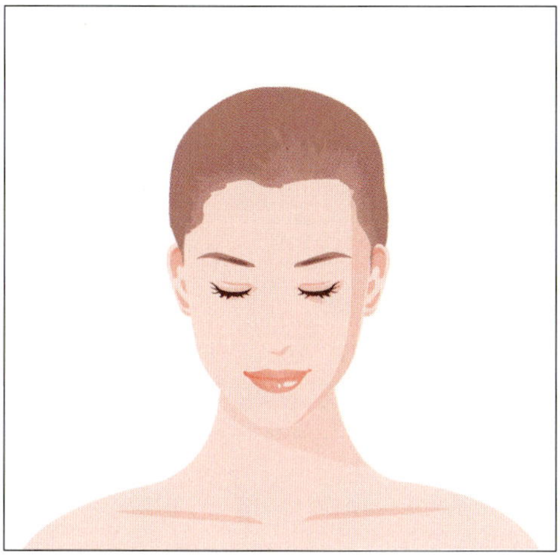

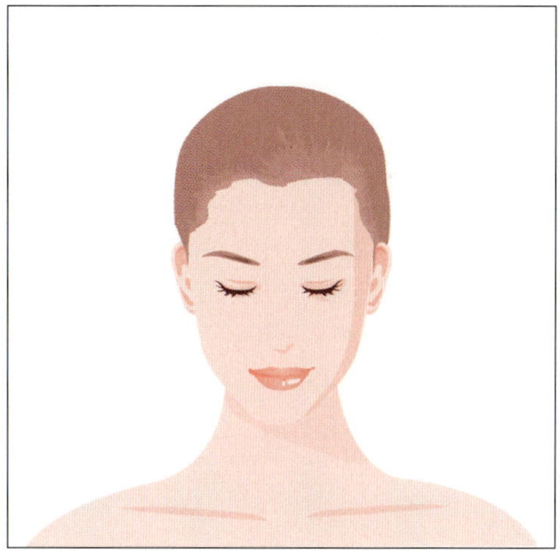

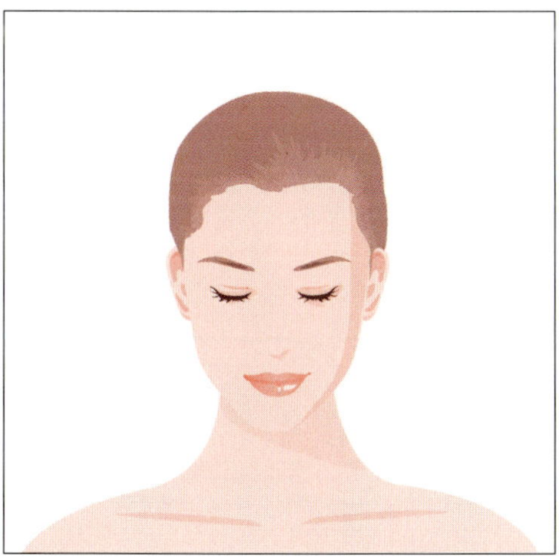

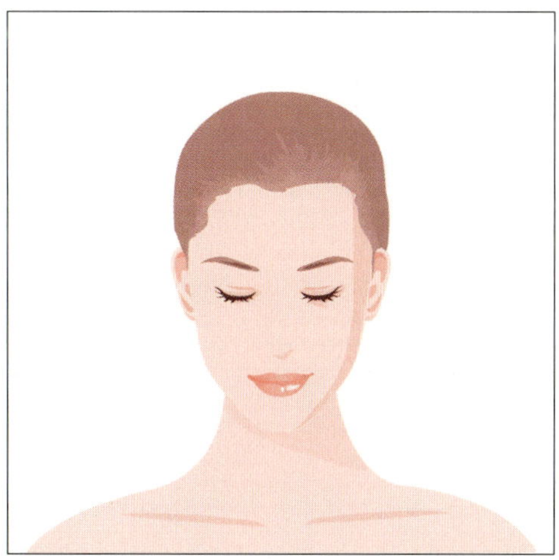

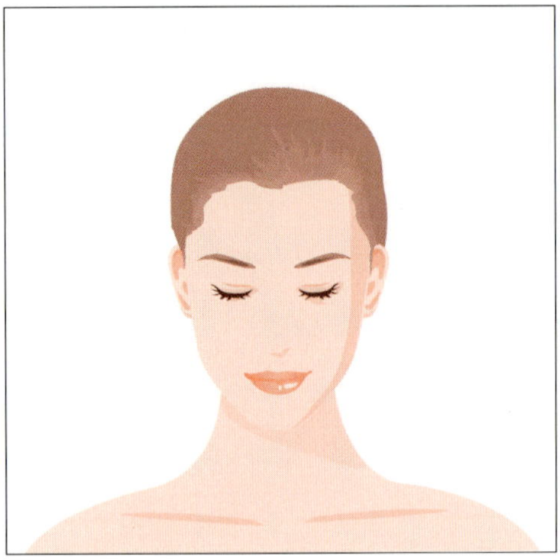

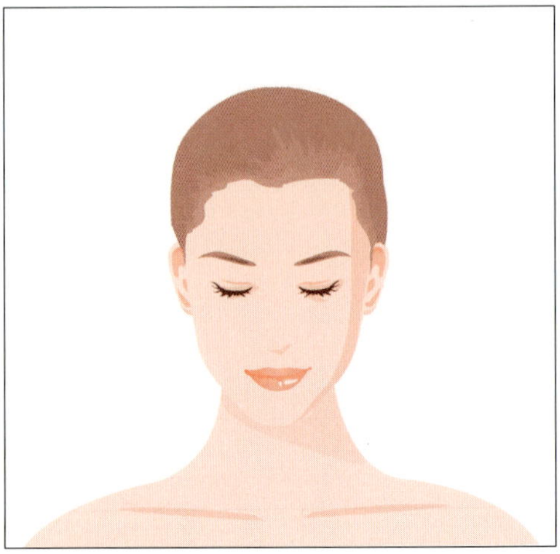

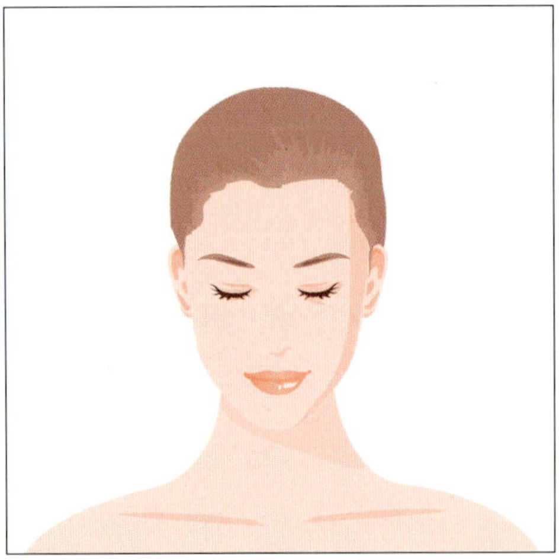

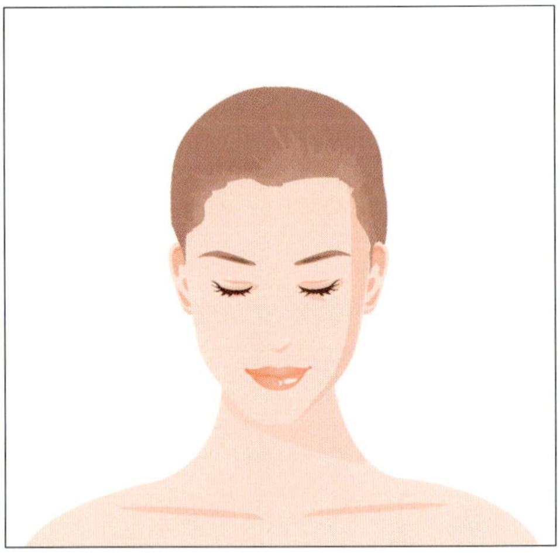

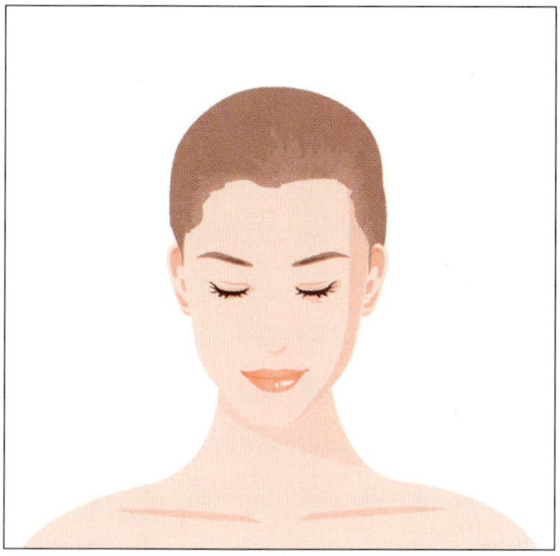

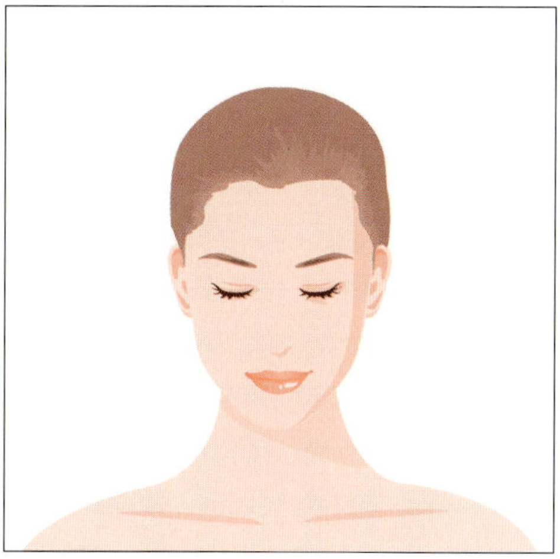

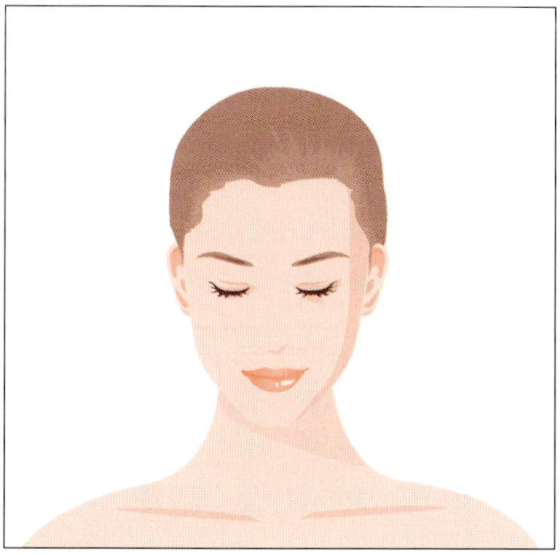

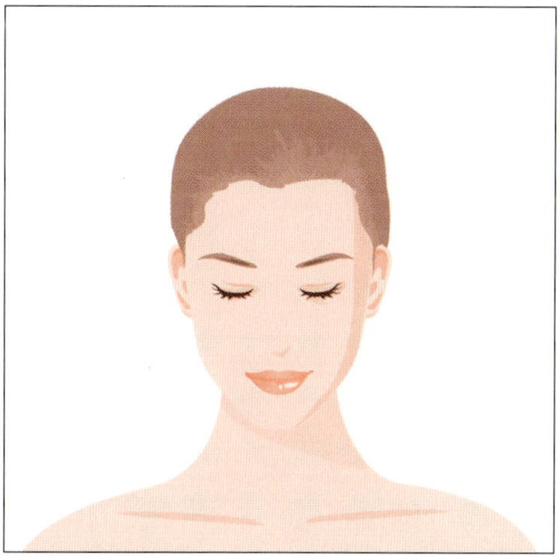

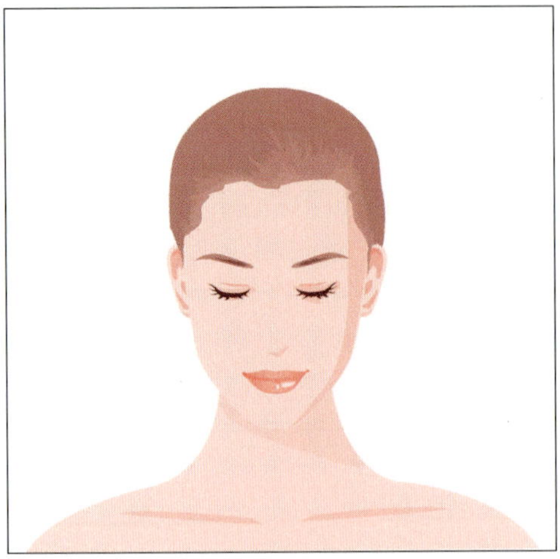

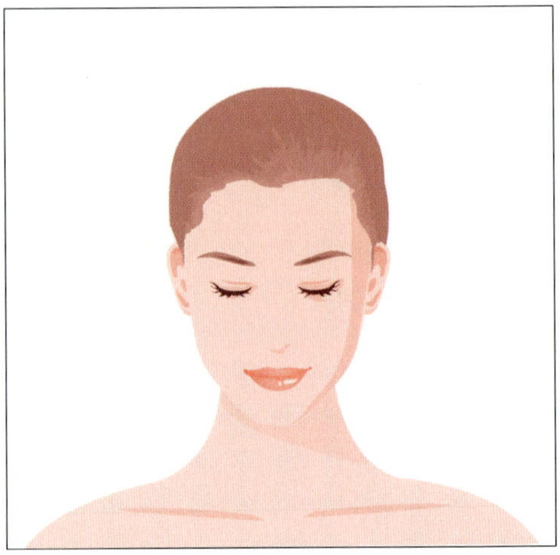

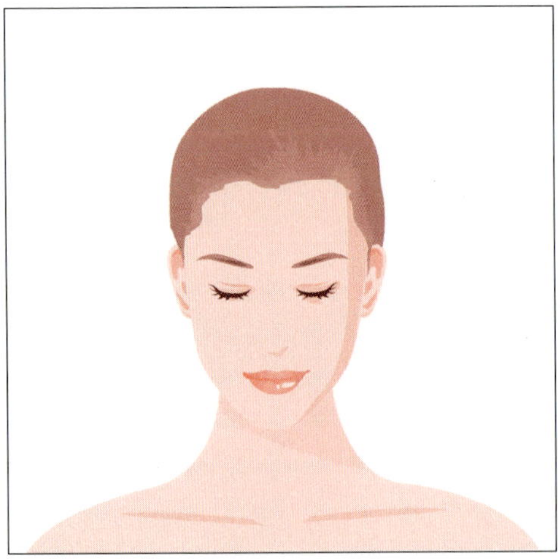

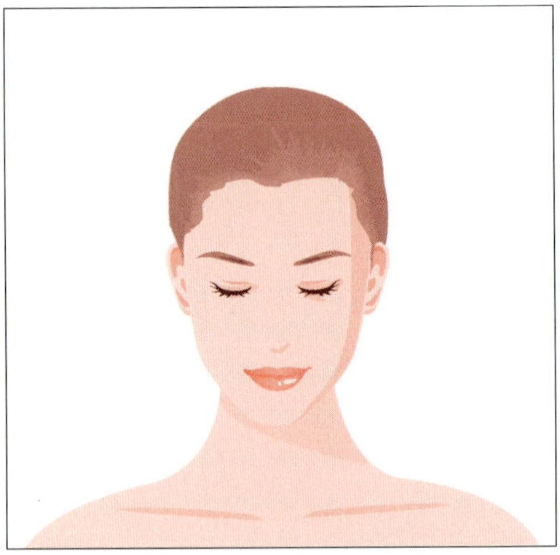

부 록

1. 두경부혈위표(전면)

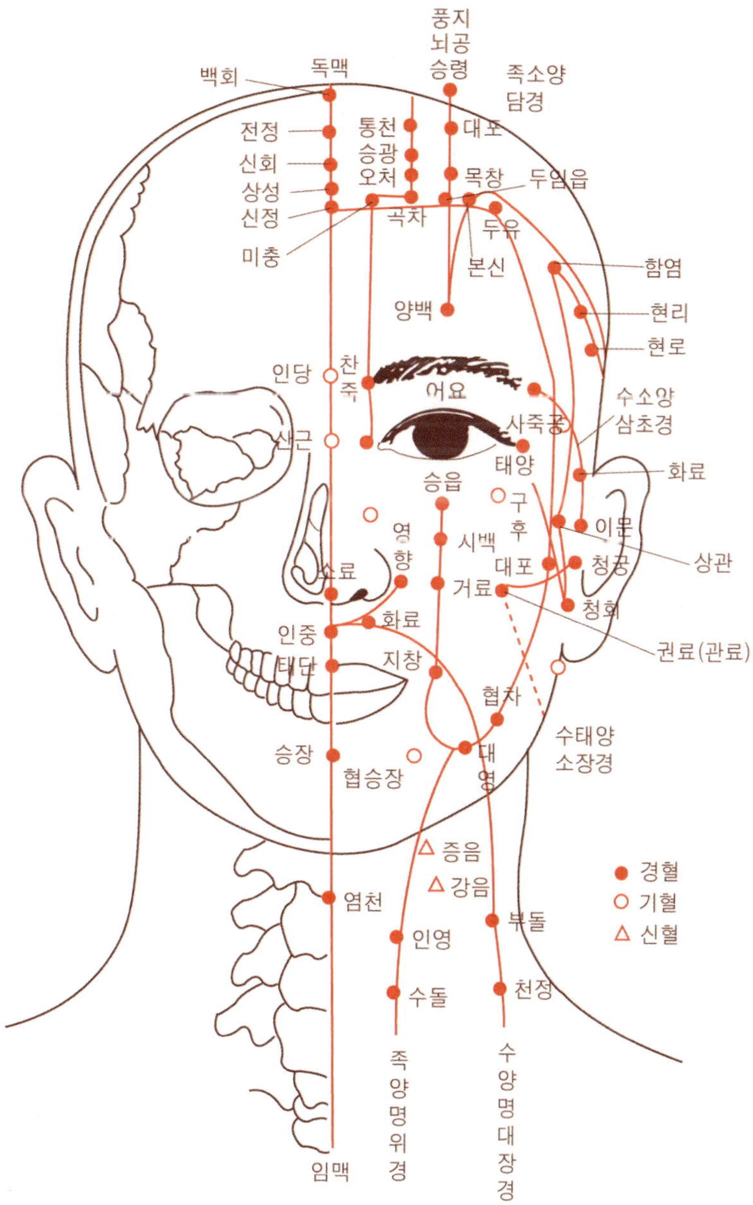

2. 두경부혈위표(후면)

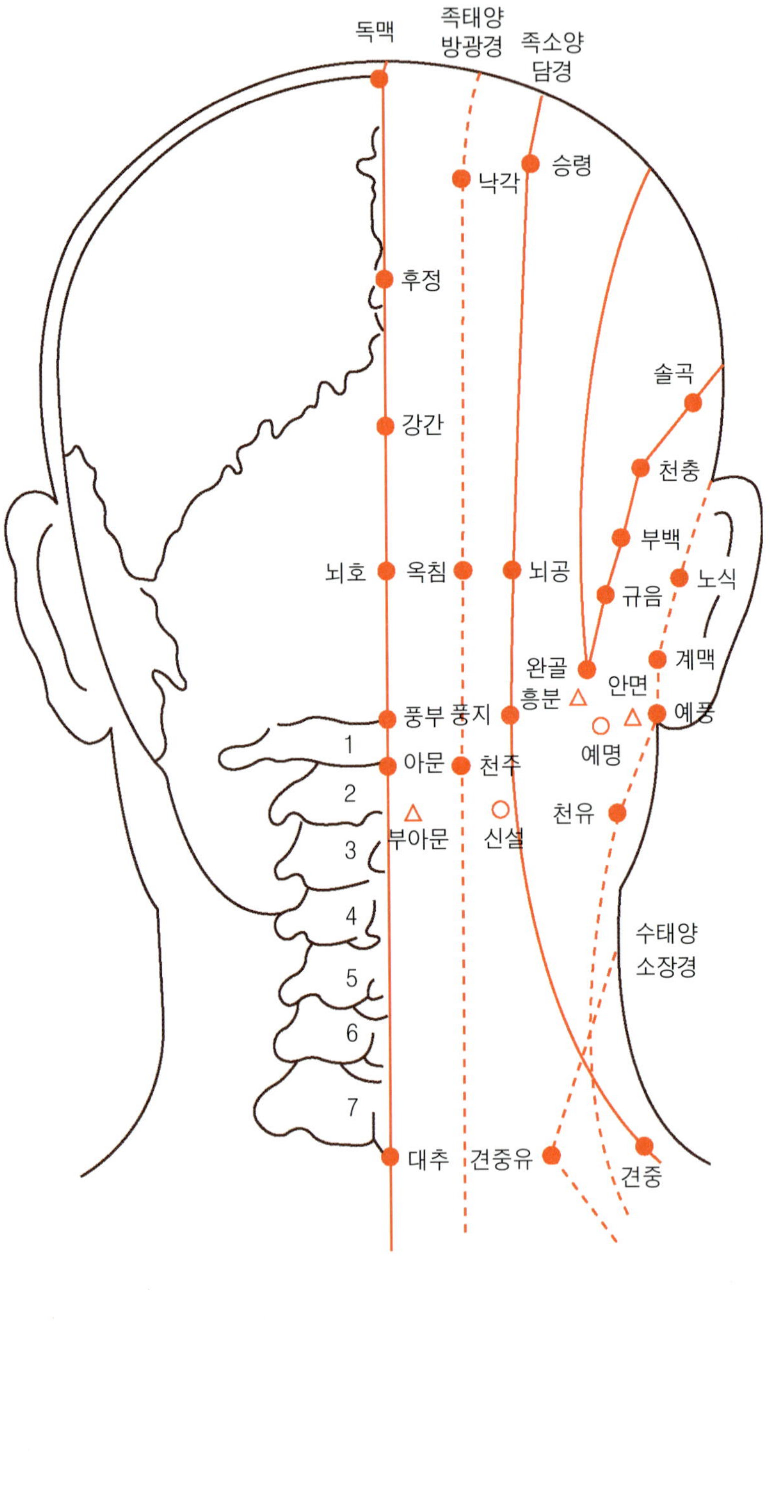
독맥
족태양
방광경
족소양
담경
승령
낙각
후정
솔곡
강간
천충
부백
뇌호
옥침
뇌공
노식
규음
계맥
완골
안면
흥분
풍부
풍지
예풍
예명
1
아문
천주
2
천유
부아문
신설
3
4
수태양
소장경
5
6
7
대추
견중유
견중

3. 두경부혈위표(측면)

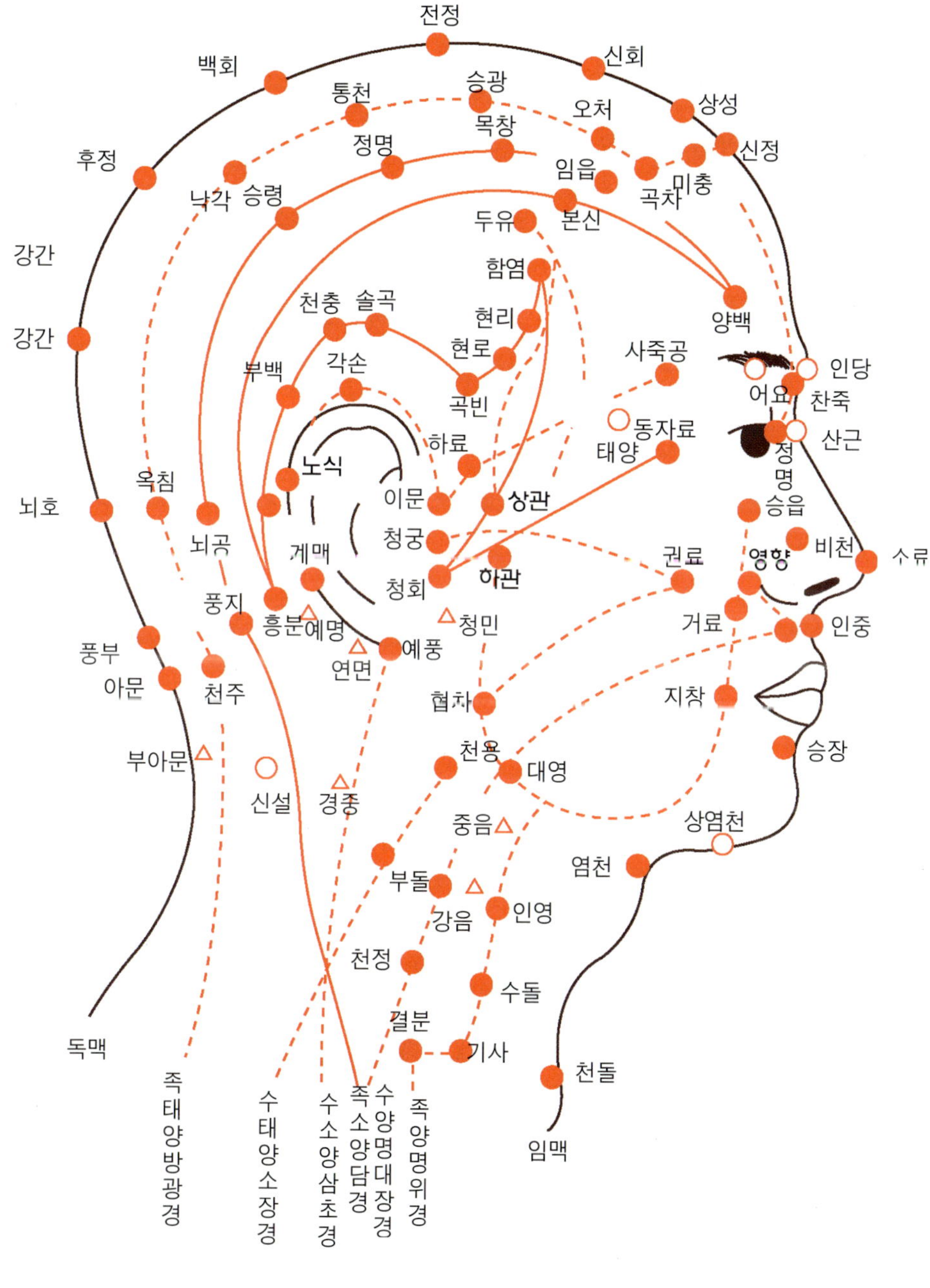
전정
백회
신회
통천
승광
오처
상성
목창
신정
후정
정명
임읍
미충
낙각
승령
곡차
두유
본신
강간
함염
양백
천충
솔곡
현리
강간
현로
사죽공
인당
부백
각손
곡빈
어요
찬죽
동자료
산근
하료
태양
정명
노식
옥침
뇌호
이문
상관
승읍
뇌공
청궁
비천
수류
계맥
권료
영향
하관
청회
풍지
흥분
예명
인중
청민
거료
예풍
풍부
연면
아문
천주
협차
지창
부아문
천용
승장
대영
신설
경종
중음
상염천
염천
부돌
인영
강음
천정
수돌
결분
기사
천돌
독맥
임맥
족태양방광경
수태양소장경
수소양삼초경
족소양담경
수양명대장경
족양명위경

4. 흉복부혈위표

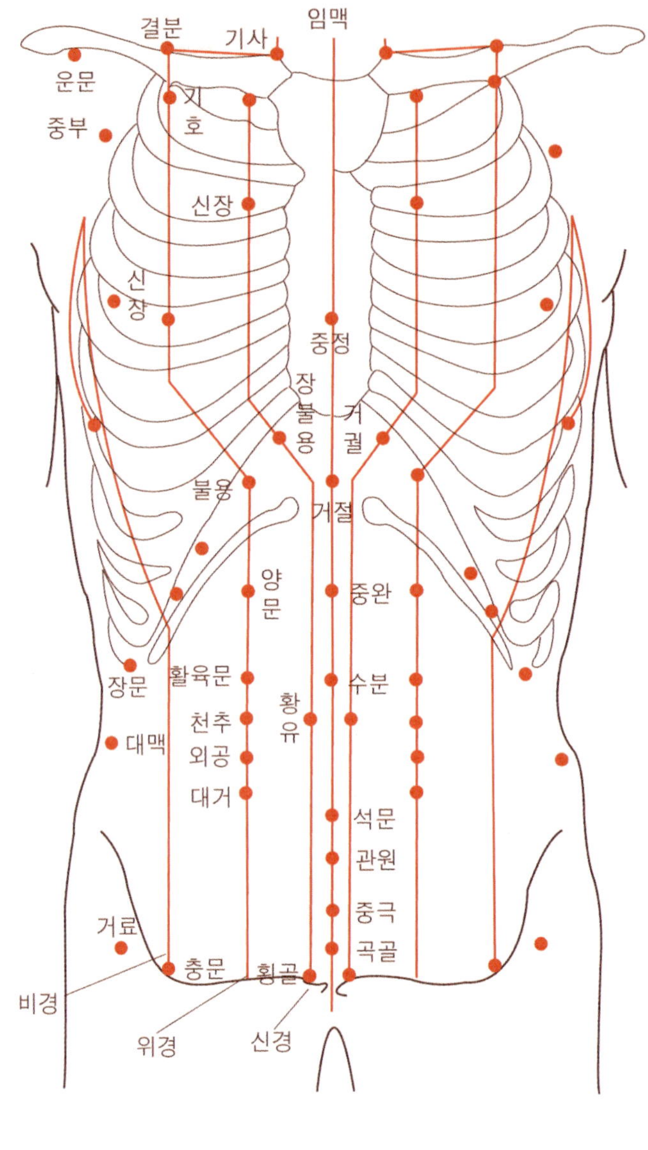

임맥
결분
기사
운문
기
호
중부
신장
신
장
중정
장
불
용
거
궐
불용
거절
양
문
중완
장문
활육문
수분
황
유
천추
대맥
외공
대거
석문
관원
중극
거료
곡골
충문
횡골
비경
위경
신경

5. 배요선부혈위표

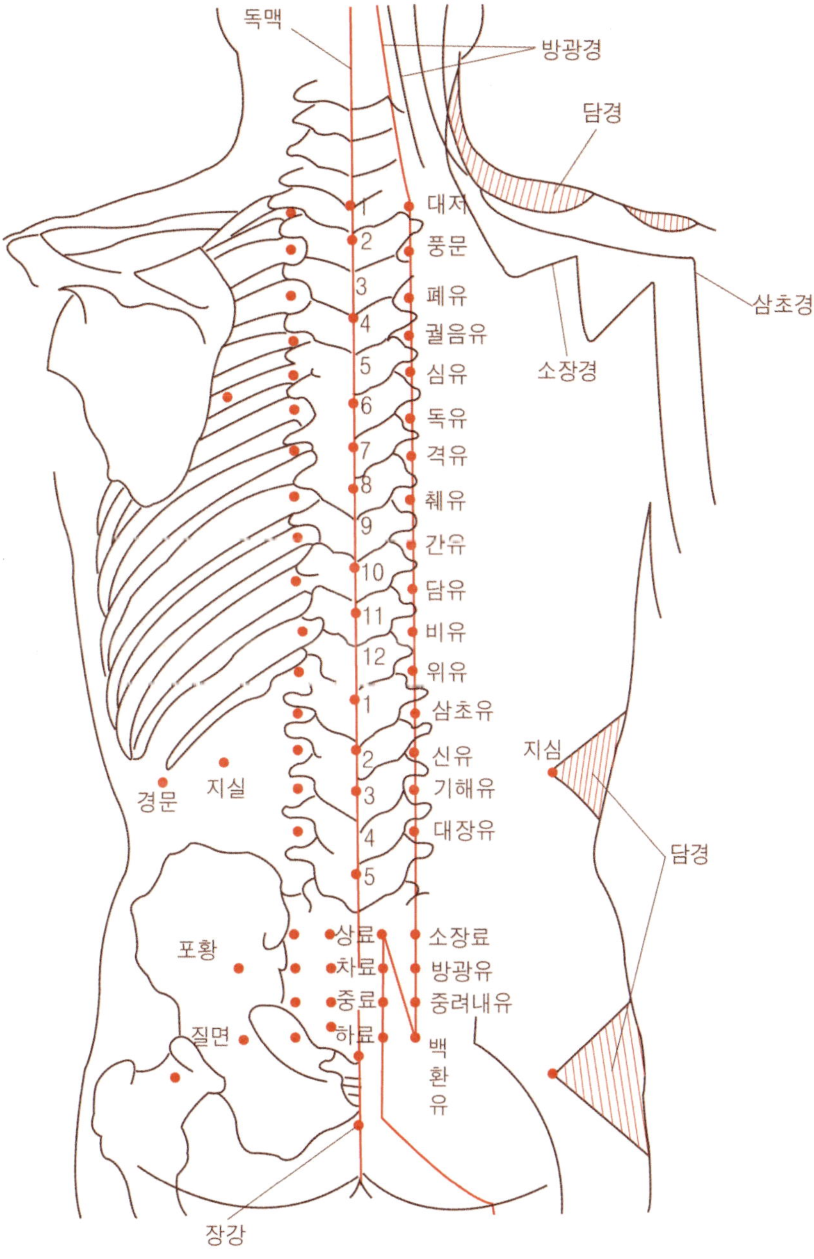
독맥
방광경
담경
삼초경
소장경
대저
풍문
폐유
궐음유
심유
독유
격유
췌유
간유
담유
비유
위유
삼초유
신유
기해유
대장유
지심
담경
경문
지실
포황
질면
상료
차료
중료
하료
소장료
방광유
중려내유
백
환
유
장강
1
2
3
4
5
6
7
8
9
10
11
12
1
2
3
4
5

6. 상지부혈위표

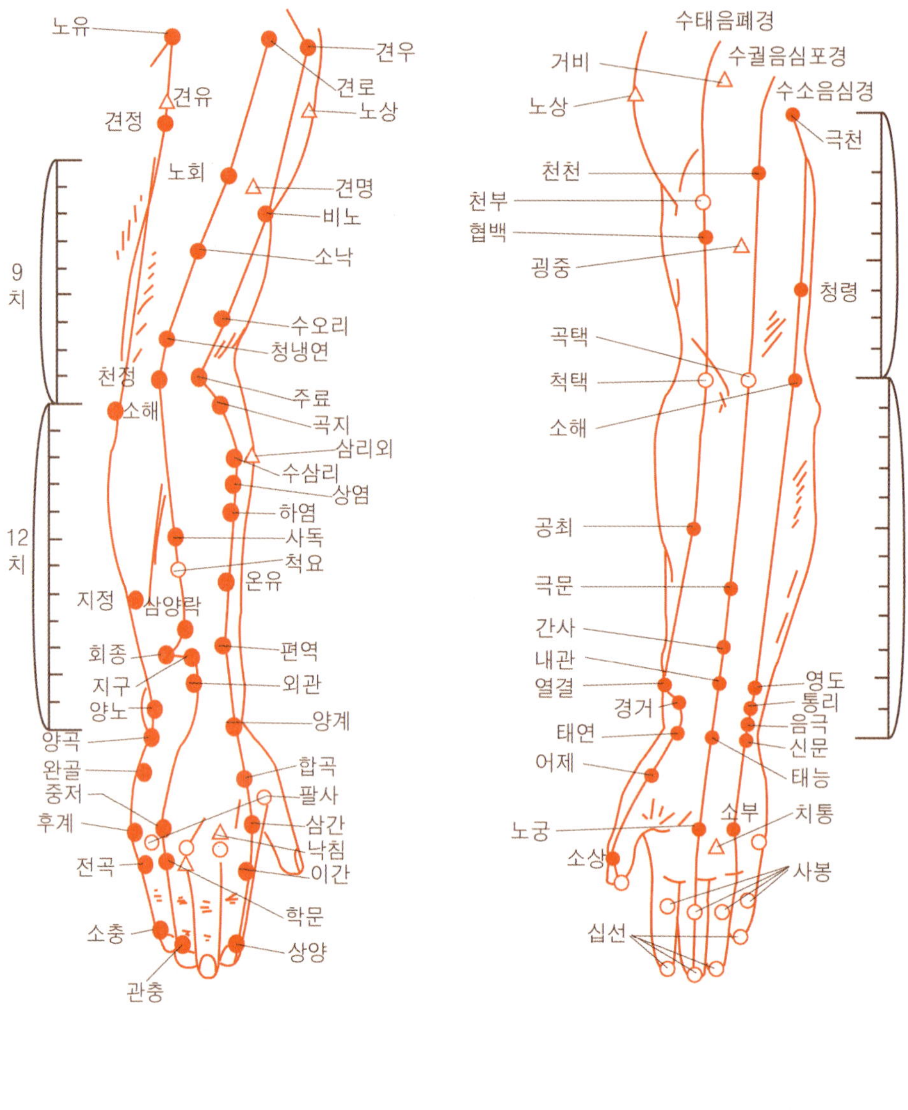
노유
견우
견유
견로
견정
노상
노회
견명
비노
소낙
9
치
수오리
청냉연
천정
주료
소해
곡지
삼리외
수삼리
상염
하염
12
치
사독
척요
온유
지정
삼양락
회종
편역
지구
외관
양노
양계
양곡
완골
합곡
중저
팔사
후계
삼간
낙침
전곡
이간
학문
소충
상양
관충
수태음폐경
거비
수궐음심포경
노상
수소음심경
극천
천천
천부
협백
괭중
청령
곡택
척택
소해
공최
극문
간사
내관
영도
열결
경거
통리
음극
태연
신문
어제
태능
노궁
소부
치통
소상
사봉
십선

7. 하지부혈위표(전면, 내측면)

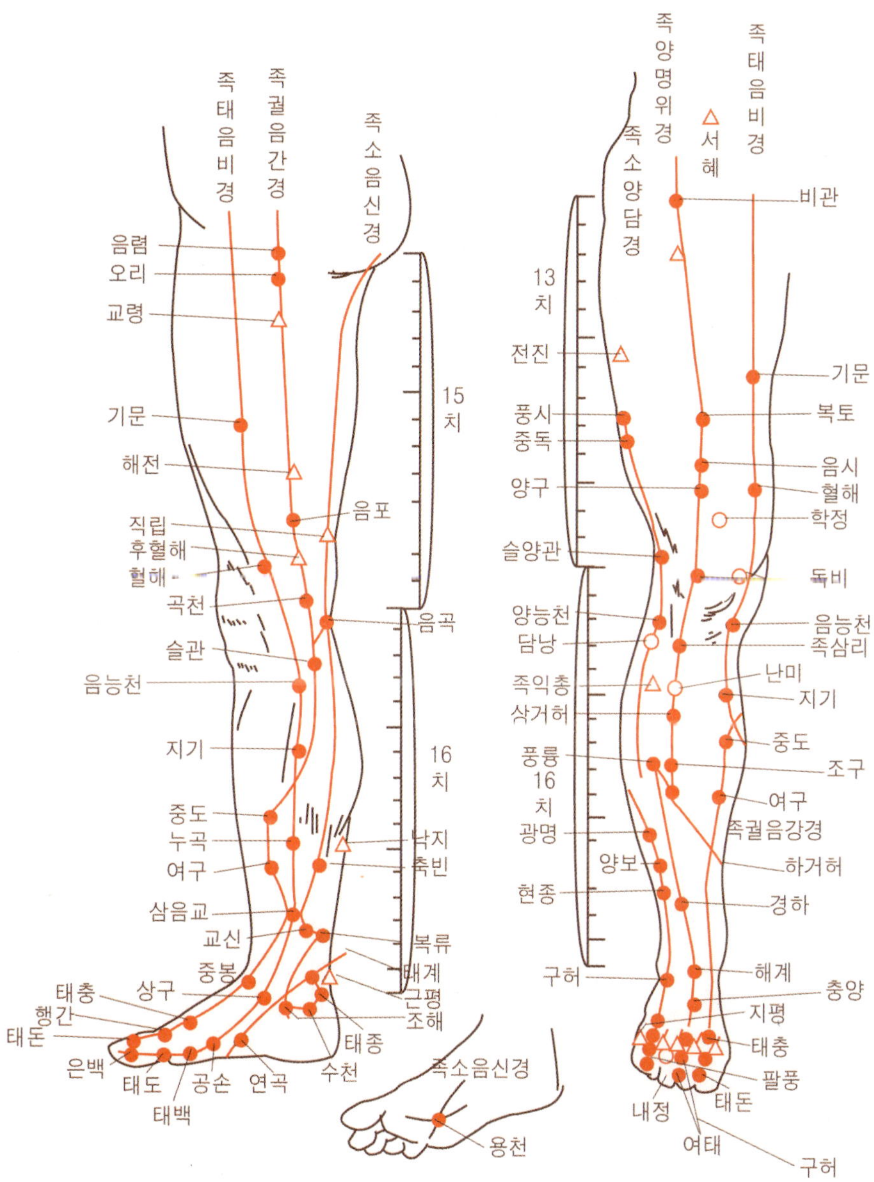

8. 하지부혈위표(후면, 외측면)

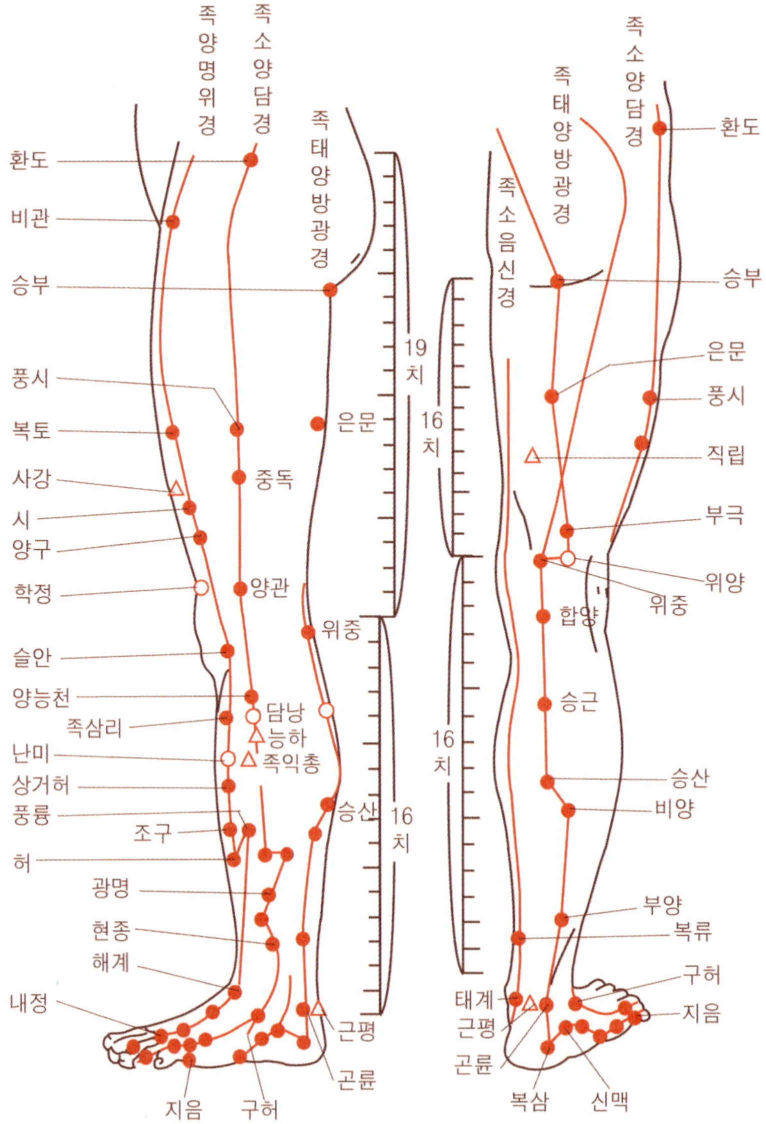

9. 14경맥(전면)

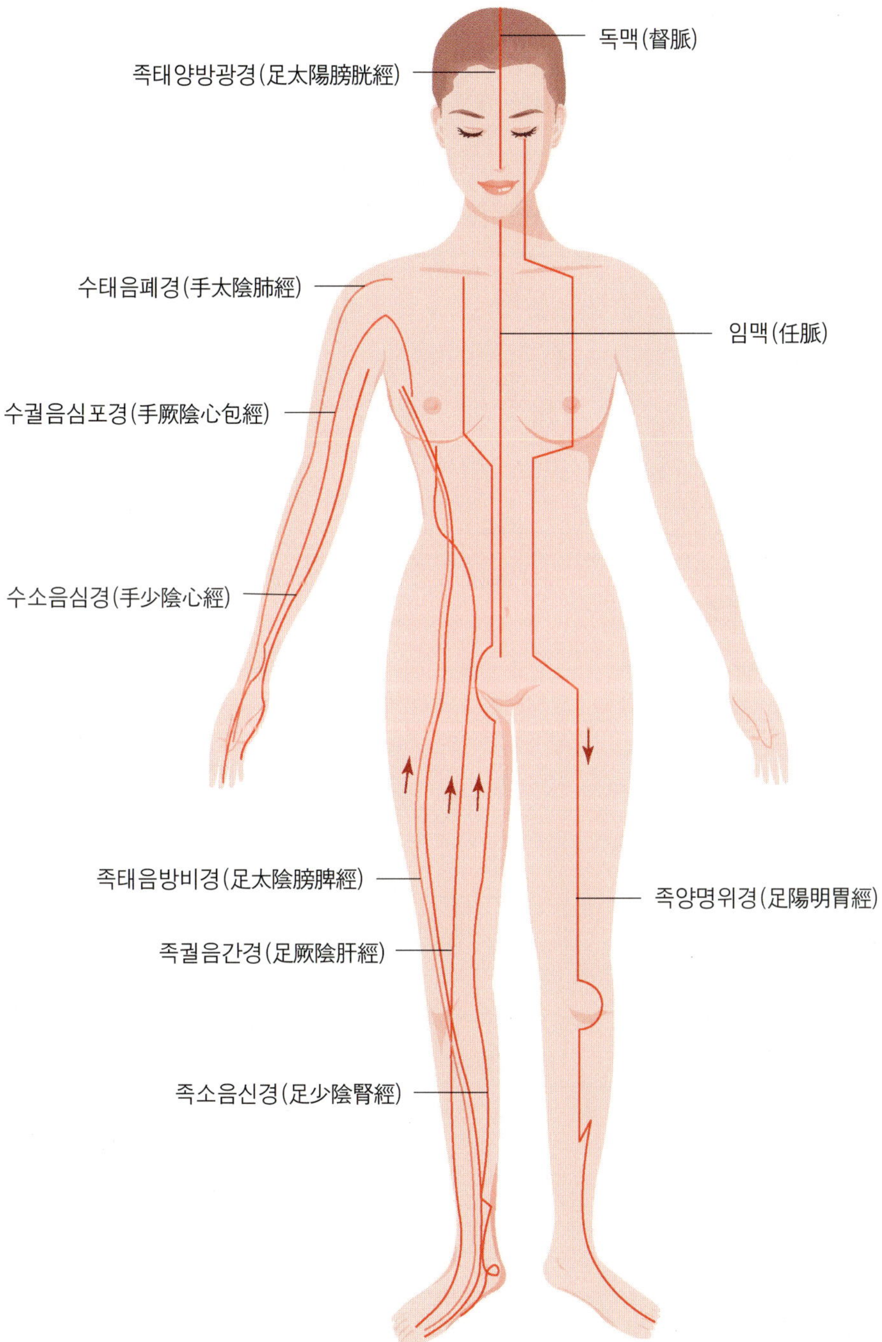
독맥(督脈)
족태양방광경(足太陽膀胱經)
수태음폐경(手太陰肺經)
임맥(任脈)
수궐음심포경(手厥陰心包經)
수소음심경(手少陰心經)
족태음방비경(足太陰膀脾經)
족양명위경(足陽明胃經)
족궐음간경(足厥陰肝經)
족소음신경(足少陰腎經)

10. 14경맥(후면)

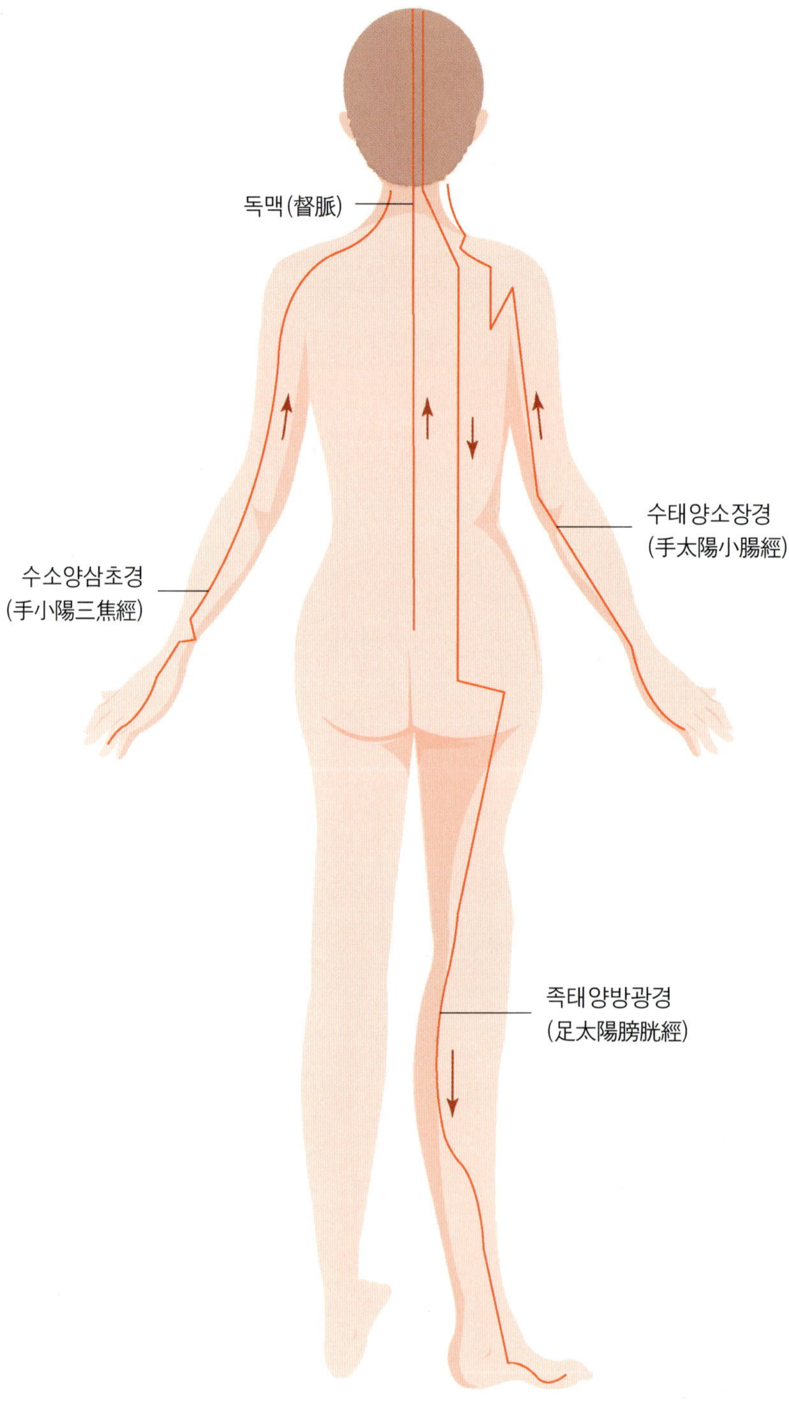

11. 전신골격

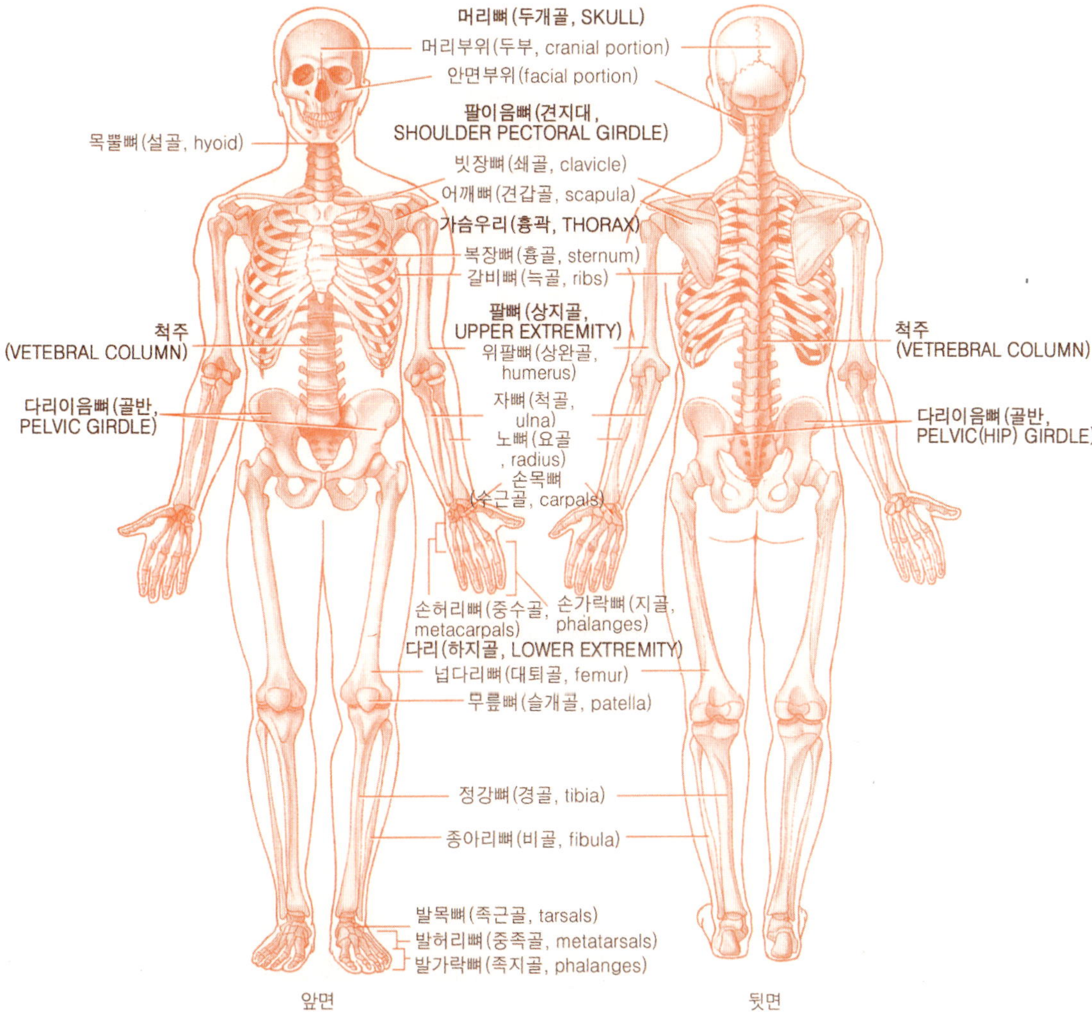
머리뼈(두개골, SKULL)
머리부위(두부, cranial portion)
안면부위(facial portion)
팔이음뼈(견지대, SHOULDER PECTORAL GIRDLE)
목뿔뼈(설골, hyoid)
빗장뼈(쇄골, clavicle)
어깨뼈(견갑골, scapula)
가슴우리(흉곽, THORAX)
복장뼈(흉골, sternum)
갈비뼈(늑골, ribs)
팔뼈(상지골, UPPER EXTREMITY)
척주 (VETEBRAL COLUMN)
척주 (VETREBRAL COLUMN)
위팔뼈(상완골, humerus)
자뼈(척골, ulna)
다리이음뼈(골반, PELVIC GIRDLE)
다리이음뼈(골반, PELVIC(HIP) GIRDLE)
노뼈(요골, radius)
손목뼈(수근골, carpals)
손허리뼈(중수골, metacarpals)
손가락뼈(지골, phalanges)
다리(하지골, LOWER EXTREMITY)
넙다리뼈(대퇴골, femur)
무릎뼈(슬개골, patella)
정강뼈(경골, tibia)
종아리뼈(비골, fibula)
발목뼈(족근골, tarsals)
발허리뼈(중족골, metatarsals)
발가락뼈(족지골, phalanges)
앞면
뒷면

12. 전신 근육(앞면)

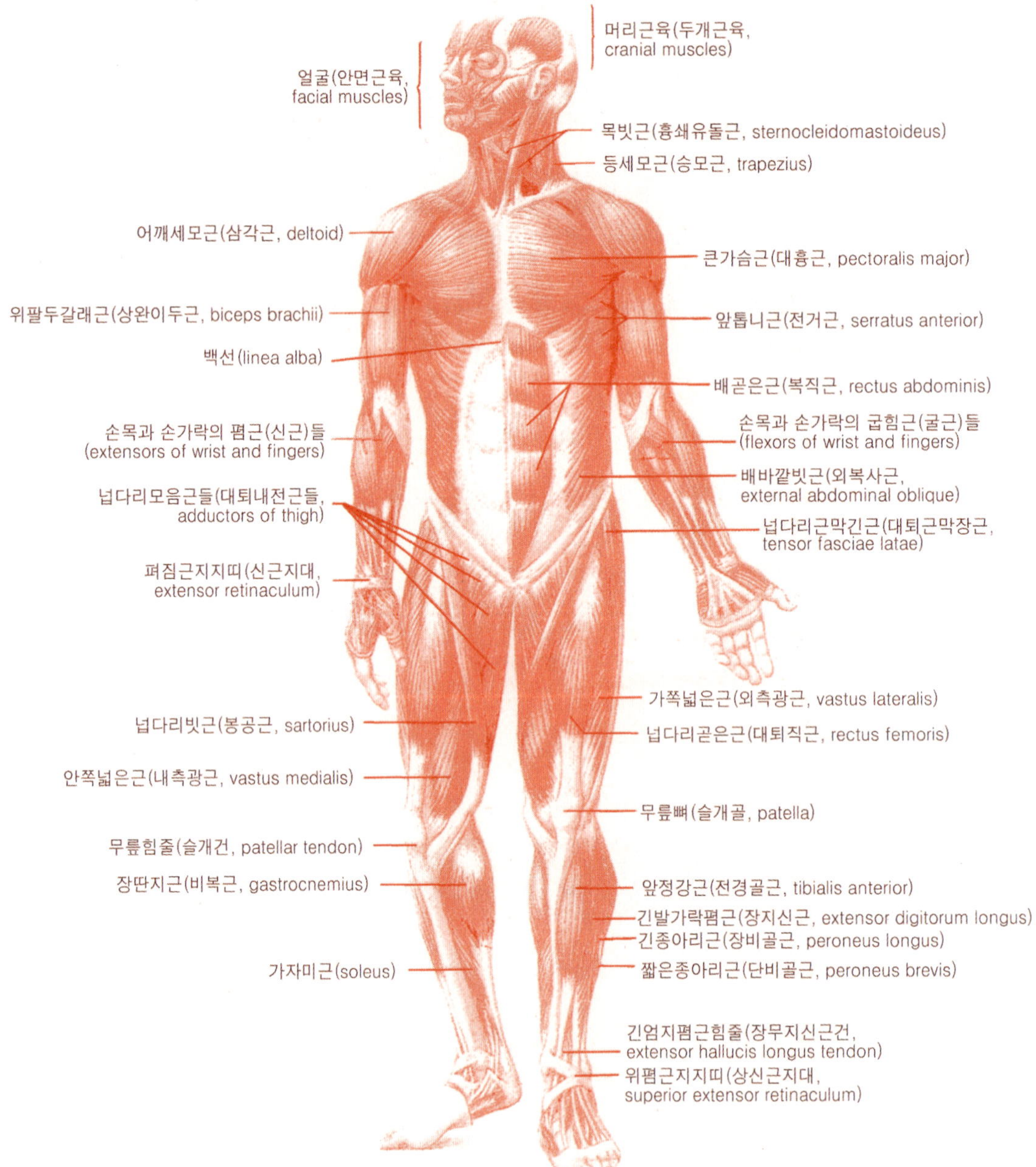

머리근육(두개근육, cranial muscles)
얼굴(안면근육, facial muscles)
목빗근(흉쇄유돌근, sternocleidomastoideus)
등세모근(승모근, trapezius)
어깨세모근(삼각근, deltoid)
큰가슴근(대흉근, pectoralis major)
위팔두갈래근(상완이두근, biceps brachii)
앞톱니근(전거근, serratus anterior)
백선(linea alba)
배곧은근(복직근, rectus abdominis)
손목과 손가락의 폄근(신근)들 (extensors of wrist and fingers)
손목과 손가락의 굽힘근(굴근)들 (flexors of wrist and fingers)
배바깥빗근(외복사근, external abdominal oblique)
넙다리모음근들(대퇴내전근들, adductors of thigh)
넙다리근막긴근(대퇴근막장근, tensor fasciae latae)
펴짐근지지띠(신근지대, extensor retinaculum)
가쪽넓은근(외측광근, vastus lateralis)
넙다리빗근(봉공근, sartorius)
넙다리곧은근(대퇴직근, rectus femoris)
안쪽넓은근(내측광근, vastus medialis)
무릎뼈(슬개골, patella)
무릎힘줄(슬개건, patellar tendon)
장딴지근(비복근, gastrocnemius)
앞정강근(전경골근, tibialis anterior)
긴발가락폄근(장지신근, extensor digitorum longus)
긴종아리근(장비골근, peroneus longus)
가자미근(soleus)
짧은종아리근(단비골근, peroneus brevis)
긴엄지폄근힘줄(장무지신근건, extensor hallucis longus tendon)
위폄근지지띠(상신근지대, superior extensor retinaculum)

13. 전신 근육(뒷면)

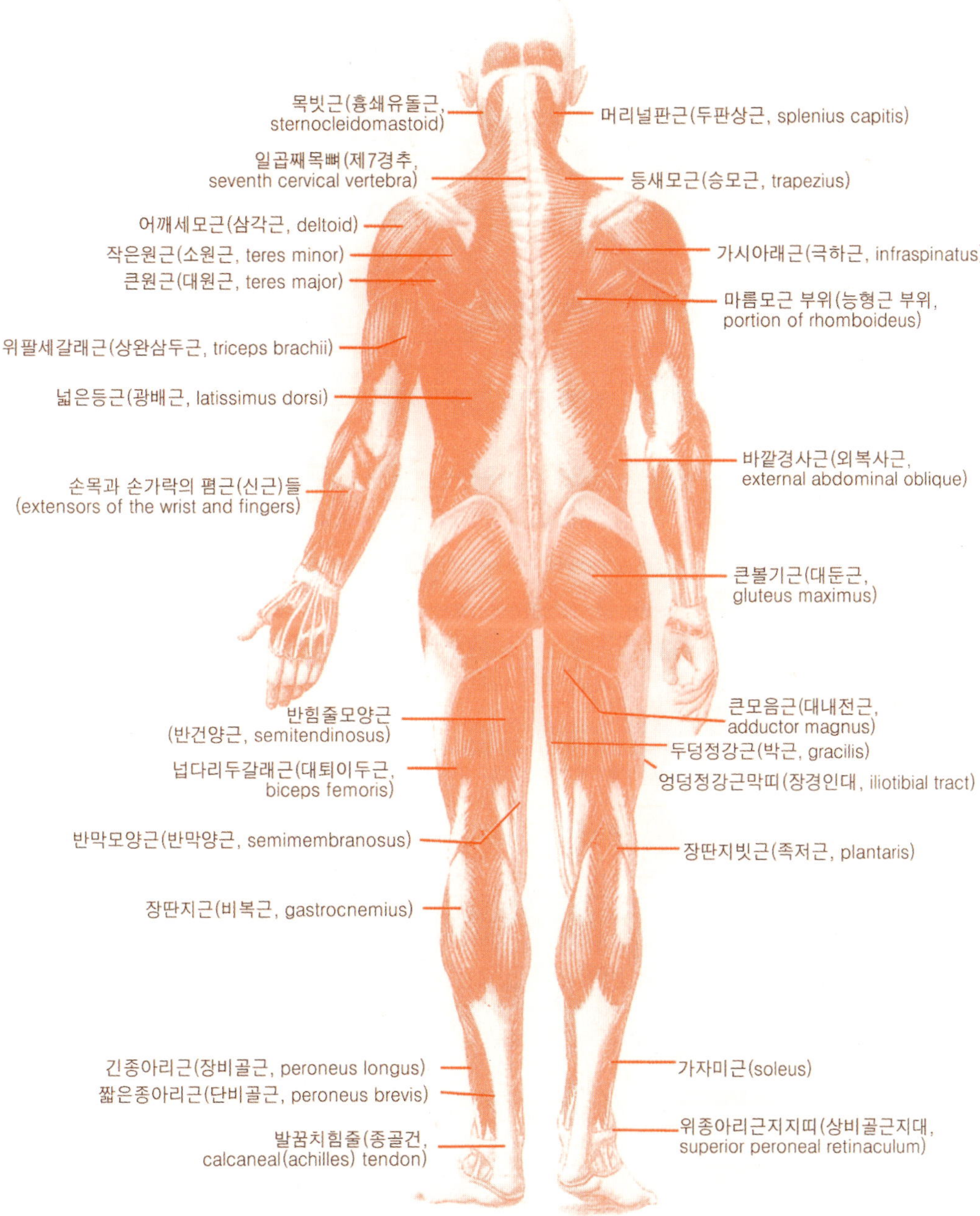
목빗근(흉쇄유돌근, sternocleidomastoid)
머리널판근(두판상근, splenius capitis)
일곱째목뼈(제7경추, seventh cervical vertebra)
등새모근(승모근, trapezius)
어깨세모근(삼각근, deltoid)
작은원근(소원근, teres minor)
가시아래근(극하근, infraspinatus)
큰원근(대원근, teres major)
마름모근 부위(능형근 부위, portion of rhomboideus)
위팔세갈래근(상완삼두근, triceps brachii)
넓은등근(광배근, latissimus dorsi)
바깥경사근(외복사근, external abdominal oblique)
손목과 손가락의 폄근(신근)들 (extensors of the wrist and fingers)
큰볼기근(대둔근, gluteus maximus)
반힘줄모양근 (반건양근, semitendinosus)
큰모음근(대내전근, adductor magnus)
두덩정강근(박근, gracilis)
넙다리두갈래근(대퇴이두근, biceps femoris)
엉덩정강근막띠(장경인대, iliotibial tract)
반막모양근(반막양근, semimembranosus)
장딴지빗근(족저근, plantaris)
장딴지근(비복근, gastrocnemius)
긴종아리근(장비골근, peroneus longus)
가자미근(soleus)
짧은종아리근(단비골근, peroneus brevis)
발꿈치힘줄(종골건, calcaneal(achilles) tendon)
위종아리근지지띠(상비골근지대, superior peroneal retinaculum)

참고문헌

경락경혈학, 김남수, 정통침뜸연구소

경락의 이론과 실제, 이덕수 외, 훈민사

경혈도 上下, 이병국, 침코리아

경혈에 침놓는 이론과 실기, 침코리아편집부, (주)침코리아

기혈파동마사지, 박예화 외, 도서출판 해란

동양의학강좌 제1,2,3권, 고바야시 산고, 잡문당

동의수세보원주역, 한동석, 성리회 출판사

리메디얼마사지테크닉, 한국전통 Swedish 연구회, 예림

생리학, 한국해부생리학교수협의회 편, 정담미디어

인체해부생리학, 정영대 외, 청구문화사

입체음양오행, 박용규, 태웅출판

8체질 의학의 원리, 주석원, 통나무

8체질과 사상의학으로 풀어보는 몸, 배철환, 산해

체질동의보감(체질편), 신재용, 학원사

최신미용경락, 김광옥 외, 청구문화사

침뜸의학개론 침뜸기초(상), 김남수, 정통침뜸연구소

8체질 의학의 원리, 주석원, 통나무

8체질과 사상의학으로 풀어보는 몸, 배철환, 산해

피부미용경락과 지압, 김선희 외, 청구문화사

한방미용과 경락마사지, 김현남 외, 훈민사

한방미용학, 김선미 외, 현문사

홀리스틱경락관리학(이론편), 안남훈 외, 도서출판 Holism

홀리스틱경락관리학(실기편), 안남훈, 도서출판 Holism

찾아보기

저자 약력(가나다 순)

김은자(김천과학대학)
박영은(경복대학)
오정숙(동우대학)
장현희(경복대학)

오행미용경락학 이론 및 실기

2011년 2월 22일 초판인쇄
2011년 3월 2일 초판발행

지은이 : 김은자 · 박영은 · 오정숙 · 장현희
펴낸이 : 이상태
펴낸곳 : 청구문화사
주 소 : 120-831 서울특별시 서대문구 연희 1동 436-1
전 화 : 02) 332-0541(代) FAX : 02) 337-9577
등 록 : 1990년 11월 2일 제9-247호

정가 25,000원

ISBN 978-89-5616-428-1 93590